KB150594

호메시스

건강과 질병의 블랙박스

호메시스

건강과 질병의 블랙박스

초판 1쇄 발행   2015년 11월 1일
초판 10쇄 발행   2024년 12월 2일

지 은 이   이덕희
펴 낸 곳   MID(엠아이디)
펴 낸 이   최성훈
행   정   박동준
진   행   김동출
책임편집   최재천
디 자 인   장혜지
마 케 팅   최종현

주   소   서울특별시 마포구 신촌로 162, 1202호
전   화   (02) 704-3448
팩   스   (02) 6351-3448
이 메 일   mid@bookmid.com
홈페이지   www.bookmid.com
등   록   제313-2011-250호 (구: 제2010-167호)

I S B N   979-11-85104-48-5 03510

이 책은 저작권법에 따라 보호를 받는 저작물이므로 무단복제를 금지하며, 이 책 내용의
전부 또는 일부를 이용하려면 반드시 저작권자와 MID의 서면동의를 받아야 합니다.

책값은 표지 뒤쪽에 있습니다. 파본은 바꾸어 드립니다.

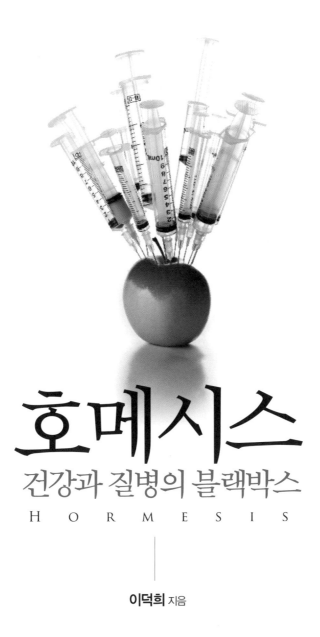

호메시스
건강과 질병의 블랙박스
HORMESIS

이덕희 지음

MiD

일러두기

1. 이 책은 의학적인 연구 결과를 다루고 있지만, 의학서적이 아닙니다. 부분적으로 의학적인 권고와 내용을 담고 있다 하더라도, 의학은 항시 변화하는 학문분야이기에 새로운 연구와 임상적 경험이 의학지식의 수준을 향상시킴에 따라 변화가 있을 수밖에 없습니다.

2. 저자는 출판 시까지 알려진 가장 신뢰할 수 있는 정보를 확인하여 기술하도록 노력하였습니다. 하지만 의학의 변화가능성의 관점에서 여기에 기술된 모든 정보가 정확하고 완벽하다고 보장할 수 없으므로, 출판사나 저자는 이 책에 기술된 정보의 오류, 누락에 따른 피해나 손해에 대해 책임을 지지 않습니다. 질병이나 질환에 따른 건강 보조 식품을 복용할 경우에는 반드시 전문의와 상의하여 병용에 주의하여야 할 것입니다.

들어가는 글

········

　어느 사회에서나 잊어버릴 만하면 한번씩 나오는 단골 뉴스거리가 있습니다. 우리 건강과 관련하여 이러한 범주에 든다고 할 수 있는 것이 독성화학물질 혹은 발암화학물질에 대한 이야기입니다. 독성이나 발암 같은 단어는 듣기만 해도 일단 기분이 좋지 않죠. 이런 유쾌하지 않은 단어를 사용해가면서 어제는 여기서 뭐가 검출되었고 오늘은 저기서 뭐가 검출되었다고 합니다. 그리고 이러한 뉴스의 마지막에는 언제나 소위 공신력이 있다고 소문난 단체에서 만들어놓았다는 허용기준치라는 숫자들이 등장합니다. 허용기준보다 높지 않다면? 대중들은 불안감을 떨쳐버리고 다시 예전의 일상으로 돌아갑니다.

　이 책은 우리가 안전하다고 믿고 있는 허용 기준치 아래의 아주 낮은 농도를 가진 수많은 화학물질들에 대한 만성적인 노출, 특히 우리 몸에서 축적되는 성질을 가진 기름에 잘 녹는 지용성 화학물질들에 대한 노출이 어떻게 만성 질병 발생과 깊숙이 연관이 되어 있는지, 왜 첨단을 달린다는 현재의 과학은 여태껏 이 문제를 보지 못하고 있었던 건지, 이것이 질병을 일으키는 핵심적인 이유라면 과연 우리는 무엇을 어떻게 할 수 있을지, 그리고 현재 우리를 둘러싼 많은 건강관련 이슈들을 어떻게 바라봐야 하는지를 이야기하는 책입니다.

아주 낮은 농도의 수많은 지용성 화학물질 혼합체에 대한 만성 노출은 30~40대 시절부터 지금까지 제가 가진 모든 에너지를 쏟아 부으면서 몰두했었던, 그리고 앞으로도 눈을 다른 곳에 돌릴 수 없을 제 필생의 화두입니다. 저는 원래 화학물질에 관심을 가진 연구자가 아니었어요. 그 누구한테 영감을 받아서 이런 생각을 떠올린 것도 아니었고요. 이 책의 1부는 평범한 교수이자 연구자로 살고 있었던 제가 어떠한 과정으로 현대사회에 만연하는 다양한 질병들의 원인으로 이러한 화학물질을 지목하게 되었는지에 대한 지극히 개인적인 이야기부터 시작합니다. 간간히 조금 복잡한 이야기도 나오겠지만 어떤 사람들은 추리소설보다 더 재미있다고 하는 이야기니 반드시 읽으셔야 합니다. 그래야만 뒤에 나오는 모든 이야기가 이해가 되고 아귀가 맞아 떨어지거든요. 모든 등장인물, 모든 사건이 100% 논픽션입니다.

현재의 패러다임으로 설명할 수 없는 현상들을 두고 스스로 납득할 수 있는 설명을 찾기 위하여 긴 시간을 보낸 후, "아주 낮은 농도의 지용성 화학물질 혼합체"가 만성질환 발생에 핵심적인 역할을 하겠다는 생각을 가지게 되었을 때의 제 마음은 "아~ 드디어 블랙박스를 찾았다!"는 한 마디로 표현할 수 있을 것 같습니다. 어떤 사건이 벌어지든 블랙박스를 찾고 나면 그 전의 많은 의문점들이 설명되고 갑론을박이 잦아듭니다. 그런데 불행하게도 제가 찾았다고 생각한 블랙박스는 그렇지가 못했어요. 블랙박스를 찾았다고 생각한 그 순간부터 제 인생은 여러 가지로 꼬여가기 시작했습니다. 이것이 찾았다고 해서 바로 어떻게 해 볼 수 있는 그런 상대가 아니라는 걸 알았기 때문이죠. 2부에서는 제가 고민하고 회의했던 그 모든 과정들을 또 글로 고스란히 옮겼습니다. 대충 대충 읽지 마시고 꼭꼭 씹어가면서 읽으시면 그 당시 제가 느꼈던 절망감, 무력감, 그리고 결국은 찾게 된 작은 희망까지도 그대로 느끼실 수 있을 겁니다.

　　제 인생이 꼬이기 시작했던 또 하나의 이유는 현재까지 제가 교육받은 많은 교과서적인 지식들에 대하여 하나하나 의문이 생기기 시작했다는 것입니다. 그 의문이란 것이 뿌리는 건드리지 않은 상태에서 줄기와 잎만을 더 풍성하게 만들 수 있는 것이라면 매우 바람직한 일이었겠지만 불행히도 상당부분이 현재 지식의 근간을 흔드는 것이라서 저 스스로를 힘들게 만드는 상황들이 자주 발생하곤 했습니다. 무엇보다도 마음 속은 온갖 의문으로 가득 차 있으면서 아무 것도 의심하지 않는 듯 말간 얼굴로 포장한 채 학생들 앞에서 가르치는 것이 저한테는 아주 괴로운 일이었어요. 다른 영역의 학문과는 달리 의사를 만들어 내는 의과대학의 교육이라는 것은 그 내용이 표준화가 되어 있고 정해진 시간 내에 그 표준화된 내용을 가르쳐야 합니다. 제가 다른 생각을 가지고 있다고 한들, 그 생각들을 학생들과 같이 나누고 토론할 만한 시간적 여유, 마음의 여유가 없으니 일단은 교과서에 나오는 지식을 가르칠 수 밖에 없습니다.

　그리고 연구자들 집단에서도 결코 환영받지 못하는 존재가 되었죠. 미적분, 기하벡터를 푸는 수업에 들어와서 사칙연산이 잘못되었을 가능성이 있다는 주장을 하고 있으니 그 수업에서 쫓겨 나기 딱 알맞은 신세가 되었습니다. 제가 전공하는 역학분야뿐 아니라 수많은 연구들에 대한 근본적인 회의감이 날이 갈수록 더해 갔습니다. 왜냐하면 사람들을 대상으로 하는 연구든, 동물이나 세포를 가지고 하는 연구든, 현재 이루어지고 있는 거의 모든 연구들은 "아주 낮은 농도의 수많은 화학물질 혼합체에 대한 만성적인 노출"이 우리 인체 내에 존재한다는 그 당연한 사실을 고려하지 않은 채로 진행되거든요. 엄청난 연구비와 첨단의 연구장비를 이용하여 이루어지고 있는 수 많은 연구들, 과연 이러한 연구들이 얼마나 문제의 진실에 접근하고 있는가에 대한 의구심이 구름처럼 뭉게뭉게 피어 오르더군요. 그리고 거기에 기반하여 나날이 발전을 거듭하고 있다는 현대의학을 다시금 되돌아 보게 됩니다. 의심은 의심을 낳고 그 의심은 또 다른 의심을 낳고... 어떤 종교에서 의심의 끝은 사망이라고 그렇게 외치더니만 날이 갈수록 저의 정신세계와 사회생활은 황폐해지더군요.

지금도 연구논문을 쓰는 일은 제가 가장 좋아하는 일입니다. 어떤 보상이 없다 하더라도 기꺼이 밤새워 할 수 있는 제 인생에 몇 안 되는 즐거운 일들 중 하나죠. 그런데 이런 즐거운 일을 하면서 월급까지 받을 수 있으니 저는 저한테 가장 잘 맞는 최고의 직업을 가진 행복한 사람임이 분명합니다. 그런데 연구논문은 아무리 많이 써대도 늘 저한테 해소되지 않는 갈증을 남겨주었어요. 왜냐하면 연구로 검증할 수 있는 가설, 그리고 논문에 제가 쓸 수 있는 내용과 주장은 한계가 있기 때문이죠. 제가 발표한 많은 연구결과들은 현재의 건강과 질병에 대한 패러다임에 대한 근본적인 질문을 던집니다. 그러나 이러한 생각을 논문에 적어두면 어김없이 그 논문을 심사하는 다른 연구자들로부터 태클이 들어오죠. 본인의 연구결과를 과장해서 해석했다고요. 그런 주장을 삭제하지 않으면 그 논문은 학술지에 싣기가 힘듭니다. 처음에는 멋 모르고 다른 연구자들과 신랄한 논쟁을 벌이기도 했습니다만 이제는 그런 어리석은 짓은 하지 않습니다. 태클 걸어오면 금방 납작 엎드립니다. "그래, 다시 읽어보니 네 말이 맞는 것 같다. 내가 좀 정신이 없어 과장한 것 같네. 네 맘 불편하게 해서 미안하다. 네 말대로 삭제했다. 이제 좀 실어다오. 오케이?"

그러나 정작 제가 하고 싶었던 말들을 눈물을 머금고 다 삭제한다고 해서 제 생각을 바꿀 리는 만무하죠. 지구가 돈다는 주장을 했다는 이유로 교회로부터 이단혐의로 유죄판결을 받은 갈릴레오가 법정에서 자신의 주장을 철회하고 나오면서 "그래도 지구는 돈다"라고 중얼거렸다는 유명한 전설이 있죠. 제가 이 책에서 쓰고 싶은 내용이 바로 그 갈릴레오의 중얼거림입니다. 생각을 바꾸지 않았으니 어딘가에서는 이 생각을 떠들고 싶었답니다. 3부에서는 이런 생각들에 기반하여 다양한 건강관련 이슈들에 대한 저의 견해를 솔직하게 밝히고자 합니다.

그래서 이 책이 나오게 되었습니다. 짧은 영어로 건조하게 사실관계만을 기술해야 하는 논문과는 달리 제가 제일 잘 하는 우리말로 쓰는 책은 색다른 묘미가 있더군요. 논문 쓰는 일 만큼 책 쓰는 일이 재미있었어요. 아니 끊임없이 자기 검열을 하면서 써야 하는 논문보다 생각과 주장을 자유롭게, 때로는 거칠게 쏟아낼 수 있는 책 쓰는 일이 훨씬 적성에 맞더군요. 평소 품위 있는 언어생활과는 거리가 먼 삶을 사는지라 가끔씩은 표현하는 방식이 다소 거슬리기도 하겠지만 그냥 가장 정직한 제 맘이라고 이해해주세요.

제가 찾은 것이 진정한 블랙박스인지 아니면 현실감이 결여된 저만의 착각인지에 대한 최종 판단은 이 책을 읽으시는 독자 여러분들에게 맡겨두겠습니다. 저의 생각과 결론만이 맞다고 감히 이야기할 수는 없습니다. 논리의 비약도 있을 것이고 제가 잘못된 추론을 한 부분도 있을 겁니다. 제가 아는 지식, 더구나 현재 아는 지식이라는 것은 한계가 있으므로 혹시나 이 책의 개정판까지 나오는 행운이 따른다면 그때는 결론들이 바뀔지도 모르겠습니다. 제가 이 책에서 할 수 있는 일은 현 시점에 제가 왜 그런 생각을 가지게 되었는지 그 이유를 여러분들께 차근차근 설명 드리는 것뿐입니다. 그 다음 저의 결론에 동의를 하든 하지 않든 그것은 여러분들의 몫입니다. 다만 마지막 페이지를 넘기며 블랙박스를 찾았다는 제 결론에 동의하시게 된다면 블랙박스를 찾은 이후의 제 삶이 바뀔 수밖에 없었듯이 이 책이 여러분들의 삶에도 의미 있는 변화를 가져올 수 있을 것이라고 믿습니다.

차례

• •• ● •• •

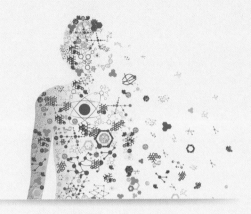

PART

1

블랙박스를
찾다

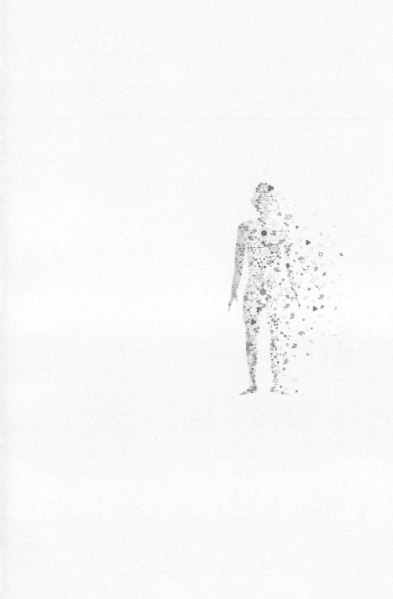

지루한 일상

벌써 20년도 더 지난 일이네요. 1993년 2월의 일입니다. 집 근처 경북대학교 의과대학을 졸업하고 모교 예방의학교실에서 전공의 과정을 마친 직후 저는 고향인 대구를 떠나 부산으로 주소지를 옮기게 됩니다. 부산에 있는 한 의과대학에서 전임강사로 근무하게 되었거든요. 28세의 젊은 나이였죠. 오해는 하지 마세요. 결코 제 능력이 남달리 출중해서가 아니었어요. 여기서는 구구절절 설명할 수 없는 복잡한 정치역학적인 이유로 벌어진 학내 사태의 여파로 부산에 있는 그 의과대학에서는 예방의학을 전공한 사람이 당장 필요했거든요.

지금도 마찬가지지만 의과대학을 졸업하고 예방의학이라는 전공을 선택하는 사람들이 당시에는 매우 드물어서 사람 자체가 귀했어요. 의과대학을 다닐 때 향후 진로에 대하여 생각할 때면 늘 가슴이 답답했죠. 동료들 거의 대부분이 선택하는 임상의사로서의 삶이 저한테는 그렇게 흥미롭게 느껴지지 않았거든요. 그렇다고 해서 실험실에서 실험동물이나 세포와 씨름을 하는 기초의학자로서의 삶은 더더욱 제 적성과는 거리가 먼 것 같이 느껴졌어요. 그렇게 차 떼고 포 떼고 나니 남은 것이라고는 예방의학밖에 없더군요. 의학 중에서 예방의학은 아주 이질적인 분야입니다. 혹자는 대충 성적에 맞춰서 의대에 입학하긴 했으나 의대 생활에 적응 못하는 소수의 사회부적응자들이 선택하는 전공이라고까지 얘기하더군요. 그 당시 저는 겉으로 보기에는 멀쩡해 보이나 개인적으로 사회부적응자에 가깝게 스스로를 분류하고 있던 차라 큰 망설임 없이 예방의학을 전공으로 선택했죠.

멋모르고 갔다가 아무도 반기지 않는 분위기에 아주 당황했었던 기억이 지금도 나네요. 그 의과대학 학내분규의 파장이 적지 않아서 부산에서 살아가기가 정신적으로 결코 쉽지는 않았지만 외견상으로는 평범하게 지냈던 시절이었습니다. 그런데 제가 남을 가르치는 일을 직업으로 가졌다는 것은 저를 아는 많은 사람들에게는 매우 의아한 일이었어요. 제가 원래 학교 다닐 때부터 수업이란 걸 잘 못 듣는 학생이었거든요. 수업시간에 결석, 지각은 다반사였고 수업에 들어가도 몸만 자리를 지키고 있을 뿐 생각은 안드로메다로 가 있는 일이 허다했죠. 공부는 주로 시험 때만 다른 모범생 친구들의 노트를 복사해서 하는 불량 학생이었습니다. 교수의 입장에서 보면 대표적인 나쁜 학생이었던 제가 이제는 입장이 완전히 바뀌어서 남을 가르치고 있다니, 제 스스로도 정말 나하고는 맞지 않는 일을 하고 있다는 생각이 수업에 들어갈 때마다 떠나지 않았어요. 초창기 몇 년 동안은 의대생들의 의사국가고시 합격을 위하여 그들에게 필요한 지식을 단순히 요약하여 전달하는 사람으로 따분하고 지루하게 살았습니다.

당신이 이 일 좀 도와줄래?

2000년 어느 날 평소 잘 알고 지내던 선생님한테 전화가 왔어요. 예방의학을 전공하던 시절 같은 연차였던 동기 선생님이었습니다. 전공의 동기이긴 하지만 주민등록상 나이는 저보다 10살이 더 많은, 그러나 외견상 나이는 저랑 별반 차이가 없는 그런 선생님이었죠. 그 선생님은 예방의학 전공의 과정을 마치고 그 당시 우리나라를 먹여 살리고 있었던 대표적인 산업장 중 한 곳에서 노동자들의 건강을 책임지면서 일하고 있었어요. 어떻게 하면 노동자들의 건강에 좀 더 도움을 줄 수 있을까를 늘 고민하던 존경할 만한 선생님이었죠.

그 선생님이 전화를 하신 이유는 산업장 노동자들이 매년 건강 검진을 한 자료가 수년치 모였는데 그 분석을 좀 도와달라는 거였어요. 그 자료에는 건강 검진을 한 임상결과뿐만 아니라 그들이 어떠한 생활습관을 가졌는지에 대하여서도 매년 상세하게 조사되어 있었죠. 그렇기 때문에 이 자료를 분석해보면 구체적으로 평소 어떠한 생활습관을 가진 노동자들의 건강이 좋지 않은지를 알 수 있습니다. 이 선생님이 하셨던 중요한 일 중 하나가 노동자들이 건강한 생활습관을 가지도록 건강교육을 하는 일이었어요. 물론 교과서적으로 건강한 생활습관이라는 것은 이미 잘 알려져 있지만 교육을 받는 사람의 입장에서 보면 늘 비슷한 이야기고 지루하기 짝이 없는 것이 바로 건강교육이란 것이죠. 그러한 현장의 문제점을 잘 알고 있던 선생님은 이 자료를 분석해봐도 기존에 알고 있던 상식과 비슷한 결과가 나올 것이지만, 그냥 교과서적인 이야기를 반복해서 하는 것보다 본인들의 자료로 나온 결과를 가지고 교육하면 효과가 클 것 같다고 도움을 요청하시더군요.

취지는 100% 공감했어요. 그렇지만 솔직히 말하자면 그 부탁이 썩 달가웠던 것은 아니었어요. 이러한 대규모 자료분석이라는 것이 몇 시간 뚝딱하고 끝나는 일이 아니거든요. 제 옆에 특별히 도와줄 만한 사람이 없었던 그 당시 여건상, 자료 정제부터 시작해서 모든 과정을 다 제 스스로 해야 했기 때문에 최소한 일주일은 고스란히 투자해야 하는 일이었어요. 하지만 뜻이 워낙 훌륭하니 거절은 차마 못 하겠더군요. 도와드리기로 했죠.

왜 정상범위 내의
GGT가 당뇨병을 예측할까?

심드렁하게 시작했어요. 부탁받은 내용에만 초점을 맞춰서 이런저런 분석들을 기계적으로 해나가던 중 갑자기 제 호기심을 자극하는 하나의 결과에 관심을 가지게 됩니다. 바로 감마글루타밀트렌즈페라제Gamma-glutamyltransferase라고 부르는 간 기능검사 수치가 높은 사람들이 나중에 당뇨병에 걸릴 위험이 높다는 사실이 눈에 띄었기 때문이죠. 이 간 기능검사는 지금부터 편의상 줄여서 GGT 라고 부르겠습니다.

혈청 GGT는 건강검진이나 진료를 받으러 병원을 찾으면 통상적으로 시행하는 간 기능검사에 흔히 포함되는 검사 중 하나입니다. 검사받기 전날 술을 마셨다 하면 여지없이 증가하고, 간담도계에 문제가 있는 사람에게서도 증가하는 그런 효소죠. 보통 의사들은 GGT 결과가 아마 100U/L(Unit/Liter) 정도는 넘어가야 관심을 가질 것 같은데요. 제가 분석한 그 자료에서는 소위 정상이라고 보는 수치를 가지고 있는 사람들 중에서 혈청 GGT가 조금이라도 더 높은 사람들은 나중에 당뇨병발생 위험이 높아지는 현상을 보이는 겁니다. 예를 들면 GGT의 정상범위를 50U/L 이하라고 했을 때, 10U/L 미만인 사람들에 비하여 10~20U/L인 사람은 8배, 20~30U/L인 사람들은 10배, 30~50U/L인 사람은 20배 이상, 뭐이런 식으로 당뇨병 발생 위험이 급격히 높아지는 겁니다. 사람을 대상으로 연구를 해보신 분들은 잘 아시겠지만 이런 정도의 강력한 관련성을 사람들에게서 관찰하기란 정말 쉽지 않거든요. 그리고 이상한 것이 병원에서 보통 GGT와 함께 측정하는 다른 간 기능검사에서는 이런 현상이 뚜렷하게 보이지 않았어요.

오호라, 이거 재밌는데 하는 생각이 들면서 갑자기 그 자료분석이 흥미로워지더군요. 자료를 좀 더 파고 들어가봤죠. 이번에는 더 놀라운 결과가 눈에 띄더군요. 바로 GGT가 아주 낮은 사람들은 뚱뚱해도 나중에 별로 당뇨병이 생기지 않는다는 사실이었어요. 이 결과를 보는 순간, 만약 이것이 사실이라면 그 당시 그리고 당연히 현재에도 대부분의 사람들이 믿고 있는 바와는 달리 비만이 당뇨병의 실질적인 원인이 아닐 수도 있겠다. 정상범위 내의 GGT를 증가시키는 뭔지 모를 요인이 당뇨병의 발생에 더 핵심적인 역할을 할 수도 있겠다라는 그 당시로서는 아주 파격적인 생각을 하게 되었죠. 이 결과를 두고 혼자 흥분 좀 했었습니다. 제가 원래 반사회적인 기질이 좀 있어서 기존의 상식, 질서에 반하는 아이디어에 굉장히 열광하며 집착하는 경향이 있거든요.

세상이 믿어주질 않네

어쨌거나 빨리 이 결과를 유수한 학술지에 발표해서 세상을 놀라게 해 줘야 되겠다는 허망한 공명심에 사로잡혀 몇 달 동안 심혈을 기울여서 논문을 작성합니다. 그리고는 그 해 〈Lancet〉이라는 최고의 의학전문학술지 중 하나에 투고를 합니다. 무모한 배짱이었죠. 한 달쯤 후, 기다리고 기다리던 답이 옵니다. 당연히 게재불가 먹었습니다. 〈Lancet〉에 투고한 논문의 절반 이상은 다른 연구자들의 외부심사과정도 없이 며칠 만에 바로 게재불가인데 이건 그래도 외부심사까지는 나갔다는 점만으로도 약간의 위로가 될 만은 했습니다. 그러나 심사자들의 살벌한 코멘트들이 그 당시 초보연구자로서의 삶을 살고 있던 저한테는 꽤나 상처가 되더군요. 비웃음이 뚝뚝 묻어나는 논조로, 당신이 이 연구결과 하나를 가지고 세상의 상식을 좀 뒤집고 싶어 하는 것 같은데 당신이 분석했다는 그 "South Korea"의 자료라는 것이 감히 이러한 주장을 할 만큼 믿을 만한 자료냐고 비아냥대고 있었거든요.

〈Lancet〉에서 게재불가를 먹고도 도저히 미련을 못 버리겠더군요. 자료를 이렇게 분석을 해보고 저렇게 분석을 해봐도 거의 결과가 달라지지 않는 것이 분명히 뭔가가 있는 것이 확실하다는 심증이 있었으니까요. 거의 2년 동안 의학분야에서 유명한 전문학술지라는 학술지에는 다 투고했었는데 다 게재불가 되고, 결국은 초고 완성 후 3년쯤 지난 2003년 3월 〈Diabetologia〉라는 학술지에 간신히 실을 수 있게 됩니다[1]. 이 학술지도 당뇨병 관련 학술지 중에는 괜찮은 축에 들긴 하지만 워낙 초창기 꿈이 컸던 지라 실망도 컸죠. 그런데 한 2년 동안 투고하고 게재불가 되는 걸 10번쯤 반복하면서, 특히 당신이 분석한 "South Korea"의 자료라는 것을 나는 믿을 수가 없다는 지적이 거의 빠지지 않는 것을 보고는 소위 조선여자의 오기라는 것이 생기더군요.

그래? 그렇다면 너희들이 그렇게 믿는다는 너희들의 자료로 이 결과가 맞다는 것을 한 번 보여주마.

"당신들이 믿는다는 당신들의 자료"를 찾아서

앞서 등장했던 그 논문은 2000년 경에 시작하여 2003년에서야 끝을 보았는데요. 그 동안 제가 계속 국내에 있었던 것은 아니었습니다. 2001년 6월경에 남들 다 가는 소위 연수라는 것을 미국으로 떠나게 됩니다. 연수장소는 미국 보스턴에 있는 하버드대학이었죠. 사실 국내에서부터 저와 계속적으로 교류가 있었던 곳은 미네소타대학이었지만 여러 가지 사정상 할 수 없이 보스턴행 비행기를 타게 됩니다.

계획했었던 곳이 아니라서 처음 여러 달은 좀 헤매다가 하루 맘먹고 날 잡아서 이른바 하버드대학에서 나름 유명하다는 한 교수를 만나 제 GGT 연구결과를 아주 조심스럽게 보여주었어요. 이미 여러 번 게재불가를 받았기 때문에 미국인들이 종종 남발하는 그런 낯간지러운 감탄사를 기대한 것은 아니었어요. 그래도 최소한의 관심은 보여줄 것이라고 기대했지만 그 교수는 거만하고 차가운 미국 동부 보스턴 사람의 기운을 팍팍 풍기면서 아주 싸늘하게 무시해주시더군요. 더구나 구어체 영어에 약했던 저를 뭐 좀 모자란, 절반쯤 머리에 꽃 달고 나타난 여자 취급하는데 아주 열 제대로 받았습니다.

그나저나 세월은 흐르고, 2002년 4월경쯤 되어서 한국으로 돌아 가려면 이제 슬슬 짐을 싸고 준비를 해야 하는데 차마 그럴 수가 없더군요. 며칠 고민 끝에 '당신들이 믿는다는 당신들의 자료'를 스스로 찾아 나서기로 했습니다. 바로 국내에서부터 교류가 있었던 미네소타대학으로 가게 된 거죠.

참고로 현재까지 제가 발표한 거의 대부분의 논문에 공저자로 들어가 있는 미네소타대학의 데이비드 제이콥스David Jacobs 교수는 1999년경 저희 학교 선배교수의 소개로 이메일을 통해 처음 알게 된 분입니다. 2002년 5월 제가 미네소타대학으로 갈 때까지 한번도 직접 만나본 적이 없었음에도 불구하고 그 3년 동안 이메일로만 몇 편의 논문을 같이 썼었죠. 그 인연이 지금까지 이어져 동료연구자로써 늘 예리한 지적과 함께 현란한 작문 솜씨로 제가 쓴 논문의 허접한 영어의 수준을 몇 단계 올려주었죠. 제가 머리 속으로만 상상하고 있었던 많은 가설을 현실에서 검증할 수 있도록 하는데 많은 도움을 주기도 했고요.

데이비드한테 제 생각을 그대로 적었습니다. 이 정도의 결과를 이렇게 깨끗하게 보여주는 이 논문이 계속 게재불가 되는 것을 난 도저히 이해할 수가 없다. 너는 아니라고 할지 모르지만 최소한 내가 느끼기에는 이 자료가 한국자료이기 때문에, 그리고 내가 한국인이기 때문에, 마지막으로 내가 유명한 연구자가 아니기 때문에 이 결과에 대한 어떤 편견과 차별이 있는 것 같다. 그렇기 때문에 다른 연구자들이 믿을 만하다고 인정하는 자료를 이용하여 이 결과를 다시 확인하여 다른 연구자들을 설득해보고 싶다고, 네가 도와줄 수 있겠냐고.

금방 답변이 오더군요. Of course, welcome to MN라고.

보스턴에서 같이 지내던 사람들이 말리더군요. 1년 더 있으려면 이 수준 있는 도시 보스턴에 있지 왜 그 춥고 외로운 미네소타로 가느냐고요. 혹자는 너무 추워 사람이 살만한 곳이 아니라고도 하고요. 하지만 그럴 수가 있나요? 어쨌든 미네소타에서의 생활이 시작됩니다. 예상외로 아주 즐거운 시간이었죠. 논문 쓰는 것이 취미생활이 될 수도 있겠다는 것을 깨달은 시절이었습니다.

주체할 수 없는 궁금증들은 더해만 가고

카디아CARDIA 자료라는 것이 있습니다. 미국 내의 4개 대학에서 공동으로 수행하는, 5,000명의 인구집단을 대상으로 1985년부터 계속 추적조사를 하고 있는 아주 유명한 자료인데요. 미테소타대학도 참여 대학 중 하나입니다. 저희 분야의 연구자들이라면 누구나 다 아는, 그 동안 어마어마한 연구비가 투입되고 참여한 연구진의 면면들이 아주 화려한 그런 자료죠. 다행스럽게도 그 자료에서 제가 국내자료에서 확인했던 그 결과가 상당히 유사하게 관찰된다는 것을 확인했죠. 바로 논문으로 써서 발표했습니다[2].

그리고 그 당시 미네소타대학에 핀란드에서 온 연구자도 있었는데 이 연구자와 같이 핀란드의 모니카MONICA 자료도 분석해봅니다. 이 자료는 세계보건기구에서 주관해서 시행하고 있는 세계각국을 대상으로 한 아주 유명한 다국가 연구에서 나온 자료인데, 여기에서도 유사한 현상을 역시 관찰하고는 바로 논문으로 발표했죠[3]. 우습게도 이 논문들은 학술지에 투고하고 게재승인을 받는데 채 3개월도 걸리지 않더군요. 제가 국내자료로 쓴 그 논문은 연구결과를 학술지에 싣는데 무려 3년이나 걸렸는데 말이죠. 물론 제가 스스로 논문을 너무나 과대평가한 나머지, 현실감을 상실했던 탓이 제일 크긴 했겠지만 어쨌든 씁쓸하더군요.

뿐만 아니라 한국 자료, 카디아 자료, 모니카 자료 모두에서 정상범위의 혈청 GGT 수치가 우리가 이미 알고 있는 만성질환의 많은 위험인자들과 매우 명확한 관련성을 보인다는 것을 확인하게 되었죠. 나이가 많은 사람이 GGT가 높고, 남자에서 GGT가 높고, 담배 피우면 GGT가 높고, 운동 안 하면 GGT가 높고, 뚱뚱하면 GGT가 높고 등등.

그런데 유사한 현상이 여러 자료에서 확인된다는 것을 알고 나니 연구자로서 더욱 더 궁금증이 커졌습니다. 바로 "왜"라는 질문 때문이었습니다. "왜" 정상범위 내의 혈청 GGT가 당뇨병을 예측할까? "왜" 혈청 GGT가 아주 낮은 사람은 비만과 당뇨병간의 관련성이 잘 보이지 않을까? "왜" 정상범위내의 혈청 GGT가 이렇게 다양한 위험인자와 관련성을 보이는 걸까?

제가 이 글에서는 주로 당뇨병 얘기만 할 것 같지만 혈청 GGT에 대하여 발표된 주로 2000년 이후의 논문을 검색해보시면 혈청 GGT가 당뇨병뿐만 아니라 고혈압, 관상동맥질환, 뇌졸중, 만성신장질환, 암, 총 사망률 등등까지 거의 대부분 만성퇴행성 질환의 발생을 예측한다는 것을 아실 수 있을 겁니다. 그것도 "정상 범위"내에서요. 궁금해서 견딜 수가 없더군요. 왜 그럴까? 도대체 왜 그럴까? 진짜로 왜 그럴까? 젊을 때도 그 놈의 호기심 때문에 인 생 망칠 뻔한 일이 한두 번이 아니었는데 나이 먹어서까지 주체를 하지 못하는 그 망할 놈의 호기심.

필생의 화두 "정상범위의 GGT"

1960년대 논문부터 찾아보기 시작합니다. 그러면서 이 논문들에 등장하는 GGT라는 것이 의과대학 시절 내과 교과서에 나왔던 그 GGT가 맞나 싶을 정도로 GGT가 단순히 그저 그런 간 효소 중 하나가 아니라는 것을 알게 되었습니다. 특히 GGT가 소위 체내의 산화스트레스 조절에 있어서 가장 핵심적인 역할을 한다고 알려진 글루타치온glutathione이라는 물질의 대사와 아주 밀접하게 관련성이 있다는 사실을 알게 되었죠.

현재 산화스트레스는 거의 대부분 만성퇴행성질환의 발생과정을 설명하는 핵심 기전機轉입니다. 산화스트레스와 연결하면 이거 말 되겠다 싶더군요. 그러면서 일련의 연구과정들을 추가적으로 거쳐서 2004년도에 가설에 가까운 하나의 논문을 발표합니다[4]. 이 논문에서 제가 주장하고자 했던 것은 정상범위 내의 GGT가 소위 인체내 산화스트레스 정도를 아주 민감하게 반영하는 조기 지표로서 당뇨병을 포함한 많은 만성퇴행성질환들을 예측할 가능성이 있다는 것이었습니다.

그러나 솔직하게 말씀 드리자면 그 논문을 쓰면서 계속 마음속에 찝찝함이 남아있었습니다. 왜냐하면 산화스트레스의 지표라는 것이 언뜻 들으면 상당히 그럴 듯해 보이나 아주 곰곰이 생각해보면 이 개념으로 사람에게서 관찰되는 현상을 설명하기에는 뭔가 치명적인 모순이 있거든요. 논문을 심사했던 연구자들도 발견하지 못했고 학술지의 편집자도 발견하지 못했지만 저만 아는 그런 은밀한 모순, 무슨 성인용 영화 제목 같지만 한 마디로 제가 발표한 가설이긴 했으나 스스로 충분히 만족스럽지는 못한 그런 가설이었다는 거죠.

왜 우리나라 국민들의 GGT가 계속 증가할까?

교수가 아니래도 좋고, 연봉 4만불 짜리 연구자로 평생 살아도 행복할 것 같았던 미네소타에서의 생활을 접고 2003년 9월 한국으로 돌아옵니다. 이번에는 부산을 떠나 모교였던 경북대학교로 적을 옮기게 됩니다. 확실히 한국에서 교수로 사는 것이 편하긴 하더군요. 그제야 제 정신으로 돌아온 거죠.

국내에 돌아오니 또 한번의 자료분석 기회가 주어졌어요. 한 5,000여명의 노동자들에게서 7년 동안 GGT를 반복해서 측정한 자료가 있었는데 이 기간 동안 노동자들의 GGT 평균값이 계속 상승하는 겁니다. 예를 들어 1995년에 나이가 40세인 사람들의 평균 GGT가 20이라면 1997년에 나이가 40세인 사람들의 평균 GGT는 22, 2000년에 나이가 40세인 사람들의 평균 GGT는 25, 이런 식으로요[5].

그 전에 이미 여러 나라에서 나온 GGT 자료를 비교 분석하면서 우리나라 사람의 다른 간 기능검사들은 미국이나 핀란드 사람보다 높으나 GGT는 미국이나 핀란드 사람보다 낮다는 사실을 알고 있었던 저에게는 이 사실이 또한 매우 흥미롭게 다가오더군요. 즉, 우리나라 국민들에게서 만성퇴행성질환의 발생이 증가하던 그 기간에 혈청 GGT가 유사한 증가를 같이 보이더라는 거죠. 역시나 다른 간 기능검사에서는 그런 경향을 보이지 않았습니다.

인구집단에서 종종 관찰되는 이러한 현상은 혈청 GGT치 증가에 영향을 줄 수 있는 외부환경요인의 변화가 지속적으로 존재할 때만 가능합니다. 사실 그 7년 동안 노동자들의 평균체중도 많이 증가하고, 흡연습관, 음주습관, 운동습관 등도 많이 달라졌었죠. 그러나 자료를 더 깊이 분석해보니 이러한 요인의 변화로는 설명이 안 되는 현상이더군요.

그런데 그때 제가 분석에서 고려할 수 없었던 하나의 중요한 외부환경요인이 바로 식습관이었습니다. 미국에 있을 때 식습관도 혈청 GGT에 영향을 줄 수 있다는 연구결과를 발표한 적이 있거든요[6]. 그 결과를 아주 간단하게만 말씀드리자면 고기를 많이 먹는 사람일수록 나중에 GGT가 높아지고, 과일을 많이 먹는 사람일수록 나중에 GGT가 낮아지더군요. 그 시기가 우리나라의 육류 소비량이 증가하던 시기와 맞물려있기 때문에 육식의 증가가 이러한 경향을 설명할 수 있을 것 같았지만 식이의 변화만으로 초래되었다고 보기에는 이 집단에서 혈청 GGT의 증가 추세가 너무 뚜렷해 보였습니다. 사실 식습관과 GGT간에 관련성이 있긴 합니다만 비만, 흡연, 음주 등이 GGT와 가지는 관련성에 비하여 상대적으로 약한 것이거든요.

식습관 변화 외에 "뭔가 다른 것"이 추가적으로 존재하여야만 7년 동안 GGT가 지속적으로 증가하는 현상을 설명할 수 있다고 생각했죠.

화학물질에 노출되면 GGT가 증가하나?

새로운 아이디어는 늘 뜻밖의 상황에서 오더군요. 그 당시 저는 산화스트레스에 빠져서 논문도 주로 그 쪽으로 읽고 교내에서 관심 있는 교수들끼리 조그마한 스터디 그룹을 만들어 공부도 해가며 지내고 있었죠.

문득 "우리가 지금 환경 중에서 노출되고 있는 아주 낮은 농도의 중금속들이 실제 인체 내에서 산화스트레스를 야기할까?" 하는 의문이 생기더군요. 세포실험연구나 동물실험연구를 보니 이론적으로 가능할 것 같았거든요. 우리가 평소에 노출되는 중금속들 중 가장 흔한 종류인 납과 카드뮴의 인체 내 노출농도와 여러 가지 산화스트레스 지표 간의 관련성을 한번 조사해보았습니다. 이때 시험 삼아 혈청 GGT를 산화스트레스의 지표 중 하나로 포함시켜 보았는데요. 결과를 보고 아주 깜짝 놀랐습니다. 우리가 알고 있는 어떠한 산화스트레스의 지표보다 혈청 GGT가 체내의 납 혹은 카드뮴 농도와 아주 깨끗한 관련성을 보이는 겁니다[7]. 특히나 그 자료는 일반 미국인을 대상으로 모은 자료였기 때문에 체내 납 혹은 카드뮴 농도는 정말 지극히 낮은 농도였거든요. 그런데 그렇게나 낮은 농도 범위 내에서도 납이나 카드뮴 농도가 조금이라도 증가하면 혈청 GGT치가 증가하는 것입니다.

그 결과를 보는 순간 "아하! 바로 지노바이오틱스xenobiotics구나!" 싶었어요. 이게 우리말로 쓰면 생체이물질인데, 생체이물질이라는 단어로는 그 느낌이 제대로 살아나지 않아서 그냥 지노바이오틱스 라는 단어를 쭉 사용할게요. 지노바이오틱스에 대해 아주 짧게 설명을 드리자면 우리 몸에서 만들어지지 않고 외부에서 만들어져 들어온 모든 물질을 통칭하는 용어입니다. 각종 지노바이오틱스가 소화기, 호흡기, 피부 등 여러 가지 경로로 우리 몸에 들어오게 되면 우리 몸에서는 이를 가능한 한 빨리 몸 밖으로 배출하기 위해 다양한 기전들이 작동하게 됩니다. 이것은 사람뿐만 아니라 모든 동물, 식물까지 모든 생명체가 가지고 있는 기본적인 기능입니다. 이러한 기능이 없는 생명체라면 애초에 멸종해버렸겠죠. 이 과정에 관여하는 물질 중 하나가 글루타치온인데요. 특이한 점은 수많은 지노바이오틱스들 중에서도 특히나 우리 인체에 해롭게 작용하는 종류들과 결합하는 성격을 가지고 있다는 것입니다.

앞서 제가 GGT가 글루타치온이라는 물질의 대사와 아주 밀접하게 관련성이 있다는 점을 말씀드렸던 것 기억하시죠? 지노바이오틱스가 글루타치온과 결합하여 생성되는 물질도 역시 GGT가 일단 관여를 해 주어야 그 이후의 과정을 진행할 수 있습니다. 그렇기 때문에 다음과 같은 매우 단순한 산수가 가능해지죠.

외부에서 들어오는 우리 인체에 해롭게 작용하는 지노바이오틱스의 노출량이 많아지면 인체 내에서 생성되는 글루타치온과 지노바이오틱스 결합물질의 양도 증가하고 이 결합물질의 양이 증가하면 이를 대사시키기 위하여 인체는 결국 GGT의 양을 늘일 수밖에 없다. 즉, 정상범위내의 혈청 GGT는 외부에서 인체내로 들어오는 수많은 지노바이오틱스 중 특히 글루타치온으로 대사되는 지노바이오틱스의 누적 노출량을 대변하는 지표일 것이라는 가설을 가지게 된 거죠. 또한 이는 지노바이오틱스에 의하여 세포 내에 존재하는 글루타치온이 소모되고 있음을 나타내기 때문에 이 글루타치온의 만성적인 감소를 나타내는 지표라는 해석도 가능하고요. 이 가설은 좀 더 체계적으로 정리해서 2009년이 되어서야 학술지에 발표를 합니다[8].

　그런데 이 가설이 내포하고 있는 중요한 의미는 사실 따로 있습니다. 이러한 화학물질의 노출로 인한 GGT의 증가는 화학물질이 가지는 어떠한 독성 때문에 나타나는 현상이 아니라 우리 신체가 화학물질에 노출되었을 때 이를 배출하기 위하여 정상적으로 작동하는 생리학적 기전에 의하여 나타나는 현상이라는 점입니다. 어떤 화학물질의 독성이란 것은 일정 농도 이상이 되어야 나타나는 것으로 보기 때문에 통상적으로 허용기준이란 것을 정해놓죠. 그렇지만 화학물질로 인한 GGT의 증가는 독성과는 아무 관계없는, 일단 화학물질이 체내에 들어오면 이를 배출하기 위하여 작동하는, 즉 이론적으로는 화학물질의 어떠한 농도에서도 나타나게 되는 신체의 반응이라는 것입니다.

　현재 우리는 수많은 화학물질에 일상적으로 노출되면서 살고 있습니다. 그러나 그 개개 화학물질의 절대농도가 소위 '허용기준 이하'의 매우 낮은 농도이기 때문에 별 문제가 없을 것이라고 믿으면서 살고 있습니다. 그러나 이 가설이 맞다면 정상범위 내의 GGT가 당뇨병을 비롯한 매우 다양한 만성질환을 예측한다는 역학연구 결과가 시사하는 바는 이러한 허용기준 이하의 수많은 화학물질에 대한 복합적인 노출이 절대로 안전하지 않다는, 아니 안전하지 않은 정도가 아니라 사회가 서구화되면서 발생 위험이 증가하는 수많은 만성질환들의 핵심적인 원인일 가능성이 높다는 것입니다.

범인의 몽타주

GGT 증가가 외부에서 인체 내로 들어오는 지노바이오틱스 중 글루타치온으로 대사되는 종류들의 양을 대변하는 지표일 것이라는 가설을 가지고 나니 또 다시 새로운 고민이 시작되더군요. '지노바이오틱스들 중 구체적으로 어떠한 것들이 과연 GGT와 당뇨병 간의 관련성을 설명할 수 있을까?' 우리 인간이 환경 중에서 노출되는 지노바이오틱스가 어디 한두 가지라야 말이죠.

먼저 GGT와 관련성을 보였던 납과 카드뮴에 관심을 가지고 한번 연구해 보았더니 이 놈들은 아닌 것 같더군요. 그래서 대충 용의자의 몽타주를 한 번 그려보았습니다. 이 책에서 그런 몽타주를 그린 이유까지 일일이 다 설명할 수는 없지만 그 동안의 GGT에 대한 여러 연구결과들을 고려할 때 가장 가능성이 있는 지노바이오틱스는 아래와 같은 조건을 충족시켜야 할 것이라고 생각했습니다. 첫째, 음식이 주된 노출원일 것. 특히 육류섭취와 관련성이 있을 것. 둘째, 비만조직과 관련성이 있을 것. 셋째, 글루타치온이 대사에 관여할 것. 넷째, 혹시 직업적으로 고농도에 노출될 경우 혈청 GGT 증가가 보고되었을 것. 다섯째, 혹시 세포실험이나 동물실험 결과가 있다면 당뇨병발생기전과 연관성이 있을 것 등등. 이런 조건들을 세워놓고 수많은 지노바이오틱스, 좀 더 범위를 줄이자면 여러 가지 환경오염물질에 대한 검토에 들어갑니다.

2005년 11월

이렇게 환경오염물질에 대하여 공부를 하면서 보내고 있던 어느 날, 정확하게는 2005년 11월 어느 날입니다. 제가 그때까지 살면서 한번도 꿈 속에서라도 들어본 적이 없었던 하나의 용어를 알게 됩니다. 바로 POPs라는 화학물질입니다. POPs는 Persistent Organic Pollutants의 약자이며 우리 말로는 잔류성 유기오염 물질이라고 해석됩니다.

제가 가정하고 있었던 범인의 몽타주와 다양한 화학물질의 특성을 맞춰보다가 POPs라는 물질에 이르게 되고 난생 처음 들어보는 단어였지만 그 특성들을 쭉 보다 보니 "아~ 그렇다면 범인은 POPs일 수밖에 없겠다."라는 생각에 이르게 된 거죠. 이렇게 GGT로부터 시작해서 POPs를 도출해 가는 과정은 지금 생각해도 너무나 흥미로운 지적 탐색과정인데요. 이 과정은 정식 논문으로 작성해서 발표한 바 있습니다[9]. 일반적인 연구 논문의 형식과는 매우 다른 논문 아닌 논문을 실어준 학술지가 고맙게도 또 ⟨Diabetologia⟩예요. 모든 사람들이 믿지 않았던 그 GGT에 대한 첫 논문을 받아주었던 학술지죠.

자, 그럼 지금부터 POPs에 대하여 설명 좀 드릴게요. 이 이름은 특정 화학물질을 지칭하는 용어가 아니고 공통적인 특성을 가진 수많은 화학물질들의 통칭입니다. 어떤 공통적인 특성이냐 하면 환경 내에서 자연적으로 잘 분해되지 않으면서 강력한 지용성을 가지고 생명체의 지방조직에 축적되고 먹이사슬의 윗 단계로 갈수록 농축되는 그런 특성입니다. 이런 특성들을 보이는 화학물질들은 다 통틀어 POPs라고 부를 수 있습니다. 앞으로 이 책에서는 POPs라는 용어가 아주 많이 등장합니다. 이 용어가 나오면 몇몇 특정 화학물질을 떠올리지 마시고 기름에 잘 녹는 지용성 화학물질의 혼합체를 떠올리시면 됩니다.

POPs로 분류되는 화학물질 중 가장 유명한 종류는 벤젠 링에 염소가 많이 붙은 종류들입니다. 사람들에게 잘 알려진 POPs의 예를 들어 보면 저희 어릴 적에 이를 잡는다면서 머리에 뿌려대던 DDT 같은 유기염소 농약 종류들, 산업장에서 윤활제, 절연제 등의 목적으로 많이 사용되었던 PCBs 종류들, 월남전에서 사용된 고엽제에 포함되어 있다는 다이옥신 등이 여기에 속합니다.

염소가 붙은 전설적인 POPs를 인간이 처음 발명한 것은 20세기 초반입니다. 특히 2차 세계대전 기간 동안 군수물자를 만들었던 공장들이 전후에 대거 석유화학공장으로 변신하면서 이러한 POPs의 생산량이 폭발적으로 증가하게 되었다고 합니다. 그중 유기염소계 농약 종류들은 살충제나 제초제로 효과가 탁월했죠. 특히 DDT는 개발했던 당시, 사람에게는 무해하면서 오로지 선택적으로 해충만을 죽일 수 있다고 생각했기 때문에 이를 살충제로 개발한 연구자는 심지어 노벨상까지 수상합니다. 이미 엄청난 양의 POPs가 이 지구상의 환경 내로 배출된 다음인 1960년대경, 드디어 이로 인한 생태계의 이상, 특히 야생동물들의 이상반응이 서서히 알려지게 됩니다. 혹시 레이첼 카슨의 『침묵의 봄』이라는 책 읽어보신 분 계신가요? 여기에 나오는 화학물질들이 바로 염소가 붙은 전설의 POPs입니다.

전설의 POPs 종류는 일단 인체 내로 들어오면 우리 몸이 재빨리 처리를 못 해냅니다. POPs는 석유를 기반으로 실험실에서 특정 목적을 가지고 만들어진, 전형적인 사람이 만든 화학물질man-made chemical들로 생명체 진화과정에 한 번도 경험하지 못한 그런 화학물질이거든요. 따라서 우리 인체 내에서 그 농도가 처음의 절반으로 줄어드는데 무려 수 년에서 수십 년에 이릅니다. 이를 반감기라고 부르는데요. 우리가 현재 사용하는 많은 화학물질들의 반감기는 기껏해야 몇 시간, 며칠 정도에 불과해요. 인체로 들어오더라도 비교적 쉽게 배출이 된다는 거죠. 그러나 POPs는 다릅니다. 아마 처음 POPs가 개발될 때에는 POPs의 이런 특성 때문에 사람들이 더 열광했을 것 같아요. 왜냐하면 살충제나 제초제로 사용할 경우, 한 번만 뿌려 주면 더 이상 신경 쓸 필요가 없다니 사용자의 입장에서는 얼마나 편리했을까요?

그리고 이 놈들이 조용히 지방조직 속에서 숨죽이고 사는 것이 아닙니다. 아주 조금씩, 끊임없이 지방조직으로부터 빠져 나와서 혈액 내에 정상적으로 존재하는 있는 콜레스테롤, 중성지방 등과 함께 혈관을 돌면서 여러 주요한 장기로 도달하게 되는 거죠. 특히 이 POPs 물질이 강력한 지용성이라는 점이 세포막을 아주 쉽게 통과하여 세포 내로 침투하는데 매우 결정적인 역할을 하게 됩니다. POPs라는 화학물질이 드디어 세포 내로 입성했을 때 과연 우리 몸은 어떤 반응을 보일까요?

석탄이든 석유든 수백만 년 전 땅에 묻힌 식물과 동물이라는 유기체에서 시작된 것입니다. 그런데 이러한 유기체로부터 합성된 화학물질들은 기본적으로 현재 우리의 인체에서 발견되는 여러 가지 물질들과 상당히 닮은 꼴입니다. 원래 우리 몸은 제 것과 남의 것을 잘 구분해서 반응을 하도록 진화해왔으나 이 경우에는 헷갈리는 겁니다. 내 것도 내 것이고 남의 것도 내 것 같고. 그것으로 인하여 매우 다양한 문제가 발생할 수 있습니다. 나중에 다시 이야기가 나오겠지만 바로 POPs가 대표적인 환경호르몬으로 불리는 이유이기도 하죠.

　　레이첼 카슨의『침묵의 봄』이후, 이 염소가 붙은 전설의 POPs에 대한 우려가 큰 정치사회적 문제로 대두됩니다. 그리고 1970~80년대를 기점으로 대부분의 선진국에서는 이 물질들의 생산과 사용을 법적으로 금지하게 됩니다. 지금은 그때로부터 30~40년쯤 시간이 흘렀죠. 그러나 21세기를 살고 있는 일반인구집단의 지방조직이나 혈액을 검사해보면 거의 대부분에서 이 POPs가 상당량 검출되고 있습니다. 현재 태어나는 신생아들을 검사해봐도 검출됩니다. 엄마 몸 속의 POPs가 태반을 통과하여 태아한테 전달이 되고 모유를 통하여 아기한테 전달되기 때문이죠.『침묵의 봄』과 함께 화학물질에 대한 2대 필독 교양서적이라 할 만한 테오 콜반이 쓴 『도둑맞은 미래』라는 책을 보면 이런 충격적인 단락이 나옵니다. "...엄마의 몸 속에 축적되어 있는 POPs를 가장 효율적으로 낮출 수 있는 방법은 모유를 통하여 아기에게 POPs를 전달하는 것이다. 여기에 바로 인류의 비극이 있다..."

　　그리고 사람과 마찬가지로 이 지구상에 살고 있는 생명체인 수많은 동물들, 야생에서 살고 있는 야생 동물들이든 탐욕스런 인간의 공장형 축산업의 대상이 되고 있는 가축이든 모든 동물들의 지방조직이나 혈액에서도 당연히 이 POPs가 검출되고 있죠. 그 절대량이 동물들과는 비교할 수 없을 만큼 낮지만 POPs는 식물에서도 검출됩니다. 특히 과거에 오염된 토양에서 자란 식물들에서 그렇습니다.

그런데 몇몇 유기염소계 농약들은 극히 최근까지 사용되고 있었습니다. 이 유기염소계 농약들이 농약으로서의 효과는 정말 탁월하거든요. 아시아, 아프리카, 남아메리카의 몇몇 개발도상국들이 의심되고 있는데요, 그 나라들도 법적으로는 금지한다고 말하지만, 법적 제재가 잘 되지 않아서 실제로는 은밀하게 사용되고 있다는 보고서를 그린피스라는 단체에서 내놓은 적이 있습니다. 뿐만 아니라 DDT와 같은 경우, 말라리아 예방을 위하여 아시아, 아프리카, 남아메리카의 열대 지역에서 공식적으로 사용할 수 있도록 WHO에서 권장하고 있습니다. 그리고 e-waste라고 들어보셨나요? 우리가 그동안 사용하고 버렸던 컴퓨터들, 휴대폰들, 각종 전자제품들 이들이 최종적으로 처리되는 곳이 아시아, 아프리카, 남아메리카의 개발도상국들입니다. 이 전자제품들을 분해되면서 아주 다양한 POPs가 나오고 있으며 이들은 서서히 이 나라들의 환경을 그리고 이 지구를 오염시키고 있죠.

마지막으로 잠깐 부가 설명을 하자면 모든 POPs 중에서 생산 금지가 된 것은 주로 염소가 붙어있는 POPs 물질들입니다. 브롬이나 불소가 붙어있는 POPs는 여러 가지 목적으로 현재까지도 아직 광범위하게 사용되고 있습니다.

우울과 상심의 나날들

사비를 들여서라도 당장 POPs와 당뇨병 간의 가설을 검정해 보고 싶더군요. 일단 이 가설을 검정하려면 사람들의 혈액에서 이 POPs의 농도를 측정해야 하기 때문에 국내에서 가능한 곳이 있는지 알아보기 시작했죠. 그런데 그 당시에는 POPs를 측정할 수 있는 대학이나 연구소가 몇 군데 안 되는데다가 대부분 토양과 같이 환경에서 나오는 시료에서 측정을 하고 있었지, 사람의 혈액에서 측정하는 곳은 드물더군요.

그 중 한 곳에 무작정 전화를 해보았습니다. 이런 저런 연구자인데, 이런 저런 이유로 사람 약 100명 정도에서 혈액 중 POPs 농도를 좀 측정하고 싶다고요. 길게 이야기하지도 않더군요. 한 사람 측정하는데 비용이 200만원이고, 혈액을 일인당 100cc를 가져오라고 하더군요. 몇 달 월급만 눈 딱 감고 털어 넣으면 이 가슴 떨리는 가설을 검정할 수 있을 것이라고 짐작했다가 당황해서 대답도 제대로 못 하고 전화를 끊었네요. 몇 주 동안 별별 생각을 다 해봤지만 도저히 제가 개인적으로 감당할 수 있는 상황이 아니더군요.

200만원이 100명이면 검사비만 무려 2억, 몇 달치 월급이 아니라 몇 년치 연봉을 오롯이 털어 넣어야 가능한 숫자더군요. 그리고 혈액 100cc라니 헌혈하지 않는 다음에야 그 엄청난 양의 혈액을 누가 저에게 연구해보라고 제공하겠냐 싶더군요.

우울과 상심의 나날들이 지나갑니다.

한편, 미국의 질병관리본부에서는 수십 년 전부터 미국의 일반인구집단을 대표할 수 있는 표본을 선정해서 건강과 관련된 여러 가지 조사를 하고 있습니다. 소위 국민건강 영양조사라고 합니다. 우리나라의 질병관리본부도 최근 비슷한 것을 하고 있긴 한데, 미국의 자료는 우리나라와는 비교자체가 불가능한 아주 엄청난 양의 방대한 자료입니다. 그리고 이 모든 자료를 누군지 식별 가능한 개인정보만 삭제하고는 인터넷에 공개하고 있죠.

그렇기 때문에 저같이 남들이 보기에 망상에 가까운 가설들을 가지고 있는 연구자에게는 어떤 가설이 일차적으로 말이 되는지 안 되는지를 검정할 수 있는 아주 소중한 기회를 제공하죠. 미국에 있을 때 처음 이 자료에 대하여 알게 되어서 정말 유용하게 많이 사용했는데요, 자포자기의 심정으로 몇 주를 별 소득 없이 시간만 보내던 어느 날 문득 "이 자료에 혹시라도 POPs가 측정이 되어 있을 수도 있지 않을까?"하는 생각이 들었어요. 밑져야 본전이라는 맘으로 자료를 뒤지기 시작했죠.

찾았다!

아주 놀라 기절할 뻔 했습니다. 1999년부터 2002년까지의 미국 국민건강조사자료에서 무려 미국인 수천 명을 대상으로 그 비싼 50여 종의 POPs를 측정해서 떡 하니 웹사이트에 올려놓은 거 아닙니까? 미국에서 이걸 측정한 이유는 단 하나밖에 없더군요. 염소가 달린 POPs가 금지된 지 수십 년이 지난 현재 미국 일반인구집단에서 POPs의 수치가 얼마나 낮아졌는지 알고 싶다는 목적으로 측정을 했다고 하더군요. 그 당시 미국의 경기가 상당히 괜찮았던가 봅니다. 이 자료를 확인하는 순간 얼마나 흥분을 했던지, 바로 그 순간부터 단 일주일 만에 자료분석과 함께 논문의 초고를 끝냈습니다. 그 일주일간은 잠도 안 오고 밥도 먹기 싫더군요. 그래도 전혀 피곤하지 않았습니다. 마약 하는 사람이 꼭 저 같았을 것 같더군요.

자주 있는 일은 아니지만 제가 아주 가끔 밤을 새우면서 어떤 일을 할 때가 있는데요, 이때는 혼자 심심하지 않게 막장 드라마 같은 것을 인터넷으로 동시에 틀어 놓고 일을 합니다. 그런데 이 논문을 쓰면서는 무슨 일인지 어울리지 않게 고품격 시사프로그램들을 틀어놓고 싶더군요. 노트북 두 개를 열어 놓고 하나는 자료 분석하면서 논문을 쓰고 다른 하나는 인터넷으로 다시 보기를 하면서 이 프로그램, 저 프로그램 닥치는 대로 틀어놓고 작업을 하고 있는데, 제 주의를 사로잡은 한 프로가 있었습니다. 매주 일요일 저녁 8시에 KBS에서 방영하는 〈일요스페셜〉이란 다큐멘터리로, 바로 소위 산업폐기물을 바다에 투척하는 것과 관련된 문제점을 다루고 있더 군요. 님비현상 때문에 쓰레기 소각장이나 매립장을 육지에 세우 는 것이 힘들어지자, 국가에서 엄청난 양의 산업폐기물을 동해와 남해에 투척하는 것을 1980년대인가, 1990년대인가부터 시작을 했는데 이것이 궁극적으로 해양 생태계에 어떠한 문제를 가져오는 지를 다룬 프로그램이었습니다.

전율이 오더군요. '이거구나!' 싶은. 하던 일 완전히 다 접고 그 프로그램만 집중해서 보았습니다. 왜 우리나라 사람들의 혈청 GGT 가 7년 동안 꾸준한 상승을 보였는지 이해가 될 것 같더군요. 산 업폐기물들은 당연히 수많은 화학물질의 덩어리죠. 시간이 흐름에 따라 바다에 투척된 그 화학물질들이 결국 우리가 일상적으로 먹 는 다양한 바다식품들을 오염시켰을 것이 분명하다는 생각이 들더 군요. POPs로 논문을 쓰고 있던 바로 그 시점에 그 프로그램을 보 았다는 것이 무슨 운명같이 느껴졌습니다.

Too good to be true

2006년 1월경 〈Lancet〉에 다시 한번 도전하게 됩니다.
결과가 참으로 놀랍게 나왔거든요. 혈중 POPs치와 당뇨병 사이에 아주 강력한 관련성이 있는데다가 혈중 POPs치가 아주 낮은 사람들은 아무리 뚱뚱해도 당뇨병이 거의 없다는 것을 보여주었죠. 이는 비만보다는 POPs라는 물질이 당뇨병 발생에 더 결정적이라는 것을 시사하는 소견으로 제가 앞서 소개했었던 혈청 GGT와 당뇨병간의 관계와 너무나 흡사한 것이었습니다.

그런데 또 게재 불가더군요. 한 마디로 결과 자체가 too good to be true라는... 한두 번 겪은 일도 아니고 이젠 상처도 안 받습니다. 이 논문은 몇 달 후인 2006년 7월 〈Diabetes Care〉에 실립니다[10].

이 논문이 온라인으로 발표되고 단 하루 만에 스페인 바르셀로나 대학의 미켈 폴타Miquel Porta라는 교수로부터 한 통의 이메일을 받게 됩니다. Congratulation이란 한 마디와 함께 내가 지금 네 논문을 나의 모든 동료들한테 보냈다라고 딱 2줄 썼더군요. 저도 의례상 관심에 대한 감사의 글을 딱 한 줄 써서 보내려다가 갑자기 궁금증이 생기더군요. 보통 어떤 사람에게 이메일을 처음 보낼 때는 자기 소개도 해가면서 보내는 것이 상식인데, 이 사람은 이메일을 보내는 포스가 딱 '너 나 몰라?'라는 뉘앙스더군요. 대체 넌 누구냐? 싶어 구글로 검색해봤죠. 헉, 무려 세계 역학회 회장까지 지낸 아주 유명한 사람이더군요.

바로 비굴 모드가 되어 구구절절 답장을 했습니다. 관심을 가져줘서 무지 고맙다 어쩌구 저쩌구... 이번에는 좀 길게 이메일이

왔더군요. 그런데 그 내용이 뭐냐 하면, 자기가 〈Lancet〉의 객원 편집자deputy editor인데, 내가 지금 네 논문에 대하여 〈Lancet〉에 실을 코멘트를 쓰고 있다. 아마 몇 달 후에는 실릴 것 같다. 어쩌구 저쩌구... 이렇게 적힌 것 아닙니까!

진짜 〈Diabetes Care〉에 제 논문이 실리고 딱 한 달 뒤인 2006년 8월 〈Lancet〉에 미켈 폴타 교수가 쓴 제 논문에 대한 코멘트가 실리더군요[11]. 처음 제가 이 논문을 〈Lancet〉에 보냈을 때 게재거부 결정을 한 편집자가 미켈 폴타 교수는 당연히 아니었겠지만 저로서는 〈Lancet〉이라는 학술지에 대하여 다소 어이가 없었죠. 제가 원 논문을 보냈을 때에는 too good to be true라는 어이없는 이유로 게재 거부를 하고서는, 폴타 교수가 쓴 그 논문에 대한 코멘트는 또 그렇게나 금방 실어 주더라는 거죠. 소위 유명학술지에 논문을 싣기 위하여서는 연구자의 개인 명성이라는 것이 얼마나 큰 것인가 하는 것을 다시 한번 실감했던 순간이었습니다.

잃어버린 고리missing link 인가?

화학물질, 특히 POPs가 제 연구의 주된 주제가 된 후 연구자로서의 제 인생은 꽃이 폈다고 말할 수 있을 겁니다. 당뇨병뿐만 아니라 POPs와 같은 아주 낮은 농도를 가진 지용성 화학물질들의 복합체에 대한 만성 노출이 고지혈증, 고혈압, 심장병, 뇌졸중, 자가 면역질환, 치주염, 암, 제가 요즘 빠져있는 치매까지 더해서 많은 만성질환의 핵심적인 원인일 가능성을 제시하였죠.

특히 비만 때문에 생긴다고 알려진 주요 질병들의 진짜 원인이 비만 그 자체가 아니라 비만조직에 존재하는 POPs와 같은 화학물질들일 가능성이 있다는 연구결과들을 보여주었죠. 현재 비만을 연구하는 수많은 사람들은 비만만 들여다 보고 있습니다. 그러나 현실 속에서 비만은 POPs와 분리하여 생각할 수가 없습니다. 과다한 칼로리 섭취로 인하여 비만세포가 계속 커지게 되면 지방조직 내에 POPs의 보관상태가 불안정하게 되면서 혈중으로 흘러나오는 POPs가 증가하게 되거든요.

그 뿐만 아니라 지금 우리가 교과서적으로 알고 있는 많은 질병의 위험요인들을 뒤집어보면 어떠한 방식으로든 화학물질의 혼합체와 연관이 되어 있더군요. 예를 들어, 암을 비롯한 수많은 만성 질환의 가장 중요한 원인이라고 알려진 담배는 우리가 담배라고 이름을 붙여 놓아서 그렇지, 그 자체가 수많은 화학물질의 혼합체입니다. 서구화가 되면서 증가하는 질병들의 원인으로 종종 언급되는 고지방식은 이미 수많은 지용성 화학물질에 심각하게 오염된 상태입니다. 2부와 3부에서 좀 더 자세히 나오겠지만, 그 외에도 화학물질과는 전혀 관계없을 것 같은 운동이나 장내미생물과 같은 요인들도 결국은 화학물질에 대한 노출과 직간접적으로 맥이 닿아 있더군요.

저농도 화학물질들의 혼합체는 현대의학이 지금까지 놓치고 있었던 잃어버린 고리missing link가 분명하다는 확신이 들었습니다.

만성염증이라는 것이 있습니다. 현재 수많은 질환의 주된 병리학적인 기전으로 이야기되고 있죠. 그런데 염증이라는 것은 기본적으로 지노바이오틱스, 즉 인체 내로 침입한 외부이물질에 대항하여 이를 없애려고 하는 우리 인체의 적응 현상으로 일어나는 생물학적 반응들입니다. 손톱아래 가시가 들어가면 염증반응이 시작됩니다. 벌겋게 붓고 아프고 가시를 계속 그냥 두면 곪기 시작합니다. 급성 염증반응입니다. 그런데 요즈음 우리 인체 내부의 각종 장기에서 만성 염증반응이 존재한다고 합니다. 그래서 심장병에 걸리고 당뇨병에 걸리고 치매에 걸리고 암에 걸린다고 합니다. 연구자들은 이 염증반응이 일어나는 기전을 분자, 유전자 수준에서 열심히 연구하고 또 연구합니다. 그런데 도대체 우리 세포들이 20세기에 들어와서야 왜 이런 만성염증반응을 더 흔하게, 더 자주 일으키는 걸까요? 콜레스테롤과 함께, 중성지방과 함께 멋모르고 세포 내외로 끊임없이 드나드는 POPs와 같은 지노바이오틱스들이 바로 이 만성 염증반응의 감춰진 범인일 가능성은 없을까요?

몇 년 동안 밤낮으로 POPs에만 파묻혀서 살았습니다. 이미 웹상에 다 공개되어 있는 자료들을 이용하는지라 연구비 한 푼 없어도 연구원 한 명 없어도 저의 아이디어와 노동력만 투자하면 논문을 쓸 수가 있었거든요. 그야말로 혼자서 일사천리로 논문들을 써 내려갔죠. 그리고 그 논문들은 세계 각국의 연구자들로부터 많은 주목을 받기 시작했습니다.

황폐해진 삶

그런데 현실에서는 전혀 예상 밖의 부작용이 나타나기 시작했습니다. 바로 한 인간으로서 저의 인생이 점차 황폐해지기 시작하는 겁니다. 그 이유는 바로 제가 하는 연구 주제가 논문만 쓰고 끝나는 것이 아니라 우리의 삶 그 자체와 밀접한 관련성이 있기 때문이었어요. 그 당시 제 머리 속에는 자나 깨나 POPs에 대한 생각밖에는 없었어요. 그런데 POPs라는 물질에 대하여 알면 알수록 POPs에 대한 두려움은 걷잡을 수 없이 커져만 가더군요. 그 두려움은 바로 저의 일상생활까지 그대로 이어집니다. 왜냐하면 현재 우리가 POPs에 노출되는 주된 경로가 바로 음식, 특히 먹이 사슬 저 높은 곳에 있는 동물성 식품이기 때문입니다.

학교에 출근하면 연구자로, 교수로 살지만 집에 가면 저도 나름 아내로서, 엄마로서 해야 할 일들이 있습니다. 그런데 예전에는 아무 고민 없이 하던 일들이 POPs에 대하여 알고 난 뒤에는 아주 엄청난 고민거리가 되었어요. 그 당시 제가 생각할 수 있었던

POPs에 대한 유일한 대책은 이제부터 가능한 한 POPs에 대한 노출을 줄여보자는 것뿐이었습니다. 그런데 이런 소박하다면 소박한 생각이 바로 불행의 시작이더군요. 아침을 준비하는데, 이것도 주면 안될 것 같고, 저것도 주면 안될 것 같습니다. 외식을 하기 위하여 식당을 찾아야 하는데, 이 집도 가면 안 될 것 같고, 저 집도 가면 안 될 것 같습니다. 장을 보기 위하여 슈퍼마켓을 가면 몇 바퀴를 돌아도 살 것이 없습니다. 아이들이 치킨을 시켜먹는 것도 못마땅하고, 피자를 시켜먹는 것도 못마땅하고, 우유 급식도 끊어야 할 것 같고, 학교 급식도 그만 먹여야 할 것 같았지요. 더 이상의 POPs 노출을 막기 위해서는 최소한 동물성식품은 끊어주어야 할 것 같은데 이것이 제가 몸 담고 있는 현실에서는 불가능한 일이었어요.

집안 식구들한테 제가 발표한 연구 결과들에 대하여 설명하면서 설득하려고 했지만, 논문은 그렇게 써대도 집안에서 제가 하는 말의 위상이라는 것이 그리 대단하지 않은지라 별 소용이 없었어요. 특히나 제가 태어나서 만나 본 사람들 중 자기 주장이 제일 강하다고 할만한 큰 애하고의 관계는 심각한 지경까지 가게 됩니다. 아무도 믿지 않는 연구결과를 가지고 자기를 설득하려고 들지 말라는 거죠. 그렇게 아이들한테서 반격을 심하게 받으면 저도 화가 나서 포기하고 얼마 동안 또 아이들이 원하는 대로 삽니다. 그러다 보면 이번에는 제 스스로가 심각한 죄책감에 시달리게 되는 겁니다. 내가 좀 더 설득해볼 걸. 아이들이 거부한다고 해서 이 해로운 것을 아이들에게 먹였다 싶은 것이… 이 아이들이 나중에 이 음식들 때문에 병들고 아프면 어떡하나 싶은 것이… 정말 미치겠더군요. 저야 뭐 그래도 해볼 건 대충 다 해본 나이니까 별로 아쉬울 것은 없겠지만 자라는 아이들은 그렇지가 않으니까요. 정신적 공황상태, 그리고 우울증에 빠집니다.

다른 방법은 없나?

동물성 식품을 피함으로써 POPs를 피하고자 하는 제 노력은 철저히 실패로 돌아가버렸습니다. 그런데 그 와중에 지금부터 100% 식물성 식품만 먹는다 하더라도 POPs 노출로부터 자유로워질 수 없겠다라는 생각을 하게 됩니다. POPs는 반감기가 수년에서 수십 년에 이르기 때문에 과거에 노출된 흔적들이 고스란히 우리 몸에 남아 있습니다. 이미 우리의 지방조직 속에는 평생을 통하여 체내로 들어온 상당량의 POPs가 저장이 되어 있고 이 POPs는 정상적인 지방대사와 함께 조금씩 끊임없이 혈중으로 흘러나오거든요. 그렇기 때문에 지금부터 외부에서 들어오는 POPs노출을 완벽하게 피할 수 있다 하더라도 여전히 문제는 남아있습니다. 이러한 자각은 고기 맛을 숭배하는 지경까지 이른 두 남자 아이들을 키우고 있는 저에게 당장의 죄책감을 덜어주었습니다.

그러나 연구를 진행하면 할수록 POPs와 같은 아주 낮은 농도의 화학물질에 대한 만성적인 노출이 진범이 분명하다라는 확신이 강해지면서 오히려 삶에 대한 근본적인 고민이 시작되었습니다. 이제 더 이상 인류의 미래는 없겠다라는 생각에 허무주의자가 되어버린 거죠. 정신적으로 피폐해진 채로 시간이 흘러갑니다. 예전과 같은 에너지는 사라진 지 오래였지만 그 와중에도 이미 취미생활이 되어버린 논문쓰기를 멈출 수는 없었습니다. 그러면서 POPs와 같은 저농도 화학물질의 복합체가 진정으로 문제라면 노출을 피하는 것보다 더 중요한 일이 있을 수 있겠다라는, 제가 태어나서 한 생각들 중 가장 가치 있다고 할 만한 발상의 전환을 하게 됩니다. 2부에서는 그 의미 있는 일들이 무엇인지에 대하여 말씀 드리겠습니다.

🌐 참고문헌

1. Lee DH, et al. Gamma-glutamyltransferase and diabetes-a 4 year follow-up study. Diabetologia. 2003;46:359-64.
2. Lee DH, et al. Gamma-glutamyltransferase is a predictor of incident diabetes and hypertension: the Coronary Artery Risk Development in Young Adults (CARDIA) Study. Clin Chem. 2003;49:1358-66.
3. Lee DH, et al. Gamma-Glutamyltransferase, obesity, and the risk of type 2 diabetes: observational cohort study among 20,158 middle-aged men and women. J Clin Endocrinol Metab. 2004;89:5410-4.
4. Lee DH, et al. Is serum gamma glutamyltransferase a marker of oxi-

dative stress? Free Radic Res. 2004;38:535-9).

5. Lee DH, et al. A strong secular trend in serum gamma-glutamyl-transferase from 1996 to 2003 among South Korean men. Am J Epidemiol 2006;163:57-65.

6. Lee DH, et al. Association between serum gamma-glutamyltransferase and dietary factors: the Coronary Artery Risk Development in Young Adults (CARDIA) Study. Am J Clin Nutr. 2004;79:600-5.

7. Lee DH, et al. Graded associations of blood lead and urinary cadmium concentrations with oxidative-stress-related markers in the U.S. population: results from the third National Health and Nutrition Examination Survey. Environ Health Perspect. 2006;114:350-4.

8. Lee DH, et al. Is serum gamma-glutamyltransferase a marker of exposure to various environmental pollutants? Free Radic Res. 2009;43:533-7.

9. Lee DH, et al. Can persistent organic pollutants explain the association between serum gamma-glutamyltransferase and type 2 diabetes? Diabetologia. 2008;51:402-7.

10. Lee DH, et al. A strong dose-response relation between serum concentrations of persistent organic pollutants and diabetes: results from the National Health and Examination Survey 1999-2002. Diabetes Care. 2006;29:1638-44.

11. Porta M. Persistent organic pollutants and the burden of diabetes. Lancet. 2006;368:558-9.

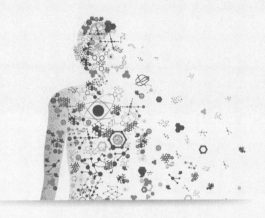

PART

2
그럼, 우리는
어떻게 해야 하나?

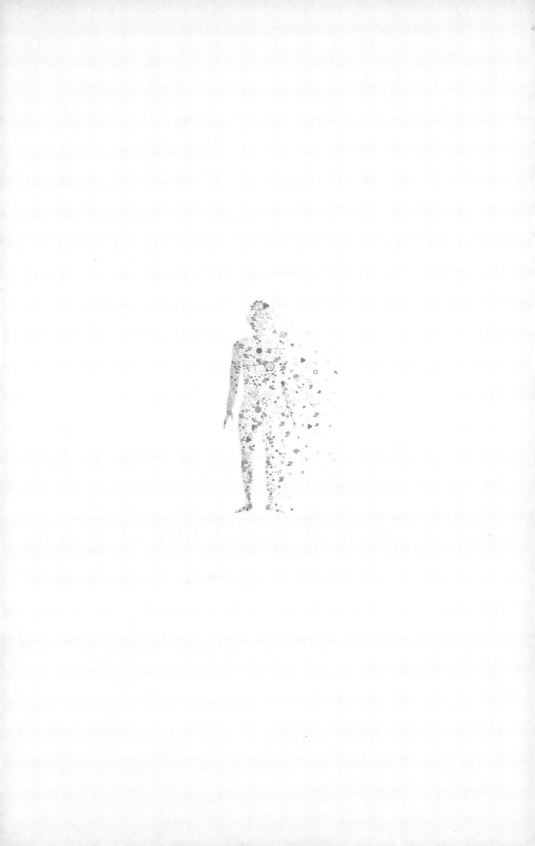

배출을 증가시키면 어떨까?

현재 우리는 일상생활 속에서 수없이 많은 화학물질에 노출이 되면서 살고 있습니다. 이러한 화학물질이 체내에 들어오면 우리 인체에서는 이들을 가능한 한 빨리 몸 밖으로 배출하기 위한 노력들이 시작됩니다. 생명체가 진화 과정 중에 획득하게 된 기전의 여러 단계들을 거쳐서 많은 화학물질은 우리 몸에서 물에 잘 녹는 수용성으로 바뀌어서 주로 소변으로 배출됩니다. 그런데 우리 인체 내에서 수용성으로 바꾸기가 어렵고 반감기가 긴 POPs와 같은 지용성 화학물질들은 소변으로 배출되기가 힘듭니다. 소변 대신 아주 서서히 담즙과 대장을 통하여 대변과 함께 몸 밖으로 나가게 됩니다. 보통 소변을 하루 이틀 보지 못하면 우리는 큰 병으로 바로 인식을 합니다. 그러나 대변을 오랫동안 보지 못하면 단순히 변비 정도로만 생각하죠. 그러나 대변은 우리 몸에서 제대로 잘 처리를 못하는 POPs와 같은 지용성 화학물질들이 배출되는 매우 중요한 경로입니다. 빨리빨리 깨끗하게 비워주는 것이 소변만큼 중요합니다.

그런데 우리 몸은 담즙과 함께 배출된 물질들이 다시 몸 안으로 재흡수가 되는 기전을 가지고 있습니다. 이것을 전문용어로는 장간순환enterohepatic circulation이라고 부르는데요. 담즙의 원래 기능은 간에서 만들어져서 담낭 안에 저장되어 있다가 우리가 음식을 먹을 때마다 지방과 지용성 비타민들을 소화시키기 위하여 담낭으로부터 소장으로 나옵니다. 그런데 이때 나온 담즙 중 일부를 제외하고는 장간순환을 통하여 다시 소장 끝에서 체내로 재흡수가 되고요. 하루에 생산되는 담즙이 약 1리터 정도라고 알려져 있는데 무려 95%가 재흡수가 된다고 합니다. 이때 담즙과 같이 나온 POPs도 소장 끝에서 재흡수가 되는데 이러한 기전은 인체에서 POPs의 반감기를 길게 만드는 요인 중 하나입니다.

콜레스테라민, 올레스트라, 그리고 건강보조식품들

이러한 생리학적인 특성을 고려해 볼 때, 먼저 POPs가 담즙과 함께 쉽게 소장으로 잘 나오도록 하고, 일단 나온 후에는 재흡수되지 않고 대변으로 잘 빠져 나오도록 하면 뭔가 얘기가 될 것 같이 생각되었습니다. 처음에는 소화관으로 나온 POPs와 결합해서 장간순환을 하지 못하도록 일단 막고 그 이후에 POPs를 결합시킨 채로 대변으로 빠져나올 수 있는 약을 먼저 상상해보았습니다. 그러면서 논문을 검색해 보았더니만 임상에서 사용하는 약 중에서 담즙산과 결합하는 작용을 하는 것으로 알려진 콜레스테라민Cholestyramine 혹은 콜레스티마이드Cholestimide라는 약들이 이미 이 POPs의 배출을 증가시킬 목적으로 연구된 적이 있더군요[1,2].

그리고 올레스트라Olestra라고 알려진 지방대체제 역시 POPs 배출의 목적으로 고려된 적이 있더군요. 올레스트라는 소화가 되지 않고 그대로 장을 통과하여 대변으로 나오도록 만들어진 칼로리 제로의 가짜 지방입니다. 미국의 P&G사(아이보리 비누, 타이드 세제와 같은 빅히트 가정용품들을 만들었던 대표적인 미국 기업)가 처음 개발하여 아무리 먹어도 살이 찌지 않는다는 선전문구를 가지고 프링글스와 같은 감자칩을 생산하는데 사용하기 시작했죠.

그런데 흡수되지 않고 대변으로 나오는 지방성분이라는데 착안하여 연구자들은 이 올레스트라를 POPs 배출에 효과가 있을 것이라고 생각했어요. 1999년 〈Lancet〉에 대표적인 POPs인 다이옥신의 수치가 매우 높았던 환자들에게 올레스트라를 주니 8~10배 정도 배출 속도가 빨라지더라는 논문이 발표됩니다[3]. 그 이후에도 올레스트라를 이용한 연구결과들이 몇 편 더 보고되면서 이 지방대체제가 POPs로 인한 문제를 해결해 줄 수 있을 거라는 기대를 가졌죠. 그런데 문제가 발생합니다. 올레스트라로 인하여 우리 몸에 반드시 필요한 지용성 비타민까지 흡수가 되지 않아 장기적으로 사용할 경우 여러 가지 문제를 일으킬 수 있다고 보고 되었거든요.

콜레스테라민이나 올레스타라나 POPs에 고농도로 노출되었을 경우에 신속하게 체외로 배출을 증가시키기 위하여서는 단기간은 다 별 문제없이 사용할 수 있는 방법이라고 생각합니다. 그러나 환경에서 지속적으로 노출되고 있는 상황에서 담즙과 같이 나오는 POPs 배출을 증가시키 위해서는 결국 매일 평생 동안 먹어야 한다는 것을 의미하는 것인데 이런 약이나 지방대체제로는 힘들겠다 싶은 생각이 들더군요.

그러면서 소위 건강보조식품으로 알려진 제품들 중 이러한 POPs 배출에 효과가 있는 것으로 보고가 돼 종류들이 꽤 된다는 사실도 알게 되었어요. 예를 들어 클로렐라, 스쿠알렌, 식용숯 같은 것이 예가 되겠습니다[4-6]. 사람을 대상으로 직접 적용한 연구들은 아니고 동물실험으로만 보고되었지만 사람이라고 다를 이유는 없겠더군요. 개인적으로는 그때까지 어떠한 건강보조식품도 제 돈 주고 사 먹어 본 적이 없지만 이렇게 POPs와 연결을 짓고 나니 이러한 건강보조식품들이 다소 과장이 있다 하더라도 일정 부분 말이 되겠다라는 생각을 하기 시작합니다.

해독

대체의학이나 건강보조식품업계에서 많이 사용하는 용어 중 해독이라는 말이 있습니다. POPs에 대하여 알기 전, 저는 해독이라는 단어는 사기꾼 세계의 용어일 거라고 생각했어요. 누군가가 제 앞에서 해독이라는 단어를 언급하는 순간, 자동적으로 그 사람은 제 머리 속에서 믿지 못할 사람으로 분류가 되어 버립니다. 서양의학과 현대과학의 체계에서 제대로 교육받은 유수한 의사들이나 연구자들로부터는 한 번도 들어본 적이 없는 단어거든요. 일단 해독이라는 단어 자체가 촌스럽더군요. 독을 풀어준다니, 우리 몸에 무슨 독이 있단 말이야? 독이 있으면 우리가 지금 살아 있을 수나 있는 거야?

그러나 POPs의 배출에 관심을 가지고 난 다음에는 이것이 바로 다름 아닌 해독이라는 사실을 알게 됩니다. 해독이라는 것이 우리 몸의 독을 풀어주는 것이 아니라 바로 인체 내에 존재하는 여러 가지 화학물질들의 배출을 증가시키는 것이라고 본다면 말이죠. 그러면서 자연스럽게 대체의학 분야에서 주로 사용한다는 해독이라는 것에 대하여 관심을 가지게 되었습니다. 이쪽 분야를 환자에게 직접 적용하는 임상가들을 한 번 만나보고 싶더군요. 한의학 쪽에서는 해독 치료를 표방하는 곳이 많다는 사실은 알았지만 저의 교육 배경이 한의학이 아닌지라 저와 동일한 교육배경을 가진 의사들 중 해독치료를 한다는 분들을 만나기 위해서 전국 여기저기 직접 찾아 다니기도 했습니다.

여러 가지 해독 치료에 대하여 알게 되면서 특히 간 청소와 장 청소라는 것에 관심이 가더군요. 가장 직접적으로 POPs 배출에 도움이 될 것 같았거든요. 그래서 인터넷에서 구체적인 방법을 찾아가면서 제 스스로 집에서 두어 번 해보기도 했습니다. 올리브유,

죽염, 마그밀 뭐 이런 걸 사용해서 그럭저럭 끝내기는 했는데 뒷끝이 썩 개운하지는 않는 방법이더군요. 1년에 한 두 번 정도는 미친척 하고 할 수 있겠지만 이 방법을 일상적인 POPs 배출에 사용하기는 힘들겠다 싶었습니다.

그러면서 해독, 자연의학 쪽의 원서를 열 권쯤 아마존에서 구입하여 읽어보았습니다. 학술서적이 아니라서 황당해 보이는 이야기도 많았고 근거 없이 본인의 주장만을 담고 있는 책들이 대부분이더군요. '이걸 계속 읽어? 말어?' 회의적인 생각도 많이 들었습니다. 그런데 몇 권의 책을 잇달아 읽으면서 생각이 어느 정도 정리가 되기 시작하더군요. 우리가 노출되는 화학물질이 일상을 통하여 이루어지듯이 우리 몸에 축적된 화학물질의 배출을 증가시키기 위한 방법도 어떤 기적 같은 방법이 있는 것은 아니라는 것. 그리고 어떠한 알려진 해독방법을 사용하든지 간에 결국 가장 기본이 되는 방법은 역시 우리가 살면서 매일 마주할 수 밖에 없는 '음식'과 '운동'이며 이것이 없이는 어떤 방법도 다만 일시적인 효과만 있을 뿐이라는 결론에 이르게 됩니다.

특히 식물성 식품 안에만 포함된 식이섬유와 파이토케미칼이 가진 힘에 주목을 하게 되면서 '채식을 실천하는 의사들'이라는 슬로건을 내건 〈베지닥터〉라는 채식 의사회에 채식주의자도 아니면서 회원으로 뻔뻔하게 가입을 합니다. 그 즈음, 채식으로 만성병을 치료한다는 의사가 장안의 화제였어요. 제가 사는 대구에서 진료를 하고 계시는, 그리고 저의 의과대학 선배이기도 하신 황성수 선생님이 MBC에서 방송한 '목숨 걸고 편식하는 사람들'이란 프로 그램에 출연을 하셨는데 여기서 고혈압, 당뇨병 환자들에게 약을 끊고 채식만 시켜도 좋아진다고 실제 사례들도 보여주고 했었죠.

그러면서 비슷한 견해를 가진 의사, 한의사, 치과의사들이 힘을 모아 결성한 단체가 〈베지닥터〉인데요. 보면 볼수록 신기한 분들이 모인 단체예요. 어디서 후원해주는 곳이 있는 것도 아니고 경제적인 이익을 도모할 수 있는 것도 아닌데 틈만 나면 자비 들여 전국 각지에서 모여 지식과 경험을 나누고 토론하고 제 돈 내고 밥 먹는 그런 분들이죠.

POPs가 만성질환을 일으키는데 핵심적인 역할을 한다면 황성수 선생님의 진료사례들이 충분히 말이 된다고 생각했어요. 일단 식물성식품은 현 지구상에 존재하는 식품군중에는 POPs의 오염 정도가 가장 낮다고 볼 수 있는 식품인 동시에 조금 있다 설명하겠지만 식물성식품에만 포함되어 있는 식이섬유와 파이토케미칼은 POPs를 체외로 배출하는 능력이 있거든요. 물론 몇 년 지난 후에는 POPs의 배출능력보다는 파이토케미칼이 가진 호메시스 효과(나중에 자세히 나오니 여기서는 뭔 말인지 이해가 가지 않으셔도 그냥 지나가셔도 됩니다)가 더 중요한 의미가 있겠다고 생각을 수정하게 됩니다만 그 당시는 호메시스란 사기의 일종이라고 생각하던 시절이었죠.

그런데 제가 채식에 대하여 가지고 있는 이러한 관점은 〈베지닥터〉의 입장과는 다소 차이가 있습니다. 〈베지닥터〉 회원들 중에는 인간은 진화론적으로 육식이 아닌 채식에 적합한 유전자를 가지고 있으므로 채식으로 살도록 해야 한다는 견해를 가지고 계신 분들이 많아요. 동물성 지방, 동물성 단백질 그 자체를 문제의 본질로 보고 있죠. 그러나 저는 인간은 동물성 식품을 먹도록 진화해 왔으나 현재의 동물성 식품은 POPs와 같은 화학물질에 대한 오염이 상대적으로 심하기 때문에, 그리고 식이섬유와 파이토케미칼과 같은 POPs를 배출하는 능력을 가진 성분이 없기 때문에 현 시점에서는 불가피하게 채식이 답이 될 수밖에 없다는 입장이고요.

일상에서 진정으로 본받을 만한 삶의 자세를 가지신 순수하고 열정적이고 이타적인 분들이고 궁극적으로 채식이 중요하다는 결론은 저와 동일하였으나 시간이 갈수록 '왜 채식이냐?'를 설명하는 부분에서는 계속 부딪히는 뭔가가 불편하게 느껴지기 시작하더군요. '결론이 동일하면 되지 뭐 그렇게 따질 필요가 있겠냐'는 생각을 하기도 했지만 조금씩 〈베지닥터〉의 활동과도 멀어지게 되더군요. 우리 같은 사람들은 결론이 동일하다 하더라도 그 과정이 논리적이고 합리적이지 않으면 만족할 수 없는 그런 까칠한 영혼의 소유자들이므로...

식이섬유, 특히 현미의 힘

식이섬유가 건강에 중요하다는 것, 그리고 정제된 식재료를 기반으로 하는 현대인의 식단은 식이섬유가 부족한 것으로 이미 잘 알려져 있습니다. 그런데 이 식이섬유를 많이 먹으면 어떠한 이유로 건강에 도움이 되는가에 대하여서는 아직 논란이 있습니다. 식이섬유 자체는 우리 몸에서 소화 흡수되는 물질이 아니거든요. 즉 영양소로서의 기능은 없다는 거죠.

일단 식이섬유와 관련하여 제일 유명한 병이 변비죠. 변비가 병이라고 얘기하면 진짜 병들이 불쾌하게 생각할까요? 어쨌든 식이섬유가 가졌다고 알려진 기능 중 제일 오랜 역사를 자랑하는 것이 비록 영양분은 없으나 수분을 빨아들여서 포만감을 주고 변의 양을 늘여서 대장을 자극하여 대변이 쑤욱~ 빠져 나오게 만들어주는 거죠. 다음으로 유명한 것이 대장암입니다. 한 연구자가 아프리카를 여행하다가 아프리카 원주민들이 길가에 싸놓은 대변 무더기의 크기를 보고 그 엄청난 양에 아주 놀라죠. 그리고 아프리카 원주민들에게는 대장암이 거의 없다는 사실에 주목하면서 식이섬유와 대장암을 연관시키는 가설을 발표하게 됩니다. 그 외에도 당뇨병, 고지혈증 등에도 도움이 된다고 알려져 있죠.

그런데 식이섬유의 가장 빛나는 기능은 담즙과 같이 배출되는 화학물질들을 배출시키는 능력에 있습니다. 식물성 식품 안에만 포함되어 있는 식이섬유는 담즙과 함께 배출되는 POPs를 흡수하여 대변으로 배출시키는데 매우 효과적인 성분으로 그 효능이 오래 전에 입증된 바 있습니다[7, 8]. KBS 〈생로병사의 비밀〉이라는 건강프로그램에서 식이섬유를 두고 '내 몸의 청소부'라는 표현을 사용했던데, 매우 적절한 표현이라고 생각합니다.

그런데 이 이야기를 본격적으로 하기 전에 현재 우리가 하고 있는 식이섬유에 대한 접근방법이 얼마나 어이없는 것인지 한 번 보겠습니다. 현대영양학의 업적 중 1일 영양 권장량이라는 것이 있습니다. 온갖 영양소와 미량원소들을 각 성분별로 성별이나 나이에 따라 하루에 얼마 이상을 먹어야 한다는 그런 내용입니다. 수많은 학자들이 매달려 연구하고 끊임없이 개정하고 발표합니다. 나름 의미 있는 중요한 정보라고 생각합니다. 그러나 현대영양학의 이러한 접근법은 환원주의reductionism 영양학의 시발점이기도 합니다. 물론 그런 의도를 가지고 만든 것은 아니었겠지만 은연 중에 식품을 먹으나 그 식품을 구성하는 특정 성분을 먹으나 그 권장량만 채우면 별 차이가 없다는 관점을 사람들에게 심어주었어요.

예를 들면, 현대영양학에서는 식이섬유를 제6의 영양소라고 이름을 붙이고 하루 권장량을 25g 이상으로 해놓았네요. 그럼, 언제 어떤 식으로 먹든지 25g 이상만 먹으면 되는 걸까요? 식이섬유가 건강에 좋다고 소문나니 바로 시장에 나온 것이 식이섬유 음료입니다. 식이섬유의 본질은 먹기에 거친 음식이라는 것인데 이를

0.1초 만에 홀라당 마실 수 있는 음료로 만들어 놓다니 정말 기만적인 상품이라는 생각을 볼 때마다 합니다. 이런 걸 만든 식품회사에서는 이 한 병에 하루에 필요한 식이섬유가 모두 들어있다고 광고를 합니다. 경쟁회사에서는 비슷한 걸 만들어서 권장량의 2배나 들어 있다고 자기들 것을 사먹으라고 선전을 합니다. 그러나 저는 이러한 식이섬유음료에 현대영양학에서 정해놓은 권장량의 2배가 아니라 20배가 들었다 하더라도 이건 그냥 콜라, 사이다와 같은 청량음료 그 이상도 그 이하도 아니라고 생각합니다. 요즘에는 식이섬유 스낵, 식이섬유 아이스크림, 식이섬유 맥주까지 온갖 것들이 다 나와있더군요. 가공식품에 영양권장량 표에 나오는 온갖 성분들 집어넣고 나서 건강식품으로 둔갑시키는 현대 사회가 전 혐오스러워요. 담배에 산삼 집어넣으면 건강식품으로 바뀌나요?

POPs는 나 홀로 존재하는 물질이 아닙니다. 담즙과 함께 움직이는 물질이고 우리 몸에서 담즙이 만들어지는 일차적인 목적은 음식물 속에 들어있는 지방 성분을 소화시키기 위한 것입니다. 간은 평상시에 담즙을 만들어서 차곡차곡 간 옆에서 붙어있는 담낭(쓸개라고도 얘기하죠)이라는 주머니에 모아둡니다. 그러다가 담즙이 필요한 시점, 즉 지방성분이 우리가 먹는 음식물을 통하여 들어오면 소장으로 분비가 되면서 함께 움직이는 POPs도 같이 덩달아 나온다는 거죠. 이때 만약 식이섬유가 뒤따라 들어온다면 담즙과 함께 나온 POPs 물질을 잡고서 대변으로 빠져 나올 수가 있습니다. 그러니까 식이섬유가 우리 인체 내에서 POPs와 같은 화학물질들을 잡고 나오려면 담낭이 준비된 담즙을 잘 분비할 수 있도록 우리 몸의 장기들 간에 서로 신호를 주고 받는 시간이 필요합니다. 특히 음식물을 입 안에서 꼭꼭 잘 씹어줘야만 우리 몸에서 충분히 신호를 주고 받는 시간을 벌 수가 있습니다. 단순히 식이섬유 자체만을 많이 먹는다고 할 수 있는 일이 아니라는 거죠. 식이섬유 음료 속에 포함된 하루 권장량의 2배에 해당하는 식이섬유 50g을 홀라당 마시는 것보다 하루 권장량의 절반도 되지 않는 10g이라 할지라도 이와 같이 우리가 먹는 음식으로 제대로 먹는 것이 더 중요하다는 겁니다.

식이섬유는 종류가 아주 많은데요, 크게 2가지로 나눌 수 있습니다. 물에 녹는 종류와 물에 녹지 않는 종류입니다. 보통은 이 두 가지가 섞여있습니다만 특히 현미와 같은 통곡물이나 견과류에는 물에 녹지 않는 종류가 주로 들어있고 과일, 채소, 해조류와 같은 음식에는 물에 잘 녹는 종류들이 주로 포함되어 있습니다. 현재 영양학자들은 물에 잘 녹는, 수용성 식이섬유의 역할에 대한 관심이 더 많습니다. 거기에 비하여 물에 녹지 않는 식이섬유의 가장 큰 역할은 대변을 크고 부드럽게 만들어 배출하는 능력이라고 얘기합니다. 변비와 치질 예방에 제일 좋다는 거죠. 그러나 변비가 있든 말든, 치질이 있든 말든, 물에 녹지 않는 식이섬유가 많이 든 음식을 먹는 것은 매우 중요합니다. 바로 POPs와 같은 화학물질을 배출시키는 데는 물에 녹지 않는 식이섬유가 물에 녹는 식이섬유보다 더 효과적이기 때문입니다. POPs 배출과 같은 일을 가장 잘 할 수 있는 식이섬유는 식물성 식품 중에서도 바로 통곡물 속에 들어 있습니다.

통곡물은 그 자체로 건강에 매우 좋다고 잘 알려져 있죠. 매일 통곡물로 식사를 하면 암, 당뇨병, 심장병, 뇌졸중 등 각종 만성질환의 발생위험이 떨어집니다. 식이섬유 외에도 비타민, 미네랄, 파이토케미칼 등이 다양하게 포함되어 있는 아주 훌륭한 식품이거든요. 우리나라의 대표적인 통곡물은 바로 현미죠. 간혹 현미 대신 잡곡을 먹는다는 분들이 있는데 잡곡과 현미는 엄연히 다른 겁니다. 현미에는 벼의 겉껍질만 벗겨서 속껍질이 그대로 남아있지만 잡곡들은 속껍질까지 벗긴 것이 거의 대부분이기 때문이죠. 그러나 현미는 조리하기도 먹기도 백미만큼 만만하지가 않다는 단점이 있습니다. 그럼에도 불구하고 담즙과 같이 나오는 화학물질의 배출을 촉진시키기 위하여서는 우리가 매일같이 먹는 주식을 과감히 현미로 바꾸는 결단이 필요합니다. 주식을 바꾸면 매번 식사를 할 때마다 현미 속에 포함되어 있는 물에 녹지 않는 식이 섬유가 담즙과 함께 배출되는 POPs를 잡아서 대변으로 나오게 하는데 더 없이 좋은 방법이 될 수가 있습니다. 특히 이 방법은 매일 하루 세 번 부작용 염려 없이 평생 동안 할 수 있는 가장 안전한 방법 같더군요.

그런데 여기서 빠트리면 안 되는 중요한 사실 하나는 식이섬유가 POPs를 잘 잡기 위해서는 먼저 담즙이 원활하게 소장으로 잘 나와야 한다는 전제 조건입니다. 담즙이 담낭으로부터 효과적으로 나오도록 하기 위해서는 충분한 양을 모아놓았다가 일시에 확 나오도록 만들어주어야 합니다. 그러기 위해서는 끼니 사이에 기름기 있는 음식들을 간식으로 드시면 안 돼요. 그런 간식을 먹으면 그 기름 성분을 소화시키려고 담즙이 나와줘야 하거든요. 그렇게 찔금찔금 담즙이 나와 버리면 우리 몸이 충분히 모아둘 시간이 없어요. 그렇게 충분히 담즙을 모아 놓았다가 식사 때는 들기름, 참기름, 올리브유 같은 것을 넉넉히 넣어서 버무린 야채나 샐러드 같은 것을 같이 드시면 좋습니다. 그 기름성분을 소화 시키려고 담즙들이 왕창 나오게 되거든요. 다만 충분히 모아두어야 왕창 나올 수 있다는 것, 충분히 모아두기 위해서는 중간 중간에 자꾸 담즙을 자극하는 일을 만들면 안 된다는 것, 아시겠죠?

어쨌든 결론적으로 식물성 식품은 POPs와 같은 먹이 사슬을 통하여 농축되는 화학물질들의 오염 정도가 낮은 식품일 뿐만 아니라 이러한 담즙을 통하여 나오는 화학물질들의 배출에도 의미가 있는 식이섬유가 포함된 식품이라는 점에서 이 21세기에 채식은 재조명을 해야 할 필요가 있을 겁니다. 균형 잡힌 식습관에 대한 집착을 버리고 우리가 현재 처한 상황에서 무엇이 가장 적절한 식습관인지 재검토를 해야 할 시점이라고 생각합니다.

딜레마

노출이 아닌 배출에 집중을 하고 난 다음 제 삶은 다소 평화로 워졌습니다. 두 아들 녀석들이 아무리 소고기, 돼지고기, 닭고기를 엄청나게 먹어대도 예전 같은 죄책감까지는 들지 않더군요. 뭐, 내 일부터 현미밥, 채소, 과일을 많이 먹도록 하면 되지 하고 저 자신을 위로했습니다. 그러나 솔직히 말씀 드리자면 "갓지은 하얀 쌀밥에 소고기국 한 그릇"이 최고의 밥상이라고 세뇌교육을 받고 자란우리 집 식구들의 현미밥에 대한 혐오감은 대단합니다. 제가 글은 이렇게 쓰고 있지만 실제 우리 집 밥상은 훨씬 더 심각한 지경이었답니다. 심지어는 엄마가 고기를 그렇게 싫어하니 자기들은 더 좋아할 수 밖에 없게 되었다는 해괴한 이론으로 저를 궁지로 몰아 넣더군요.

그 와중에 POPs와 당뇨병간의 관련성에 대한 연구는 신랄한 비판에 직면하게 됩니다. 현재 대부분 국가의 일반인구집단에서 염소가 붙은 전설적인 POPs의 인체 농도는 1980년대 이후로 점점 떨어지고 있습니다. 대부분 선진국에서 생산금지가 된 지가 수십 년이 넘었으니까요. 그런데 당뇨병은 현재 전 세계적으로 급격한 증가를 보이는 대표적인 질환이거든요. 제 연구에 비판적인 연구자들은 이렇게 질문합니다. 당신 말대로 POPs가 당뇨병 발생에 비만보다 더 중요한 역할을 한다면 어떻게 이렇게 정반대의 경향성을 보일 수가 있냐는 거죠. 현재의 패러다임 하에서는 당연히 제기될 수 있는 의문입니다. 맞습니다. 우리가 현재 노출되는 염소가 붙은 POPs 농도는 수십 년 전에 비한다면 월등하게 낮습니다. 그런 POPs가 왜 이제서야 이런 문제를 드러낸 것일까요?

사실 이 문제는 제가 POPs에 대한 연구를 하면서 아주 이상하게 생각하고 고민했었던 현상과 밀접하게 연관이 되어 있습니다. 실제 사람들을 대상으로 수집한 자료들을 심층적으로 분석을 해보면 POPs 농도가 아주 낮은 범위에 있을 때는 POPs 농도가 높아질수록 질병 발생 위험이 증가하는 경향을 보였지만 POPs의 농도가 어느 정도 이상으로 높아진 상태에서는 더 이상 질병의 발생위험이 증가하지 않고 경우에 따라서는 오히려 감소하는 듯한 경향성이 관찰되었기 때문입니다. 예를 들어 1970년대 사람들의 POPs 농도의 평균은 약 10인데 현재 사람의 POPs 농도는 약 1 정도라고 합시다. 평균은 그 정도로 낮아졌지만 그 안에는 아주 낮은 사람부터 높은 사람들까지 존재하겠죠. 그럴 경우 POPs의 농도가 3 정도까지는 농도가 올라가면 갈수록 질병의 발생위험이 증가하는데 그 이상이 되면 질병의 발생위험이 더 이상 증가하지 않거나 심지어는 감소하는 경향까지 보이는 겁니다.

처음에는 믿지 않았어요. 그냥 우연히 그렇게 나온 결과일 뿐이겠지 하고 생각했었는데요, 시간이 갈수록 여러 자료에서 유사한 패턴을 반복적으로 보이니 도저히 이건 우연일 수가 없다. 뭔가 있음에 분명하다는 쪽으로 생각이 기울기 시작했습니다. 화학물질에 대한 노출 농도가 높다고 해서 낮은 것보다 반드시 더 해로운 것은 아닐 수도 있겠다, 심지어는 농도가 낮은 경우가 높은 경우보다 더 해로울 수도 있겠다는 점을 진지하게 고려하기 시작하게 된 거죠.

낮은 농도가 높은 농도보다 해로울 수 있을까?

우리는 화학물질이란 농도가 높으면 높을수록 더 해롭다는 고정관념을 가지고 있습니다. 그런 관점으로 본다면 POPs가 당뇨병 발생에 있어서 비만보다 더 핵심적인 역할을 할 수 있다는 제 연구 결과는 치명적인 논리적 오류가 있어 보입니다. 그러나 낮은 농도가 높은 농도보다 더 해로울 수가 있다면 여러 가지 현상들이 설명 가능합니다. 쉬운 이야기는 아니나 가능한 한 비전문가의 눈높이에서 풀어보겠습니다.

처음 제가 가능한 설명으로 제시한 것은 저농도 POPs는 전통적인 독성의 기전이 아닌 내분비교란endocrine disruption 기전으로 인체에 작용한다는 것입니다. 환경호르몬이란 말 많이 들어보셨죠? 몇 년 전에 어느 다큐멘터리 프로그램에서 환경호르몬의 습격이란 방송을 해서 대한민국 주부들 플라스틱 반찬통 다 버리고 난리가 났었는데, 기억하세요? 현재 알려진 환경호르몬 중 대표적인 것은 비스페놀 A와 프탈레이트와 같은 종류인데요, 요즘 무지 떠들고 있는 이슈 중 하나입니다. 랩 씌워서 전자레인지 돌리지 마라, 컵라면 용기에 뜨거운 물 붓지 마라 환경호르몬 나온다. 뭐 이런 이야기 많이 들어보셨죠?

그런데 사실 원조 중 원조 환경호르몬이 이 POPs 물질입니다. 보통 부르기 쉽게 환경호르몬이라고도 많이 이야기합니다만 연구자들은 내분비장애물질이라는 용어를 주로 사용합니다. 일반적으로 이러한 화학물질들로 인하여 발생하는 건강상 문제라면 주로 에스트로겐, 안드로겐과 같은 성호르몬과 관련된 문제들, 그리고 여자의 생식기, 남자의 생식기와 관련된 문제만으로 국한하여 생각하는 경향이 있습니다. 그러나 우리 인체 자체가 바로 수많은 호르몬의 네트워크이며 이러한 호르몬의 광범위하고 정교한 네트워크는 소위 인체의 항상성homeostasis을 유지하는데 필수적인 요소입니다. 어떤 화학물질은 체내로 들어가서 이러한 인체 내부에 존재하는 호르몬의 정상적인 작용에 어떠한 방식으로든 영향을 미칠수가 있는데 우리는 이들을 환경호르몬, 내분비장애물질이라고 부릅니다. 이러한 화학물질에 대한 노출은 우리 인체의 대사와 면역체계에 혼란을 초래하고요. 당뇨병이란 인체 혈당의 항상성 조절에 실패한 질병이라고 볼 수 있는데요, 혈당치란 것도 결국은 우리 몸의 여러 가지 호르몬에 의하여 항상성이 유지되는 대표적인예 중 하나죠.

이런 환경호르몬의 특징 중 비선형적 용량반응관계 혹은 저용량 반응이라는 것이 있습니다[9]. 쉽게 설명 드리자면 어떤 화학물질이 내분비계를 교란시켜 발생하는 건강상 문제는 우리가 상식처럼 생각하듯 화학물질의 농도가 높을수록 더 심각하게 나타나는 것이 아니라 어느 정도의 낮은 농도 범위에서는 농도가 높으면 높을수록 문제가 더 커지지만 일정 농도 이상이 되어버리면 오히려 문제가 나타날 위험이 낮아진다는 것입니다.

우리 인체에 정상적으로 존재하는 내부호르몬들도 이러한 용량반응관계를 보이는데요. 예를 들어 아주 낮은 농도의 범위 내에서는 호르몬수치가 조금만 올라가도 우리 세포가 아주 민감하게 반응하다가 농도가 좀 올라가면 반응이 점점 둔해집니다. 그러다가 아주 높아지면 오히려 정반대의 피드백이 작용하여 버립니다. 환경호르몬으로 작용하는 화학물질들도 인체에 들어와서 원래 우리 몸에 존재하고 있는 내부호르몬들과 유사하게 작용을 하기 때문에 이러한 용량반응관계를 보인다는 거죠. 그렇기 때문에 만약 POPs가 환경호르몬으로서 당뇨병의 발생에 기여를 한다면 현재의 낮은 농도가 과거의 높은 농도보다 당뇨병발생에 더 적절한 농도일 수가 있다고 생각했습니다. 제 초기의 POPs 논문들을 보면 아마도 POPs가 환경호르몬으로서 내분비계에 교란을 일으켜서 당뇨병을 일으켰을 것이라고 추정한다는 문장들이 여기저기서 보입니다.

환경호르몬은 공중파 방송에서 좋아하는 인기 소재입니다. 연구들도 급증하고 있으며 대중들의 관심이 많으니 이 분야에 대한 정부 연구비도 덩달아서 늘어납니다. 점점 많은 연구자들이 이 분야로 몰려들기 시작한다는 것을 느낄 수 있더군요. 아마 제가 계속 이쪽으로 밀고 나갔으면 여기저기서 상당히 연구비도 많이 받고 나름 폼 나는 연구자 생활을 만끽할 수 있었을 겁니다.

그런데 정반대로 저는 시간이 감에 따라 정말 제가 보고하고 있는 POPs에 대한 연구결과들이 과연 환경호르몬으로서 POPs의 역할을 설명할 수 있는 것일까? 하는 회의가 점점 더 커지더군요. 장고에 장고를 거듭한 끝에 초창기에 제가 가졌던 생각과는 달리 POPs가 현재 사람들을 대상으로 한 연구들에서 보이는 결과는 환경호르몬으로서 POPs의 역할로 설명하기 어렵다고 최종 결정을 내버렸습니다. 왜냐구요? 우리는 단독 화학물질에 노출되는 것이 아니라 아주 다양한 내분비장애를 나타낼 수 있는 환경호르몬들의 혼합체에 노출되어 사는 존재이기 때문이죠.

POPs라는 것이 단독 특정 화학물질을 말하는 것이 아니라는 점은 이미 충분히 이해하고 계실 겁니다. 수백 가지, 아니 어쩌면 수천 가지가 될지 모르는 수많은 화학물질의 통칭이고 우리는 이러한 화학물질의 혼합체에 노출이 되고 있습니다. 그런데 POPs라는 물질을 환경호르몬의 관점에서 본다면 그 중에는 여성 호르몬인 에스트로겐과 비슷한 역할을 하는 놈들도 있고, 에스트로겐의 역할을 방해하는 역할을 하는 놈들도 있습니다. 그 뿐이겠습니까? 남성 호르몬과 비슷한 역할을 하는 놈, 갑상선 호르몬과 비슷한 역할을 하는 놈, 이것들을 방해하는 놈, 이런 놈, 저런 놈, 온갖 놈들이 다 섞여있는 상태로 우리가 노출이 되는 겁니다. 그리고 현재 우리가 아는 환경호르몬은 직접적으로 호르몬의 수용체에 작용을 하는 경우만을 주로 염두에 둔 것이고 간접적으로 나타나는 환경호르몬으로서의 역할은 정확하게 모르는 것이 훨씬 많습니다. 거기에다 비선형적인 용량반응관계가 있다면 이러한 혼합체의 최종 결론이 어떻게 될지는 아무도 예측할 수 없습니다.

현재 많은 연구자들이 이 환경호르몬으로 작용하는 화학물질들을 가지고 연구를 하고 있습니다. 어떤 사람은 비스페놀 A전문가라고 하고 어떤 사람은 프탈레이트 전문가라고 합니다. 그러나 그런 연구결과들이 현실에서 어떤 의미를 가지고 있는지 전 이해하지 못합니다. 연구자들은 좀 더 많은 연구가 되기만 하면 이 환경호르몬이 사람에게 어떻게 영향을 미치는지 그 실체를 알 수 있을 것이며 그러면 그 문제를 해결할 수 있는 방법까지 찾아낼 수 있을 것이라고 얘기합니다. 그러나 저는 아무리 연구비를 쏟아 부어도 우리는 그 실체의 근처에도 가지 못할 것이라고 생각합니다.

그런데 이 말을 혹시나 환경호르몬이 인체에 무해하다는 이야기로 오해하시면 절대로 안 됩니다. 분명히 +, −, ×, ÷의 기괴한 조합으로 인하여 최종적으로 이로 인한 문제가 발생하는 사람들이 존재합니다. 그냥 존재하는 정도가 아니라 상당히 흔하게 존재할 겁니다. 이런 경우 사회 전체적으로 이러한 환경호르몬들이 복합적으로 작용하여 나타나는 질병들은 점차적으로 증가합니다. 그러나 환경호르몬이라고 알려진 몇몇 화학물질들을 측정해서 그 수치가 더 높다고 해서 이 사람에게 더 문제가 있을 것이라거나 혹은 저 사람에게 더 문제가 있을 것이다, 이렇게 예측하고 예방하고 하는 것이 불가능하다는 것입니다.

그럼, 이런 상황에서 우리가 할 수 있는 일은 아무 것도 없는 걸까요? 제가 지금 제안드릴 수 있는 방법은 문제의 조짐이 나타나기 시작하는 사람들은 그때부터 자신이 노출되고 있는 화학물질들의 조성을 완전히 바꿔보는 것은 의미가 있다 정도입니다. 예를 들어, 어떤 아이가 성조숙증이 의심된다. 그러면 이런 아이들이야말로 식습관을 바꾸고 사용하는 일상용품들을 전격적으로 바꿔주는 것이 의미가 있을 수 있습니다. 지금 이 아이를 둘러싸고 있는 환경의 +, −, ×, ÷가 공교롭게 딱 이차성징을 앞당길 수 있는 수준이 되어버렸다는 의미로 보고 노출되는 다양한 환경호르몬들의 밸런스를 깨어 버리는 거죠. 그러나 미리 성조숙증을 예방하기 위하여 뭔가를 바꾼다, 이건 생각만큼 큰 의미가 없다는 뜻입니다.

한편 지금까지 제가 관찰했던 연구결과들을 POPs가 환경호르몬으로 작용했기 때문으로는 설명하기 힘들겠다고 결론을 내리고 연구자로서의 고민은 더 커져만 갔습니다. 그럼 도대체 어떤 기전으로 이 현상을 설명할 수 있겠느냐는 거죠. 그러면서 글루타치온의 만성적인 감소, 미토콘드리아 기능장애 그리고 호메시스라는 개념에 마음을 열게 됩니다.

1부에서 GGT 이야기를 할 때 글루타치온이 잠시 언급되었는데요. 제가 혈중에 GGT가 정상범위에서 증가하는 것은 만성적인 글루타치온의 감소를 의미한다는 것으로 해석될 수 있다고 적었는데 기억하시나요? 우리 몸에 존재하는 수많은 물질들 중 필요하지 않은 것이 없고 중요하지 않은 것이 없지만 이 글루타치온이라는 물질은 특히 더 중요합니다. GGT를 언급하면서 이 물질은 우리 몸에 해로운 화학물질들과 결합해서 세포 밖으로 나오게 하는 역할을 한다고 했는데요. 그 외에도 그 어떤 물질도 대신할 수 없는 아주 중요한 여러 가지 역할들을 합니다. 이 글루타치온이 장기적으로 부족사태가 지속되면 우리 몸에는 백약이 무효인 총체적 난국이 발생합니다. 아주 낮은 농도의 POPs에 장기적으로 노출되면 이러한 글루타치온의 만성적인 감소가 발생할 수 있습니다.

그리고 미토콘드리아에 미치는 영향입니다. 우리 몸은 우리 세포에서 끊임없이 에너지를 만들어 내주어야만 살아갈 수가 있는데요. 이 에너지를 만들어내는 발전소가 세포 내에 존재하는 미토콘드리아죠. 그렇기 때문에 미토콘드리아 기능이 정상적으로 작동하지 못하는 일이 발생하면 에너지를 공급받지 못하여 우리 몸의 필수적인 기능들이 제대로 이뤄지지 않습니다. 당연히 여기저기서 문제가 발생합니다. POPs와 같은 화학물질에 아주 낮은 농도로 장기간 노출되면 미토콘드리아의 기능 장애가 발생할 수 있는데요. 사실 앞서 이야기했던 글루타치온의 만성적 감소가 POPs로 인하여 발생하면 그 자체만으로도 미토콘드리아의 기능에 장애가 초래될 수 있습니다.

그런데 아주 높은 농도의 POPs 물질들이 즉각적으로 미토콘드리아를 초토화시킬 수 있다는 사실은 이미 오래 전부터 잘 알려져 있었어요. 예를 들면 이 농도를 100이라고 가정합시다. 그리고 우리가 현재 노출되는 농도를 1 정도라고 하고요. POPs가 100이라는 농도에서 미토콘드리아를 망가뜨린다고 해서 1이라는 농도에도 기간이 길어지면 미토콘드리아에 문제를 일으킨다? 그런 것은 아닙니다. 100이라는 농도에서 미토콘드리아를 바로 망가뜨리는 기전과 1이라는 농도에서 미토콘드리아 기능에 서서히 문제를 일으키는 기전은 서로 다르다고 봐야 합니다. 그리고 여기서 매우 중요한 것은, POPs가 100과 1의 사이에 있는 10이라는 농도에 가까워지면 1에서 시름시름 앓던 미토콘드리아의 기능이 서서히 회복될 수 있고 이로 인하여 비선형적인 용량반응관계를 보일 수 있습니다. 그리고 1의 농도에서는 낮아졌던 글루타치온도 증가하기 시작해요.

왜냐구요? 바로 호메시스 때문이죠. 호메시스 이야기는 조금 있다 다시 자세히 말씀드릴게요.

허용기준이란 것의 진실

현재 대부분 국가에서는 많은 화학물질에 대하여 소위 노출허용기준이란 것을 정하고 있습니다. 이 노출허용기준이란 것은 당연히 일정수준 이상의 과학적인 방법이란 것을 사용하여 정하고 있긴 하지만 이러한 기준을 정하기 위하여 사용하는 현재의 과학적인 방법이란 것에는 심각한 허점들이 존재합니다. 여러 가지 문제점들 중 가장 중요한 두어 가지만 예를 들어보죠.

첫째, 우리 인간이 실제 환경 속에서 경험하고 있는 노출의 형태, 즉 수많은 화학물질에 대한 동시노출이라는 것에 대하여서는 고려하지 않고 만들어지고 있다는 겁니다. 어떤 화학물질에 대하여 허용기준을 정할 때는 현실에서 결코 존재하지 않는, 단 하나의 화학물질만 존재하는 상황을 만들어서 실험을 하기 때문입니다. 단 1개의 화학물질만 존재하는 상황에서 만들어진 허용기준이 100개의 화학물질, 1,000개의 화학물질이 존재하는 상황에서도 유사하게 적용될 수 있을까요?

둘째는 허용기준을 정할 때는 항상 선형적인 용량반응관계, 쉽게 말하면 높은 농도는 낮은 농도보다 높은 만큼 해롭다는 관계를 가정한다는 겁니다. 예를 들어 실제 사람들이 노출되는 농도가 1 정도인 어떤 화학물질이 있고 그 화학물질의 현재 허용기준이 10 이라고 가정을 해봅시다. 이 허용기준이 정해지는 과정을 간단하게 살펴보면 다음과 같습니다. 일단 연구자들은 동물실험을 합니다. 그러나 사람들이 실제 노출되는 농도로 동물실험을 하는 것은 어렵고 힘든 일이기 때문에 실제 사람들이 노출되는 농도보다 훨씬 높은, 즉 100이나 1,000 정도의 농도에서 실험을 진행합니다. 그리고는 100이나 1,000만큼의 농도에서 실험을 해서 나온 결과를 보니 이런 정도로 문제를 일으키니 10 정도 노출되면 사람들에게 거의 문제가 없을 것이라고 추정을 해서 만들어진 것이 허용기준입니다. 그 추정의 가장 큰 전제조건은 농도가 높을수록 더 해롭다는 겁니다.

그러나 제가 위에서 설명 드렸듯이 최근의 화학물질에 대한 연구결과들을 보면 그렇지가 않습니다. 화학물질의 노출과 이로 인한 문제는 선형적이지 않습니다. 특히 우리 인체 내부에 존재하는 시스템과 미묘하게 상호작용을 하여 발생하는 문제들은 선형적이지 않습니다. 다만 아주 높은 농도의 범위에서 일어나는 사건들, 예를 들어 100보다 높은 농도들에서는 선형적인 관계를 보입니다. 500은 항상 100보다 더 해로우며 1,000은 항상 500보다 해롭습니다. 그러나 1에서 10까지의 범위에서는 그렇지 않을 수 있습니다. 1이 10보다 더 해로울 가능성이 존재한다는 것입니다. 이것을 비선형적인 용량반응관계라고 부르고요.

예를 들어 이러한 비유가 가능할지 모르겠습니다. 아주 견고하게 지어진 100층 건물이 있습니다. 이 건물을 무너지게 하기 위해서는 최소 100개 정도의 폭탄을 한꺼번에 떨어뜨려야 합니다. 1,000개를 떨어뜨리면 더 빨리 무너질 것이고 10,000개를 떨어뜨리면 한 순간에 건물은 통째로 먼지가 됩니다. 선형적인 용량반응 관계가 있다는 거죠. 자, 이 건물의 포탄허용기준을 정합니다. 혹시나 태풍이 분다든지 지진으로 땅이 흔들린다든지 뭐 이런 돌발 상황이 발생할 수도 있으니까 이런 저런 상황을 다 고려하여 이 건물의 포탄허용기준을 50개 정도로 정해둡니다. 이런 경우 1~2개 포탄 정도야 떨어져도 외견상 건물은 끄떡없죠. 허용기준보다 훨씬 낮으니까요.

그런데 이 1~2개의 포탄 중에는 몰래 건물에 잠입하여 은밀하게 3층의 사무실 전선을 끊어둔다든지, 15층 둘째 칸 여자화장실 변기를 막히게 한다든지 하는 능력이 있는 놈들이 있다고 합시다. 처음에는 워낙 이 건물의 시설들이 훌륭한지라 이 정도의 사소한 문제는 전혀 중요하지 않고 사람들은 눈치를 잘 채지 못합니다. 여전히 이 건물에서 이루어지는 모든 업무들은 쌩쌩 잘 돌아갑니다. 그런데 시간이 가면서 전선이 끊어지는 사무실이 늘어나고 막힌 변기가 늘어납니다. 작동하지 않는 엘리베이터의 수가 늘어갑니다. 시도 때도 없이 정전이 됩니다. 그때서야 서서히 이 건물에서 이루어지는 업무에 차질이 생깁니다. 바로 건물의 포탄허용기준 50개를 정할 때 포탄들한테 이런 능력이 있을 수 있다는 것은 고려하지 않고 만들었다는 겁니다.

그러면 10개의 포탄이 한꺼번에 잠입하면 어떤 일이 벌어질까요? 이럴 경우에도 건물을 무너뜨리기에는 역부족입니다. 그러나 1~2개의 포탄이 하는 일들이 좀 더 대규모로 벌어질 수 있습니다. 예를 들어 대부분 화장실의 변기가 막혀버렸다든지, 건물의 모든 엘리베이터가 갑자기 정지를 해 버리든지 하는 일이 발생하는 거죠. 그러면 그 건물에 사는 사람들이 뭔가 문제가 발생했다는 사실을 즉각 알아챌 수 있고 그 건물에 상주하고 있는 관리인을 부릅니다. 관리인은 돌아다니면서 고장 난 부분을 바로 수리합니다. 이 관리인은 평소 이런 일에 자주 불려 다니던 관록 있는 전문가라서 아주 쉽게 고장 난 부분을 찾아서 수리할 수 있고 일단 손을 푼 김에 예전에 문제가 있었던 다른 부분까지 같이 손을 봐 버립니다. 건물은 다시 예전처럼 쌩쌩 잘 돌아갑니다. 심지어는 더 잘 돌아갈 수도 있어요. 하지만 1~2개 포탄이 숨어서 성가시게 지분거릴 때는 건물 안에 있는 사람들이 시간이 한참 지난 후 본인들이 불편하게 느껴질 때쯤 관리인을 부릅니다. 그런데 이 관리인은 평소에 이런 저런 고장을 수리한 경험이 많지 않아서 아주 서툴러요. 그리고 문제가 여기저기서 동시다발로 터져있기 때문에 깔끔하게 해결하기 힘들기도 하고요. 즉, 1~2개의 포탄은 장기적으로 서서히 건물의 기능을 마비시키지만 10개의 포탄은 오히려 건물의 기능을 더 향상시킬 수도 있다는 겁니다.

우리한테 희망이란 것이 있을까?

그렇다고 현재의 허용기준이란 것이 전혀 아무 짝에도 쓸모 없는 숫자놀음이라는 의미는 결코 아닙니다. 여전히 소위 독성수준, 즉 100 이상의 아주 높은 농도에서 나타나는 문제점을 접근하는 데는 적절하게 이용될 수 있는 기준이죠. 예를 들면 직업적으로 특정 화학물질을 다량으로 사용할 수밖에 없는 직종들이 있습니다. 그러한 산업장에서 일하는 노동자들에게서 그 화학물질의 독성으로 인하여 건강상 문제가 발생하는 것을 방지하기 위해서는 현재의 허용기준이 유용하게 사용될 수 있겠죠. 어떠한 이유에서든 심각하게 오염된 환경에서 거주하는 주민들을 대상으로 그 오염된 화학물질로 인한 문제점이 어느 정도인가를 평가하는데도 역시 현재의 허용기준이 의미가 있습니다. 그러나 이 허용기준이 우리 같은 사람들의 건강을 지켜줄 것이라고 생각하는 것은 그랬으면 참 좋겠다는 우리의 순진한 희망일 뿐이죠.

이와 같이 낮은 농도가 높은 농도보다 해로울 수 있는 기전에 대한 정리를 끝내고 난 뒤, 한동안은 연구자로서 아주 행복했습니다. 여러 가지 수수께끼와 같은 연구 결과들 그리고 현상들을 설명할 수 있었거든요. 그러나 그 짧은 허니문 기간이 끝난 후, 현실에서는 헤어나오기 힘든 무력감과 절망감에 빠져 버렸어요. 허용기준 이하라고 결코 안전한 것이 아니다라는 사실만으로도 충분히 충격적이었지만 이것은 노출을 피하거나 그것이 힘들면 배출을 증가시키는 방법으로 그래도 어느 정도는 해볼 만한 싸움이라고 생각했어요. 그런데 허용기준 이하에서 낮은 농도가 높은 농도보다 더 해로울 수 있다면 대체 우리는 어떻게 해야 한다는 말인가요?

혹자는 그럼 현재의 허용기준을 그 해롭다는 낮은 농도보다 더 낮추면 되지 않냐고 말할지도 모릅니다. 이런 문제를 일으키는 화학물질들이 두어 개 정도라면 가능할지도 모르겠습니다. 그러나 낮은 농도의 수많은 화학물질 혼합체가 문제라면 몇 개 특정 화학물질의 허용기준을 낮추는 것은 아무런 의미가 없습니다. 그리고 많은 화학물질들은 먹이사슬을 통하여 같이 농축되어 있다가 사람들이 먹는 음식을 통하여 노출되는 특성을 가지고 있죠. 뿐만 아니라 가장 문제가 되는 상당수의 화학물질들은 대부분의 국가에서 이미 수십 년 전에 생산과 판매가 금지된 종류입니다. 즉, 화학물질의 규제와 관리에 대한 기존의 패러다임으로는 해결이 안 된다는 겁니다.

또 어떤 사람들은 이렇게 이야기합니다. 인간들이 가진 그 놀라운 적응능력으로 이러한 화학물질들을 처리할 수 있는 능력을 곧 가지게 될 것이라고요. 일부는 사실이라고 생각합니다. 그러나 인간이 그 적응능력을 키울 수 있는 속도에 비하여 인간이 만드는 새로운 화학물질의 출현 속도가 너무나 빠릅니다. 현재까지 허가된 화학물질의 종류가 약 10만 여종에 이르고 현재 사용하고 있는 것이 수만 종, 그리고 지금도 1년에 몇천 개씩의 새로운 화학물질들이 개발되고 있어요. 이 대부분이 20세기에 들어서 시작된 것이고요. 한 시간 내에 수십 세대, 수백 세대가 번식하는 박테리아와 같은 미생물들은 유전자를 환경에 맞게 적절하게 변형시켜가면서 인간이 만들어 놓은 이 화학물질의 세상에서 충분히 살아남을 겁니다. 그렇지만 인간이 그러기에는 소위 번식주기가 너무 깁니다. 지금 잠시 인간이 이 지구를 지배하는 것 같이 보일지언정, 결코 인간이 이 지구상에서 최후의 승자가 될 수는 없을 것입니다.

전투의지를 완전히 상실해버렸죠. 여기저기 다니면서 연구해봐야 아무 소용 없다, 아이는 낳아서 뭐하냐, 인류는 미래가 없다 같은 소리만 줄곧 해대면서 살았던 시절이었습니다. 하지만 말은 이렇게 위악적으로 해댔지만 그래도 뭔가 방법이 있지 않을까라는 생각의 끈을 도저히 놓을 수가 없었어요. 시간이 가면서 역시 해답은 논문을 쓰면서 얻게 됩니다. 10보다 1의 농도가 더 해로울 수 있다는 점을 다른 사람들에게 좀 더 쉽게, 좀 더 합리적으로 설명하기 위하여 그 방면의 논문들을 샅샅이 읽어보다가 드디어 희망을 보게 된 거죠.

호메시스^{hormesis} 그 사기꾼들의 과학

자, 이제 드디어 호메시스 이야기를 본격적으로 꺼내야 할 때가 온 것 같습니다. 위에서 건물을 파괴하는 포탄이야기를 하면서 100개의 포탄도 해롭고 1개의 포탄도 해롭지만 10개의 포탄은 오히려 건물의 기능을 더 잘 돌아가게 할 수 있다라는 설명을 했었는데요. 왜 10개의 포탄이 더 건물의 기능을 활성화시키는지에 대한 조금 깊이 있는 설명을 시작하겠습니다. 이것이 바로 화학물질의 관점에서 본 호메시스거든요.

화학물질의 관점에서 호메시스가 의미하는 바를 요약하면 아주 높은 농도의 화학물질에 노출되는 것은 당연히 해롭지만 독성을 일으킬 정도가 아닌 낮은 수준에서 노출되는 것은 오히려 건강에 이로울 수 있다는 겁니다. 보통 독성화학물질에는 노출되지 않는 것이 가장 좋은 것이라고 생각하지만 호메시스의 관점에서 보면 전혀 노출되지 않는 것보다 어느 징도 노출되는 것이 더 건강에 좋다는 의미를 가지고 있죠.

여기서 혹시 혼란이 올까 싶어 추가로 설명드려야 하는 사실이 하나 있습니다. 호메시스를 연구할 때 사용하는 화학물질의 농도를 단순화시켜 보자면 0, 10, 100으로 표현할 수 있는데요. 이것의 의미는 각각 전혀 노출이 없는 0, 호메시스를 야기할 것으로 생각하는 농도 10, 독성 수준의 100 정도로 생각해 볼 수 있습니다.

그런데 보통 이러한 실험 조건에서는 제가 앞에서 줄기차게 이야기했던 더 낮은 수준의 노출, 즉 1에 대한 장기간 노출과 같은 것은 고려되지 않습니다. 그러니까 호메시스를 이야기할 때 종종 나오는 "낮은 수준에서 노출되는 것은 오히려 건강에 좋다"라는 문장에서 낮은 수준이란 1의 노출을 의미하는 것이 아니고 100에 비하여 상대적으로 낮은 10의 노출을 의미하는 겁니다. 이 점을 확실하게 해 두고 다음으로 넘어가겠습니다.

호메시스 관점에서 가장 많은 연구가 된 주제는 바로 많은 사람들이 두려워하는 방사선입니다. 후쿠시마 원전 사고 후 일부 전문가들이 언론과 인터뷰를 하면서 저용량 방사선은 건강에 도움이 될 수 있으니까 크게 걱정하지 않아도 된다고 해서 무지하게 욕을 얻어먹었죠. 그러나 저용량 방사선은 실제로 생명체에 유리하게 작용할 수 있습니다. 그 기전에 대하여서도 많은 연구가 되어 있고요. 다만 이걸 현실에서 사람에게 얼마나 직접적으로 적용할 수 있는가 하는 것은 또 다른 문제인데요. 여기에 대하여서는 조금 있다가 다시 설명드리기로 하겠습니다.

2000년대 이전까지 호메시스는 주류 연구자들로부터 소위 Junk science, Bad science, Pseudoscience 등의 온갖 단어로 무수한 공격을 받았던 개념이었습니다. 지금도 아마 그런 관점에서 호메시스를 생각하고 계시고 그 단어만 들어도 본능적인 거부감을 표시하는 사람들이 상당수 있을 겁니다. 특히 환경운동 하시는 분들이 이런 시각을 많이 가지고 계시죠.

POPs 연구를 하던 초창기, 저도 호메시스에 대하여 대단한 거부감을 가졌던 연구자들 중 한 사람이었어요. 왜냐하면 제가 하던 사람들을 대상으로 한 연구에서 POPs가 보이는 결과를 보면 독성하고는 거리가 먼 매우 낮은 농도에서도 이미 건강상 문제를 일으키는 것 같았거든요. 그런데 호메시스가 주장하는 바는 독성보다 낮은 농도는 건강에 이롭다는 것이죠. 그러니 언뜻 보면 호메시스와 제 연구결과는 정반대 현상이라고 할 수 있습니다.

그런데 시간이 지남에 따라 호메시스가 아니면 도저히 설명이 안 되는 연구결과들이 자꾸 관찰되더군요. 앞서 이야기했듯이 POPs의 농도가 아주 낮은 범위에서 농도가 높을수록 위험성이 높아지나 조금 더 높은 범위로 올라가면 질병의 위험이 더 이상 높아지지 않거나 심지어는 낮아지기까지 하는 현상들이 보이는 겁니다. 이와 같이 우리가 현재 환경 내에서 노출되는 정도의 범위에서 보이는 소위 비선형적인 용량반응관계를 두고 몇 년을 고민했습니다. 앞서 적어두었듯이 이러한 비선형적인 용량반응관계를 설명하는 기전으로 대표적으로 잘 알려진 것이 내분비장애기전이지만 이 기전으로 사람에서 보이는 POPs와 관련된 연구결과를 설명할 수는 없겠다고 결론을 내리게 됩니다. 대신 여기에 호메시스 기전을 대입해 보면 훌륭하게 앞뒤가 맞아 떨어지더군요. 사람들이 주로 경험하는 농도범위에서 이루어지는 장기간 노출의 영향을 보면 아주 낮은 농도의 범위에서는 농도가 증가할수록 위험이 커지다가 호메시스 반응을 보이는 농도에 가까워짐에 따라 오히려 위험이 낮아지는 양상으로 나타난다는 것으로 해석가능 하다는 거죠.

처음에는 버텼어요. 그 동안 호메시스는 엉터리라고 여기저기서 떠들어대다가 갑자기 입장을 바꾸려니까 좀 민망하기도 하고, 자존심도 상하는 것도 같고, 그리고 아직도 제 주위의 대다수 연구자들은 호메시스에 대하여 부정적인 견해를 가지고 있다는 걸 알기 때문에 생각이 바뀌었다고 해서 그렇게 쉽게 호메시스를 인정할 수가 없더군요. 그러나 고민 고민하다가 2013년 3월 미국 보스톤에서 열렸던 한 학술대회에서 결국 커밍아웃 해 버렸어요. 이때 제가 POPs와 당뇨병에 대한 주제발표를 했었는데요. 유수한 전 세계 관련 연구자들을 앞에 앉혀 두고 최소한 내가 보기에 사람들에서 보이는 POPs에 대한 나의 연구결과는 호메시스가 아니면 설명할 수 없는 현상이다라고 말해 버렸죠. 그리고 2014년과 2015년 이러한 생각을 정리해서 두 차례 논문으로 발표했습니다[10, 11].

20세기 후반까지 호메시스는 연구자와 환경단체들로부터는 수많은 비판을 받아 왔습니다. 그러나 반대로 원자력 관련 기관이나 화학물질제조회사와 같은 단체들로부터는 적극적인 지지를 받았습니다. 왜냐하면 호메시스의 관점에서 본다면 현재 화학물질들의 노출허용기준은 너무 낮거든요. 이 노출허용기준을 좀 올려주어야 실제로 이러한 물질들이 이롭게 작용할 수 있을 정도의 농도,

즉 호메시스를 일으킬 수 있는 정도의 농도에 사람들이 노출될 기회가 많아진다고 보는 거죠. 화학물질의 노출허용기준이 느슨하면 느슨해질수록 이러한 화학물질을 사용하여 돈을 버는 사람들은 운신의 폭이 아주 넓어집니다. 호메시스가 실제로 존재하는 현상이라면 화학물질 제조회사나 원자력 관련 기관에서는 마른 하늘에 단비와 같은 소식이 되는 거죠. 그래서 이러한 회사들은 호메시스를 주장하는 실험연구자들에게 연구비를 음으로 양으로 대어줍니다. 이 결과로 호메시스에 대한 실험 연구결과를 발표하면 이것에 대한 진정한 과학적인 객관적 평가보다는 화학물질 제조회사와 결탁하여 양심을 팔아먹는 연구자들쯤으로 매도를 당했죠.

역사적으로 호메시스라는 생물학적인 현상은 19세기부터 보고되어 왔고 현시대 가장 유명한 인물은 미국 보스턴의 매사추세츠 대학의 에드워드 칼라브레스Edward Calabrese 교수입니다. 생물학, 독성학, 의학 분야에서 호메시스 반응으로 해석될 수 있는 수천 가지 사례들을 모아서 논문으로 여러 차례 발표했으며 수많은 비판에도 불구하고 꿋꿋하게 호메시스에 대한 기존 연구자들의 오해를 불식시키기 위하여 많은 노력을 해왔죠. 칼라브레스 교수는 호메시스가 그 뚜렷한 실증적 증거에도 불구하고 20세기에 주변부 과학으로 몰리게 된 가장 큰 이유는 바로 연구자들이 호메시스와 소위 동종요법이라고 불리우는 호메오파시homeopathy를 혼동했기 때문이라고 설명하고 있습니다. 그는 한때 과학의 이름으로 사기를 치는 대표적인 인물로 회자되기도 했죠.

다시 찾아 온 호메시스

최근 들어 이 호메시스라는 현상이 매우 광범위한 의미를 가지는 생물학적인 현상으로, 그리고 생명체 진화 과정에서 나타나는 일종의 적응반응으로 새롭게 주목받게 됩니다. 호메시스가 단순히 화학물질이나 방사선과 같은 우리가 보통 나쁜 요인이라고 생각하는 분야에서 국한된 것이 아니라 우리를 둘러싸고 있는 수많은 외부 환경요인들이 어느 정도의 스트레스 수준에서는 모두 유사한 호메시스 반응을 야기한다는 것입니다. 많은 스트레스들이 미토콘드리아에서 활성산소를 증가시켜서(감소시키는 것이 아니라!) 호메시스 반응을 일으킨다고 해서 특별히 마이토호메시스Mitohormesis라고도 부릅니다[12].

세계 최대의 온라인 서점인 아마존 닷컴에 들어가서 Hormesis라고 검색어를 치면 2014년에 나온 2권의 책이 뜹니다[13, 14]. 한권은 앞서 소개했던 칼라브레스 교수가 쓴 것이고 다른 한 권은 덴마크의 오후스 대학교University of Aarhus의 분자생물학자인 수레쉬 라탄Suresh Rattan 교수가 쓴 책입니다. 그 전에도 호메시스의 개념을 단편적으로 다룬 책들이 없진 않았으나 호메시스의 역사로부터 시작해서 최근에 확장된 호메시스 개념까지 포괄적으로 다룬 책으로는 처음일 것 같습니다. 연구자들을 위한 전문서적에 가까운 내용이라서 일반인들이 읽기는 어렵지만 우리에게 주는 궁극적인 메시지는 의외로 매우 간단합니다. 호메시스 반응을 이용하여 우리가 좀 더 건강하게 살 수 있다는 것입니다. 아마 호메시스는 21세기 의학의 가장 중요한 화두 중 하나가 될 것이라고 예상합니다.

그럼, 호메시스 반응이 일어날 때 우리 몸 안에서는 어떤 일이 벌어질까요?

한마디로 얘기하면 이런 비유가 가능해요. 몇 년 전에 어느 프로그램에서 〈내 몸 속에는 100명의 의사가 있다〉라는 제목으로 방송을 한 적이 있는데, 여기서 의학의 아버지라는 히포크라테스가 했던 말이라고 하면서 이런 말이 나옵니다. "인간은 태어날 때부터 몸 속에 100명의 명의를 지니고 있다"고요. 고대 그리스에 살았던 히포크라테스가 정말 이런 말을 했는지 확인은 불가능하나 호메시스가 작동하게 되면 그때부터 바로 내 세포 안에 있는 100명의 명의가 활동을 개시하는 순간이라고 보면 됩니다.

우리 세포 자체가 가지고 있는 항산화 시스템이 활성화되고, 그 중요하다는 글루타치온 합성이 증가하고, 우리 몸의 발전소인 미토콘드리아가 새롭게 합성되며, 손상된 유전자가 신속하게 복구되며, 면역체계가 제대로 작동하고, 망가진 세포 내 부속품들은 빨리 빨리 처리하고, 화학물질들과 대사노폐물들의 세포 배출이 촉진되는 등 총체적으로 우리 세포가 가진 자생 능력을 극대화시키는 반응들이 나타납니다. 이러한 반응들이 우리 세포에서 제대로 작동하지 않으면 심장병, 당뇨병, 암, 치매까지 온갖 질병들의 발생위험이 증가합니다. 즉, 이러한 반응들을 주기적으로 우리 몸이 경험하게 되면 육체적으로나 정신적으로나 당연히 좀 더 건강해질 수 있습니다.

물론 스트레스의 종류에 관계없이 이런 반응들이 모두 다 동일하게 나타나는 것은 아닙니다. 아직까지 더 많은 연구가 필요한 분야이긴 한데 스트레스 종류에 따라서 활동을 개시하는 명의들의 전문분야가 조금씩 다른 것 같습니다. 어떤 스트레스는 항산화 시스템을 활성화시키는데 좀 더 잘 맞고, 어떤 스트레스는 망가진 부속품 처리를 하는데 좀 더 능력을 발휘하고, 등등... 호메시스를 실험실에서 연구하는 사람들이 발표한 논문들을 읽어보면 얼마나 어렵고 복잡한지 몰라요. 세포 하나 그려놓고 수많은 분자들을 등장시켜서 화살표 이리저리 쏘아가며 Nrf2, SIRT1, AMPK, mTOR, FOXO3, HSP... 일반인들은 단 1%도 이해하지 못하는 온갖 암호와 색색 기호로 기를 죽입니다. 그러나 그거 이해 못한다고 기죽을 필요 전혀 없습니다. 사실 그거 알려고 할 필요도 없어요. 모든 길은 로마로 통하듯 호메시스를 일으키는 것으로 알려진 인자들은 어떤 기전을 거치든 궁극적으로는 호메시스라는 현상으로 귀결되기 때문입니다. 현재 이러한 호메시스를 인위적으로 유도할 수 있는 뭔가를 개발하고자 하는 연구들이 시도되고 있는데요. 그거 기다리고 앉아 있을 필요가 없어요. 왜냐하면 이미 우리 주위에는 호메시스를 유발하기 위하여 사용할 수 있는 것들은 여기저기 널려 있기 때문이죠.

자, 그럼 우리 주위에 있는 어떠한 요인들이 호메시스 반응을 유도할 수 있을까요?

앞서 얘기했듯이 우리가 보통 아주 해롭다고 생각하는 화학물질이나 방사선도 그 용량에 따라서 호메시스 반응을 보일 수 있습니다. 그러나 현실에서 호메시스를 유도하기 위하여 화학물질이나 방사선과 같은 요인들의 용량을 의도적으로 높이는 것은 매우 위험한 일입니다. 실험실에서야 특정 요인 하나만 가지고 실험을 하니 이 정도 용량 범위에서 호메시스 반응을 보인다고 말할 수 있을지언정 사람에게는 도대체 어떤 범위에서 호메시스가 나타날지를 정확하게 예측할 수가 없기 때문이죠. 반복해서 말하지만 사람들은 수많은 화학물질의 혼합체에 노출되면서 사는 존재이기 때문입니다. 공중부양과 축지법이 가능하고 장풍을 자유자재로 쏠 수 있는 무림의 고수들은 다이옥신으로 청산가리로 방사선으로 호메시스를 작동시킬 수 있을지도 모르겠습니다. 그러나 우리같이 잠 오면 자야 하고, 배고프면 먹어야 하는 평범한 사람들이 화학물질이나 방사선을 가지고 호메시스를 작동시키겠다는 것은 기름통 지고 불 속에 뛰어드는 격이죠. 자칫하면 호메시스 범위를 넘어 독성 범위로 가버릴 수 있기 때문이죠.

그러면 화학물질이나 방사선같이 실험실에서는 화려한 호메시스 반응을 보이나 내가 실생활에서는 사용할 수 없는 그런 김빠지는 방법 말고 내가 지금 이 시간 당장이라도 사용할 수 있는, 내 몸 안에 존재하는 100명의 명의가 활동을 시작할 수 있도록 도와줄 수 있는 다른 방법은 없는 걸까요? 당연히 있죠. 제가 이 책을 쓰는 궁극적인 이유가 바로 이 이야기를 세상과 나누기 위한 것인데요. 그것은 바로 우리가 생명체로 존재하는 한 하기 싫어도 매일 할 수 밖에 없는 것, 바로 먹는 것 그리고 움직이는 것입니다. 뭔가 대단한 비법을 기대했었는데 실망하셨나요? 음식과 운동이라니?

하지만 이것이 바로 화학물질에 대하여 아무런 관심도 없었던 제가 GGT로부터 시작해서 POPs를 알게 되고, 노출을 줄이려고 하다가 좌절하고, 배출을 증가시켜 보려고 하다가 무력감에 빠지고, 그렇게 숱한 시간을 보내면서 결국은 찾게 된 작은 희망입니다. 그리고 그 희망이라는 것이 우리가 지금 너무나 잘 알고 있는 건강에 도움이 되는 생활습관과 다르지 않다는 점이 저한테는 오히려 깊은 안도감을 주더군요. 아! 그렇구나. 그래서 운동이 그렇게 중요한 것이었고 그래서 먹는 것이 그렇게 중요한 것이었구나. 진리를 찾아 돌고 돌아 와 보니 결국 제가 처음부터 서 있었던 그 자리에 답이 있더라는 거죠. 제가 소속된 예방의학이란 분야에서 늘 강조하는 것이 바로 운동과 식습관이거든요.

꼭 알아야 하는 호메시스 작동 방법

(1) 적게 먹기

호메시스 반응을 생체 내에서 유도할 수 있는 방법으로 가장 많은 연구가 되었던 것은 바로 '소식'입니다. 소위 실험실에서는 칼로리 제한이라고 부릅니다. 칼로리 제한이라고 부르니 뭐 대단한 학술 용어같이 보이지만 쉽게 말하면 소식小食, 즉 적게 먹기입니다. 3대 영양소 중 탄수화물을 제한할 때 호메시스 반응이 가장 뚜렷하게 나타납니다.

1935년, 코넬대학교의 연구자들이 쥐를 대상으로 평소 먹이의 약 30~50% 정도를 줄였더니만 수명이 약 2배 가량 늘어났다는 것을 보고합니다. 수명만 늘어난 것이 아니고 일단 겉보기에도 건강하고 활발했으며 보통 나이가 들어가면서 증가하는 병들도 줄어들었다고 합니다. 바로 많은 사람들이 지금도 간절하게 원하는 '건강하게 오래 살기'를 적게 먹은 실험실 쥐들이 몸소 보여 주더라는 거죠. 그 이후에 발표된 연구들에서도, 다른 종류의 동물들에서도 유사한 결과들을 보였어요. 하지만 여전히 이러한 현상이 영장류에게도 유사하게 나타날 것인가가 오랜 논쟁거리였습니다. 1980년대 후반 사람과 가장 닮은 동물이라는 원숭이를 대상으로 동일한 실험을 했었는데요. 칼로리를 제한한 원숭이에서 당뇨병, 암, 심장병, 퇴행성 뇌질환 등 거의 대부분 만성질환의 발생위험이 다 낮아지는 것을 관찰했습니다. 현재 이러한 소식이 가지는 효과를 호메시스로 설명하고 있습니다. 칼로리 제한이 생명체에 일종의 스트레스로 작용해서 호메시스의 효과를 야기한다는 거죠.

호메시스를 야기하는 스트레스 종류에 따라서 전면에 등장하는 명의들의 전문분야가 좀 다른데요. 칼로리를 제한할 경우 가장 뚜렷하게 나타나는 호메시스 반응은 자가포식autophagy입니다. 우리 몸의 생존에 꼭 필요한 에너지를 만들어 낼 수 있는 재료의 공급이 부족해지면 우리 세포는 그 안에 존재하는 부속품들, 특히 망가진 부속품들을 신속히 분해해서 에너지를 만들기 시작합니다. 우리 인체 내에서 발생하는 많은 질병들은 이러한 망가진 부속품들이 제때 제때 처리가 안되고 장기간 세포 안에 머물러서 이차, 삼차 문제가 연쇄적으로 일어나서 발생하는 것이기 때문에 이러한 망가진 부속품을 처리하는 속도를 높여주는 것은 매우 중요한 의미가 있습니다. 이렇게 세포청소만 제대로 해줘도 세포의 입장에서는 매우 훌륭한 일인데 거기에 더하여 외부에서 공급받는 에너지를 대신해 에너지원으로까지 이용한다니 정말 경이롭기 짝이 없는 일이죠, 우리 인간들만이 가지고 있다는 그 대단한 두뇌로 하는 일들 중 이렇게 효율적으로 자원을 재활용하는 경우가 또 있나 모르겠습니다.

실제로 장수마을의 노인들이 기본적으로 가진 공통적인 생활습관 중 하나가 소식입니다. 그러나 쥐나 원숭이 같은 동물실험과는 달리, 사람들을 대상으로 장기간 칼로리 제한의 효과를 보기 위한 실험을 하는 것은 윤리적으로나 현실적으로나 불가능합니다. 사람들을 대상으로 하는 연구는 대부분 단기간 칼로리 제한을 하여 그 효과를 확인하는 정도죠. 대략 10~25% 정도 칼로리를 줄여주면 몇 주만 지나도 많은 사람들의 혈압, 인슐린, 혈당이 떨어지고 혈중지질 패턴이 좋은 쪽으로 바뀝니다.

평소 소식을 하지 않던 사람이 소식을 하게 되면 필연적으로 체중감소가 동반되는데요. 일단 체중이 빠지면 위에서 보였던 혈압, 인슐린, 혈당, 혈중지질 대부분이 일단 호전됩니다. 그렇기 때문에 칼로리 제한의 가장 중요한 의미는 체중감소에 있다고 사람들은 보통 생각하고 실제로 비만을 예방하거나 치료하기 위하여 가장 널리 사용되는 방법이기도 하고요. 그러나 호메시스의 관점에서도 칼로리 제한 그 자체는 우리 세포 내에서 여러 가지 놀라운 일을 벌일 수 있다는 것입니다.

여기까지 들으면 체중이 빠지니 좋고, 세포 내에서 호메시스까지 작동시킨다니 소식은 정말 좋은 것이라고 생각할 수 있겠습니다. 그런데 현실에서는 갑자기 소식을 하게 되면 반드시 좋다고만 할 수 없는 난감한 상황이 동시에 벌어질 수 있습니다. 3부에서 다시 자세히 말씀드리겠지만 바로 "대책 없는 체중감소"가 반복적으로 발생하면 지방조직에 보관되어 있던 POPs와 같은 지용성 화학물질들이 혈중으로 흘러나와 여러 가지 주요 장기로 도달할 수 있기 때문입니다. 우리 인체에서 POPs와 같은 물질은, 들어오지 않앞다면 몰라도 일단 들어온 이상은 인체 밖으로 배출될 때까지는 어디 머물 곳이 필요한데 그나마 지방조직이 상대적으로 가장 안전한 장기입니다. POPs와 같은 물질이 지방조직이 아닌 뇌에 축적된다? 그러면 이건 재앙이거든요.

소식을 우리가 살고 있는 현실에 적용시켜 보겠습니다. 젊은 시절부터 시작해서 꾸준히 하는 소식은 좋습니다. 여기서 주의해야 할 점은 여기서 소식이란 미량원소들이 부족하지 않게 잘 짜여진 식단으로 하는 소식을 말하는 겁니다. 단순히 칼로리를 작게 먹는 것에 집중하여 우리 몸의 신진대사를 위하여 반드시 필요한 미량원소들이 부족해 버리면 소식의 효과가 흔적 없이 사라져 버려요. 현대사회에서 이러한 건강한 소식을 하기 위해서는 상당한 노력을 해야 합니다. 왜냐하면 현재 지구상에서 구할 수 있는 식재료에 포함된 미량원소들이 예전에 자연의 힘으로만 자라던 시절의 식재료들에 비하여 월등하게 줄어들어버렸거든요.

다음으로, 젊은 시절에는 본인이 내키는 대로 먹고 마셨지만 40대, 50대를 넘어가면서 건강이 슬슬 걱정이 되어 하는 소식이 있습니다. 이런 분들의 특징은 대부분 소식을 시작하면서 체중감소부터 뚜렷하게 나타나죠. 이럴 경우 체중감소와 함께 우리가 보통 병원을 방문하게 되면 쉽게 측정할 수 있는 여러 가지 검사결과들은 좋아집니다. 예를 들어 혈압, 혈당, 고지혈증 같은 것들이죠. 그리고 살이 빠지며 몸이 가뿐하니 본인이 느끼는 만족감도 큽니다.

그러나 혈중으로 흘러나오는 POPs와 같은 화학물질을 제대로 처리해 주지 못하면 본인이 쉽게 알아차리지 못하는 문제가 우리 몸에서 아주 서서히 발생할 수 있습니다. 특히 장기간 유지하기 힘든 소식을 시도하면 체중감소와 체중증가가 반복적으로 나타나게 되는데 이러한 경우 POPs의 문제는 더 심각해집니다. 즉, 본인이 장기간 유지할 수 있는 소식을 해야 하고, 화학물질의 배출을 증가시키기 위한 노력을 동시에 해주어야 한다는 것입니다.

그런데 이런 노력을 한다 하더라도 노인이 되어서 체중감소를 일차적인 목표로 하는 소식을 하는 것은 피하는 것이 좋지 않을까 싶습니다. 나이가 들어가면 인체 대사율이 낮아지기 때문에 젊은 시절처럼 먹으면 서서히 체중이 증가하게 됩니다. 즉, 현재 체중을 유지하기 위해서 식사량을 전체적으로 줄여야 하는 상황이죠. 이정도로만 해도 충분합니다. 노인이 되어 체중감소를 목표로 소식을 하게 되면 단기간에 누릴 수 있는 장점보다 POPs가 혈중으로 흘러나와서 장기적으로 나타나는 문제가 더 클 가능성이 큽니다. 호메시스는 다른 방법으로 작동시키는 편이 유리합니다.

⑵ 간헐적 단식

단식은 오래 전부터 다양한 목적을 가지고 행해졌습니다. 기독교, 불교, 이슬람교 등 거의 모든 종교에서 언급하는 중요한 정신수행방법 중 하나이기도 하고요. 드높은 정신 세계를 가진 분들이야 몇 주씩 모든 먹거리를 끊고 수양에 집중하면서 도가 트기도 하고 심지어는 병이 낫기도 한다고 합니다. 그러나 이 책에서 다루는 단식은 그런 분들이 하는 차원 높은 것이 아니라 혼탁한 속세에서 하루 하루 살아가는 우리 같은 보통사람들이 일상생활 속에서 할 수 있는 간헐적 단식입니다.

간헐적 단식은 몇 년 전에 방송에서 다루면서 일반인들 사이에서도 유명해졌죠. 역시 얼마 전 TV에 방송되었던 일일 일식은 간헐적 단식의 좀 더 극단적인 예가 됩니다. 너무 많이 먹는 것에 대한 염려는 20세기 후반에 와서야 생긴 현상입니다. 원래 인간들은 먹을 것이 부족한 상태에서 생존해왔기 때문에 원하지 않는다 하더라도 저절로 간헐적 단식을 할 수 밖에 없었죠. 간헐적 단식은 구석기 시대 원시인들의 식습관 패턴과 흡사하게 닮았는데요, 사냥과 수렵으로 살아가던 그 시대에는 먹을 수 있을 때 양껏 먹고 다음 먹을 거리가 구해질 때까지는 공복으로 지낼 수 밖에 없었죠. 그러므로 우리 인체는 간헐적 단식에 가장 적합하도록 진화해 왔다고 봅니다. 확실한 식사feeding와 확실한 단식fasting이 있는 상태에서 우리 세포가 제일 적절하게 작동한다는 거죠.

일상 생활 속에서 소식과 간헐적 단식 중 어떤 것이 더 나은가를 묻는다면 저는 소식보다 간헐적 단식을 더 추천드리고 싶습니다. 그 이유는 아래와 같습니다.

첫째, 전체적으로 먹는 총 칼로리를 줄이지 않아도 간헐적 단식은 소식에서 우리 세포나 인체가 보여주는 호메시스 반응들을 유사하게 보입니다. 그렇기 때문에 간헐적 단식은 근육이 빠지는 것을 방지하면서 호메시스를 자극할 수 있습니다.

둘째, 먹을 것이 주체할 수 없이 널려있는 현대 사회에서 간헐적 단식이 좀 더 현실적으로 적용하기가 더 쉬운 방법입니다. 젊을 때부터 습관이 된 소식이 아니라면 칼로리 제한을 오랫동안 유지하는 것은 그리 쉽지가 않습니다. 이러한 실패는 소식과 폭식을 번갈아 가면서 하게 되기 쉽고 이로 인하여 체중감소와 체중증가의 반복이 필연적으로 뒤따라 오게 됩니다. 체중감소와 체중증가가 번갈아 계속되는 현상은 그 어떤 것보다 건강에 좋지 않기 때문에 이럴 경우 전반적으로 득보다는 실이 더 큽니다.

셋째, 간헐적 단식은 본인의 형편에 따라서 다양한 접근이 가능합니다. 예를 들어 저녁을 8시 정도에 먹고 아침을 거르고 점심을 12시에 먹으면 16시간 단식이 되는 거죠. 매일 하지 않고 일주일에 2~3번 정도 하는 것도 가능할 것이고 혹은 일주일 중 6일은 평소대로 생활하고 일요일 혹은 토요일에만 하루 종일 식사를 거르는 방법도 가능합니다. 현재 어느 정도의 간헐적 단식이 가장 효과적인가에 대하여서는 크게 알려진 바가 없어요. 그렇지만 이러한 방법은 본인의 생활패턴에 적절하게 다양하게 적용하면 됩니다. 그리고 살다 보면 하나의 방법을 날이면 날마다 지키면서 살기는 어렵죠. 그럴 때는 또 형편에 따라 조정하고요. 중요한 것은 실천 가능성입니다.

　넷째, 간헐적 단식은 POPs의 배출을 도와줍니다. 제가 앞서 식이섬유가 POPs를 잡기 위해서는 일단 담즙이 원활하게 잘 나와야 하는데 담즙이 가장 효과적으로 나오도록 하기 위해서는 충분한 양을 모아놓았다가 일시에 확 나오도록 만들어 주어야 한다는 이야기를 했습니다. 간헐적 단식을 통하여 공복시간을 길게 가질수록 이 담즙을 충분히 모아둘 만한 시간을 벌 수 있다는 중요한 장점이 있죠. 그런 관점에서 볼 때 일주일 중 하루 단식을 하는 간헐적 단식보다는 매일 16시간씩 하는 간헐적 단식이 더 도움이 될 겁니다.

　현재 간헐적 단식은 호메시스와 관계없이 소식보다 손쉬운 다이어트의 방법으로 선호되고 있습니다. 그러나 다이어트가 필요하지 않다 하더라도 간헐적 단식은 위의 이유들 때문에 우리의 건강에 큰 의미가 있습니다. 조금씩 자주 먹는 식습관이 더 좋다는 이야기도 있습니다. 하루 세끼가 아니라 양을 나눠서 다섯 번 혹은 여섯 번을 먹는 거죠. 소화기능이 좋지 않은 사람들에게 잠시 사용할 수 있을지는 모르겠습니다만 호메시스의 관점에서도 POPs의 배출의 관점에서도 그리 바람직한 식습관은 아닌 것으로 생각됩니다. 건강상 문제로 불가피하게 조금씩 자주 먹어야 하는 분들도 기름성분이 포함된 음식은 몰아서 먹어주는 것이 좋습니다.

⑶ 운동, 가장 안전하고 효과적인 방법

한 마디로 운동은 호메시스를 자극하는 가장 효과적이면서 안전한 방법입니다. 운동을 하는 동안, 우리 인체가 느끼는 것은 여러 가지 형태의 각종 스트레스입니다. 체온 상승으로 인한 스트레스, 대사로 인한 스트레스, 저산소로 인한 스트레스, 활성산소로 인한 스트레스, 근육이 경험하는 물리적 스트레스 등을 동시 다발로 경험합니다. 그리고 그 스트레스들이 궁극적으로 우리 세포의 호메시스를 자극하게 됩니다. 한때 운동할 때 항산화 비타민이나 염증을 가라앉히는 약 등을 사용해서 운동시 발생하는 산화스트레스나 염증반응들을 의도적으로 낮추어 주고자 노력했던 적이 있었어요. 그러나 운동으로 호메시스를 자극하기 위해서는 이러한 스트레스들이 반드시 필요합니다.

저는 현대사회의 운동은 살을 빼기 위한 운동, 남에게 보이기 위한 근육을 만들기 위한 운동으로 변질되어 버렸다고 생각합니다. 젊은 시절의 운동은 그럴 수가 있지만 중년이 넘어가면서 하는 운동은 호메시스를 자극시키기 위한 가장 효과적이면서도 안전한 방법으로 내 옆에 두어야 합니다. 나중에 "비만의 역설"에서 다시 자세히 설명드리겠지만 특히 노인이 되면 오히려 운동은 열심히 하되, 살은 빠지지 않도록 노력하시는 편이 낫습니다.

굳이 최대 심박수의 몇 %를 유지하고 어쩌고저쩌고 하면서 정량화하고 수치화하려고 애쓸 필요 없습니다. 요즘 보면 스스로 대충 알아서 하는 운동은 비과학적이고 전문가의 검사와 처방을 받아서 해야만 뭔가 과학적이라고 생각하는 경향이 큰 것 같습니다. 그러나 운동이라는 것의 속성상 누군가의 지시에 의하여 강제로 해야 하는 상황이 아니라면 대부분 사람들은 자기 스스로 견딜만 한 정도로 하지 자신의 한계를 벗어날 정도의 운동을 하는 경우는 거의 없습니다.

그리고 운동은 호메시스를 자극하는 역할 외에도 화학물질의 배출이라는 측면에서 아주 중요한 의미가 있습니다. 혈액과 림프의 순환을 적극적으로 도와주기 때문이죠. 운동을 시작하면 심장 박동수가 증가하면서 혈액 순환속도가 증가하는 것을 바로 그 자리에서 느낄 수 있죠. 혈액순환이 좋아지면 혈액에 존재하는 노폐물들이 간과 신장에 도달하는 양이 증가하고 이를 통한 체외배출이 증가합니다. 이러한 사실은 우리가 이미 모두 잘 알고 있는 현상입니다. 이러한 혈액순환에 비하면 림프순환은 사람들이 잘 느끼지 못합니다. 우리가 림프의 존재를 잘 인지할 수 없기 때문이죠. 그러나 림프계는 혈액순환계 바로 옆에 존재하면서 우리 신체 구석구석을 다 연결하고 있는 중요한 체내시스템입니다.

혈액은 동맥, 모세혈관, 정맥, 그리고 심장으로 이어져 있는 엄청나게 큰 닫힌 공간에 들어가 있는 물질이지만 림프는 그렇지 않습니다. 세포와 모세혈관이 있는 곳에서 뜬금없이 시작합니다. 그럼 그 뜬금없이 시작한 림프관 안에 존재하는 림프액은 어디서

왔을까요? 동맥에서 산소와 각종 영양성분을 받은 혈액을 모세혈관에서 이 산소와 영양성분을 세포에 전해주고 정맥으로 흘러갑니다. 이 과정에서 모세혈관으로 잘 들어가지 않는 종류들은 림프관으로 들어갑니다. 모세혈관은 촘촘한 내피세포로 둘러 싸여져 있기 때문에 세포로부터 받을 수 있는 노폐물 종류가 제한적입니다. 하지만 림프관은 다릅니다. 림프관 말단부위를 보면 아주 막이 듬성듬성하게 만들어져 있어요. 그렇기 때문에 노폐물들이 비교적 쉽게 들어갑니다. 그렇게 모인 림프액들이 림프관을 타고 점점 모아져서 우리 몸통에 존재하는 큰 림프관으로 들어오고 이것은 결국 혈액과 합쳐집니다. 그러니까 혈액이 림프액이 되고 다시 림프액이 혈액이 되는 그런 구조라는 거죠.

우리 세포의 입장에서 볼 때 림프액을 순환시켜주는 것은 혈액순환만큼이나 중요합니다. 이 놈들을 빨리빨리 처리해주지 않으면 우리 세포가 계속 노폐물로 가득 찬 하수종말 처리장에 잠겨 있는 형국이 되니까요. 그리고 림프계는 모든 면역세포가 이용하는 기본적인 순환기관이기 때문에 순조로운 림프의 흐름은 강한 면역계를 가지는데 필수적인 요인이기도 합니다. 뿐만 아니라 소장에서 음식물을 소화시킬 때 다른 영양소와는 달리 지방은 림프관을 통하여 흡수됩니다. 지방을 오염시키는 POPs와 같은 물질도 림프관을 통하여 흡수되고요. 즉, 림프관은 지방을 오염시키는 화학물질과는 뗄래야 뗄 수 없는 관계입니다.

혈액순환은 근육이 아무런 일을 하지 않더라도 심장박동의 압력만으로 발생합니다. 우리가 가만히 누워있더라도 잠을 자고 있더라도 계속 혈액순환은 일어나죠. 어떤 상황에서도 동맥에서 계속적으로 산소를 모세혈관 쪽으로 공급해 주어야만 우리 세포가 살수 있기 때문입니다. 하지만 림프순환은 그렇지가 못합니다. 심장과 같이 동력을 만들어내는 기관과 연결이 되어있지 않거든요. 우리 인체의 림프순환을 시키는 가장 효과적인 방법이 바로 근육의 수축과 이완, 그리고 호흡시 주기적인 흉곽내 음압입니다. 그렇기 때문에 림프액의 순환을 위해서는 근육을 움직이는 운동이 핵심입니다. 아무리 산삼, 녹용을 달여 드신다 하더라도 림프액의 순환을 이끄는 운동을 하지 않으면 허사입니다.

자, 그럼 어떤 운동을 할까요? 어떤 운동을 선택할 것인가는 본인의 여건, 취향 등에 따라 결정하면 되겠지만 림프의 순환을 위해서는 헬스클럽에서 속도 얼마 맞춰놓고 몇 분에 몇 칼로리 소모했다고 알려주는 첨단 기구들과 함께 하는 운동보다 호흡, 특히 횡격막의 움직임이 큰 복식호흡을 중요시하면서 근육의 이완과 수축을 끊임없이 해주는 동양의 운동들이 상대적으로 유리합니다. 그리고 하루 종일 누워 계시다가 30분 헬스클럽에서 고강도의 운동을 하는 것보다 낮은 강도의 근육운동을 지속적으로 하는 것이 더 낫고요. 얼마만큼의 칼로리를 소모했는가에 집착하지 마시고 내 몸의 호흡과 근육을 함께 이용하는 운동에 더 관심을 가지시기 바랍니다.

만약 형편이 허락하지 않아 지금 내가 할 수 있는 운동이란 건 걷기밖에는 없다고 하더라도 문제없습니다. 사실 제일 좋은 운동방법 중 하나가 될 수 있다고 생각합니다. 현대사회에서 낮은 강도의 근육운동을 오랫동안 함으로써 림프순환을 지속적으로 도와줄 수 있는 가장 현실적인 방법이니까요. 단, 하나 더 추가한다면 걸으면서 복식호흡을 할 수 있는 방법을 몸에 익히시길 권합니다. 림프액의 순환을 위하여서는 주기적인 흉강내 음압이 필수적이거든요. 그런데 일반적으로 운동 전문가라는 사람들이 걷기 운동을 할 때 강조하는 자세가 있습니다. 즉, 살 빼는데 좋다는 파워 워킹이라고 알려진 자세 있죠? 상체를 세우고 어깨를 쫙 피고 당당하게 걸으라고 합니다. 그러면 겉보기에는 좋아 보이겠지만 이 자세는 배가 아닌 가슴으로 호흡하기가 좋은 자세입니다. 폐활량 늘이는 데야 도움이 되겠지만 복식호흡에는 오히려 방해가 되는 자세입니다. 걸으면서 복식호흡을 편안히 하려면 상체와 어깨에 힘을 뺀 상태가 되어야 합니다. 그리고 걷기만으로는 호메시스를 작동시키기에 다소 부족할 수 있기 때문에 아래에 나오는 파이토케미칼과 짝을 이뤄주시는 것이 좋습니다.

(4) 파이토케미칼phytochemical, 운동과 짝을 이루면 최고

포도주가 몸에 좋은 이유는? 라스베라톨. 토마토가 몸에 좋은 이유는? 리코페닌. 마늘이 몸에 좋은 이유는? 알리신. 당근이 몸에 좋은 이유는? 베타카로틴. 카레가 몸에 좋은 이유는? 컬큐민. 예를 들자면, 수도 없이 많은데요. 우리 주위에 있는 많은 식물성 식품들은 이렇게 각자의 명성에 맞는 유명한 성분들을 하나씩 가지고 있습니다.

이러한 성분들을 통틀어서 파이토케미칼이라고 부릅니다. 파이토케미칼이란 과일과 채소의 빨주노초파남보의 현란한 색깔을 책임지고 독특한 풍미를 만드는 식물이 만들어내는 화학물질의 통칭으로 자연이 만들어내는 화학물질의 대표적인 예입니다. 보통 거기에 대칭하는 의미로 man-made chemical, 즉 사람이 만든 화학물질이란 단어가 있죠. POPs는 대표적인 사람이 만든 화학물질입니다. 사람이 만든 화학물질과는 달리 자연이 만든 파이토케미칼이 많이 포함된 야채와 과일을 많이 먹으면 심장병, 당뇨병, 암, 치매 등 각종 질병발생위험이 낮아진다고 잘 알려져 있습니다.

처음에 연구자들은 이러한 파이토케미칼이 몸에 좋은 이유가 그 물질들이 가지고 있는 항산화효과 때문이라고 생각했다고 합니다. 그러나 파이토케미칼이 인체 내에서 항산화효과를 제대로 나타내기 위하여서는 우리가 평소 먹는 양보다 수백 배, 수천 배는 더 많은 양을 먹어야 한다는 사실을 알게 되면서 다른 이유를 찾게 됩니다. 바로 우리가 먹는 양 정도의 파이토케미칼이 인체에서 역설적으로 '어느 정도' 산화스트레스를 증가시킴으로써 호메시스 반응, 즉 내 몸 안에 존재하는 100명의 의사가 활동을 시작하도록 도와준다는 사실을 알게 된 거죠.

몸에 좋다는 알려진 채소, 과일, 향신료 안에 들어있는 그 성분들을 우리 몸이 일단은 스트레스로 인식한다는 사실이 좀 이해하기 힘들지 않으신가요? 언뜻 드는 생각으로는 이런 훌륭한 성분이 몸 안에 들어가기만 하면 우리 몸의 온 세포가 즉각 쌍수 들고 환영하는 일이 벌어질 것 같지만, 우리 몸에서 이러한 성분을 보는 관점은 방사선이나 POPs와 별 다를 바 없는 외부 스트레스라는 겁니다. 이러한 현상을 좀 더 잘 이해하기 위해서는 먼저 식물이 왜 이러한 화학물질을 만드는가에 대한 이야기를 좀 해야 할 것 같습니다. 설마 인간들에게 호메시스 반응을 선물하기 위하여 살신성인의 자세로 식물들이 그 귀한 에너지 써가면서 이 물질들을 만들리는 만무할 것이고 도대체 식물들은 무슨 연유로 이러한 화학물질을 그렇게나 다채롭게 만들어 낼까요?

식물은 위험이 닥쳤다고 해도 자기 마음대로 몸을 다른 곳으로 피할 수 있는 생명체가 아닙니다. 어떤 환경에서든 자신의 뿌리가 내려진 그 자리에서 자신을 공격해오는 세력과 맞서 싸워 이겨야 살아남죠. 식물을 공격하는 적군들 중에는 자외선, 곤충, 초식동물, 추위, 가뭄 등 온갖 것들이 다 있습니다. 이렇게 자신을 공격하는 곤충이나 초식동물에 대항하여 식물이 갖추고 있는 첫 번째 무기가 가시나 딱딱한 껍질과 같은 물리적 장치입니다. 먹기 불편하게 만드는 겁니다. 두 번째로 준비한 무기가 바로 파이토케미칼과 같은 화학물질이라고 합니다.

어떤 파이토케미칼은 아주 쓴 맛을 만들어 곤충이나 초식동물들이 스스로 피하도록 만들어 버리기도 하고 다량으로 들어가면 그 동물은 그 독성으로 사망하는 일이 벌어지기도 합니다. 인간들이 만든 화학물질에 고농도로 노출되면 독성으로 죽어버린다는 것과 하등 다를 바가 없죠. 사실 식물이 만들어 내는 파이토케미칼은 그 자체만으로 보면 상당수가 DNA에 돌연변이를 일으킬 수 있는 발암물질이기도 합니다. 또 어떤 파이토케미칼은 환경호르몬과 유사하게 에스트로겐과 같은 역할을 합니다. 에스트로겐은 피임약의 주요성분이기도 한데요. 자신을 먹어 치우는 초식동물들의 번식력을 저하시키려는 목적으로 에스트로겐과 같은 역할을 하는 파이토케미칼을 만들어낸다고 합니다. 콩에 들어있는 이소플라빈과 같은 것이 대표적인 에스트로겐성 파이토케미칼입니다. 사실 식물성 식품에 널리 존재하는 이러한 파이토케미칼도 환경호르몬이라고 부릅니다. 실험실에서 인간들이 만든 화학물질을 환경호르몬이라고 부르듯이 말이죠.

파이토케미칼의 또 다른 주요 역할은 자신의 종을 번식시키는 데 도움을 주는 것입니다. 식물들이 번식하기 위하여서는 먼저 수정을 해야 합니다. 자기 맘에 드는 짝을 스스로 찾아가서 구애를 할 수 있는 동물들과는 달리 식물들은 타자의 도움을 받아야만 합니다. 수정하는 방법은 여러 가지가 있지만 가장 많이 사용하는 방법이 벌, 나비, 새 등을 유혹하여 꽃가루를 옮겨 수정하는 것인데요. 꽃들의 화려한 외양은 이러한 벌과 나비를 유혹하기 위한 것이라고 하죠. 파이토케미칼 중에서는 이런 역할들을 매우 잘 하는 종류도 있습니다.

즉, 식물들이 파이토케미칼을 만들어내는 이유는 온전히 자신의 생존과 번식을 위한 것이고 넓은 관점에서 본다면 우리 몸은 이러한 외부물질들을 사람이 만들어냈건 자연이 만들어냈건 차이 없이 유사하게 받아들인다는 겁니다. 사람들이 실험실에서 합성한 인공화학물질들이 호메시스를 자극시키듯이 이러한 식물들이 합성한 파이토케미칼도 우리 몸에서 호메시스를 작동시킵니다. 인간이 만든 화학물질이 높은 농도에서는 독성을 나타내듯 자연이 만든 화학물질도 역시 아주 높은 농도에서는 독성을 나타낼 수 있습니다.

그러나 자연이 만들이 낸 파이토케미칼이 가진 매우 중요한 장점은 호메시스의 범위가 아주 넓기 때문에 일부러 엄청난 양을 농축시켜 먹거나 하기 전에는 독성으로 가기가 아주 힘들다는 것입니다. 길고 긴 식물과 동물간의 상호 진화과정 중에 동물들이 이러한 화학물질에 지속적으로 노출되면서 이러한 파이토케미칼을 효과적으로 분해하여 몸 밖으로 신속히 배출할 수 있는 방법도 같이 진화시켰기 때문이죠. 그 결과로 현재 우리가 일상적으로 먹는 식물성 식품을 통하여 들어오는 파이토케미칼들로 인하여 독성까지 오는 경우는 극히 드물다고 보시면 됩니다.

또 하나 중요한 점은 식물성 식품이 가지고 있는 파이토케미칼의 양과 질은 이 생명체가 험난한 환경에서 자라면 자랄수록 더 많아진다는 사실입니다. 예를 들어 비료 주고 농약 주면서 키운 식물보다 이런 도움이 없이 악착같이 자라난 식물들은 더 많은 파이토케미칼을 만들어냅니다. 스스로의 힘으로 생존을 해야 하니까요. 즉, 우리가 지금 슈퍼마켓에서 손쉽게 구해서 먹는 식물성 식품들은 예전의 식물성 식품보다 호메시스를 자극하는 효과가 훨씬 못하다고 보시면 됩니다. 야생에서 다른 생명체와 치열한 전투를 하면서 자란 식물들, 비료와 농약의 도움을 안 받고, 혹은 최소한으로 받으면서 재배한 식물들이 우리의 건강에 중요한 이유입니다.

앞에서도 말씀드린 바가 있지만 저는 인간이 식물성 식품과 동물성 식품을 같이 먹는 잡식동물로 진화해 왔다고 믿습니다. 하지만 POPs를 포함한 수많은 사람이 만든 화학물질에 대한 일상적 노출이 현재 만연하는 질병들의 숨겨진 원인들이라면 호메시스 작동을 위하여 지금보다 식물성 식품의 절대섭취량을 훨씬 늘려줘야 한다고 생각합니다.

식물성 식품의 파이토케미칼은 주로 열매의 껍질, 잎, 뿌리 같은 곳에 집중되어 있습니다. 그리고 제가 POPs 배출에 중요하다고 앞서 강조한 식이섬유들도 이런 부위에 존재하죠. 일반적으로 사람들이 농약이나 중금속과 같은 화학물질에 대한 오염이 심하다고 생각하는 부위인데요. 그 이유로 많은 사람들은 껍질을 벗기고 먹습니다. 그러나 이런 식으로 식물성 식품을 먹는 것은 아무리 많이 먹어도 큰 의미가 없어요. 비록 농약과 중금속에 오염되었다 하더라도 가능하다면 껍질째, 통째로 식물성 식품들을 먹어주도록 노력하셔야 합니다.

(5) 햇빛

자외선이 피부노화와 더 나아가 피부암의 원인으로 지목되면서 언젠가부터 자외선은 피하면 피할수록 좋은 것으로 사람들의 인식이 바뀌어 버렸습니다. 오존층이 파괴되어서 예전에 비하여 더 많은 자외선이 지구에 도달하고 있다고는 하나 작금의 자외선 혐오 정도는 지나칩니다. 햇빛은 식물의 광합성을 가능하게 해주는 지구상에 존재하는 생명의 근원이고 자외선은 호메시스를 직접적으로 자극하는 스트레스거든요. 그리고 3부에서 자세히 다루겠지만 자외선은 우리 몸에 반드시 필요한 일을 하는 비타민 D 합성에 매우 핵심적인 역할을 합니다. 비타민 D 합성의 증가를 호메시스 반응이라고는 얘기하지 않으나 넓게 보면 이것도 일종의 호메시스 반응 중 하나가 아닐까 싶습니다.

자외선이 호메시스를 자극하기 위해서는 그 용량이 적절해야 합니다. 너무 높으면 자외선으로 인한 독성이 나타나거든요. 대표적인 자외선 독성으로는 주름, 기미와 같은 피부노화현상, 피부암 등이 있죠. 그런데 호메시스 관점에서 볼 때 자외선은 지금까지 우리가 실생활에서 사용할 수 있는 스트레스의 예로 소개했던 먹는 것, 움직이는 것과는 차이가 있습니다. 예나 지금이나 먹는 것과 움직이는 것은 독성까지 가지 않도록 생명체 스스로 조절할 수 있습니다. 그런데 햇빛 속의 자외선은 그렇지가 않았습니다. 생명체는 그 탄생 시점부터 태양으로부터 지구에 도달하는 자외선을 고스란히 온 몸으로 받으면서 진화할 수 밖에 없었거든요.

따라서 생명체 스스로 자외선이 독성 수준까지는 넘어가지 않도록 조절할 수 있는 뭔가를 가지고 있어야만 합니다. 사람의 경우 이러한 역할을 해준 것이 바로 피부에 존재하는 멜라닌 색소입니다. 햇빛이 강렬한 적도지방에 사는 사람들은 검고 짙은 색 피부를 가지고 있습니다. 멜라닌 색소가 과도한 자외선의 흡수를 차단하는 역할을 합니다. 적도에서 멀어질수록 햇빛의 양이 줄어들고 이런 지역에 사는 사람들은 희고 옅은 피부색을 가지고 있습니다. 멜라닌 색소의 수가 작아서 자외선의 흡수를 증가시킬 수 있습니다. 햇빛 아래 오래 있으면 피부색이 짙어지는 현상도 더 이상의 자외선이 들어오면 독성 수준까지 갈 수 있기 때문에 우리 몸이 알아서 막아주는 방어기전이라고 볼 수 있습니다. 한때 흰 피부는 검은 피부보다 우월하다는 인종적 편견도 있었습니다만 피부색은 햇빛에 포함된 자외선을 건강에 도움이 될 수 있는 수준에서 인체가 적절하게 사용하기 위한 진화의 산물 그 이상도 그 이하도 아닙니다.

이와 같이 자외선을 적절하게 이용할 수 있도록 진화한 인체를 가지고 있음에도 불구하고 현재 자외선이란 것은 차단을 완벽하게 해 주면 줄수록 좋다는 인식이 널리 퍼져 있습니다. 화장품 업계에서 자외선 차단제라는 것의 위용이 대단합니다. 햇빛 있는 날은 물론이고 비 오거나 흐린 날도 꼭 발라야 한다고 광고를 합니다. 10년 전까지만 하더라도 자외선 차단 정도를 말한다는 SPF 20 정도가 대세였던 것 같은데 요즘은 SPF 50이 기본이고 심지어는 SPF 100까지 나오더군요. 잠시 미국에서 아이들이 학교 다닐 때 야외활동을 할 경우 자외선 차단제는 필수 준비물이더군요. 밖으로 나가기 전, 모든 아이들이 얼굴, 팔, 다리에 반드시 발라야 하고 가방에 자외선 차단제를 챙겨 넣지 않았더니만 학교로부터 경고장이 날아오더군요.

저는 현대 사회가 자외선 차단을 위하여 벌이는 일들을 정말 이해하기가 힘듭니다. 햇빛에 포함되어 있는 사외선은 차단제니 뭐니 온갖 제품을 사용해서 꼭꼭 막아 놓고 우리 몸에 꼭 필요한 비타민 D가 인체에 부족하니 보충제로 해결을 보자고 합니다. 저는 이 자외선 차단제라는 것을 만들기 위하여 들어간 수많은 화학물질들의 이름을 보고 있자면 한숨부터 나와요. 햇빛이 만들어주는 비타민 D를 보충제로 파는 비타민 D와 비교하지는 제발 말아주세요. 급이 다릅니다.

멜라닌이라는 아주 민감한 조절기능까지 애써 만들어가면서 생명체의 기나긴 진화 과정 중에 지구상에서 인간과 같이 존재해왔던 이 자외선을 우리는 어떻게 봐야 할까요? 지금 자외선 차단제를 가지고 우리가 벌이고 있는 이 싸움은 도대체 우리의 건강에 어떤 의미가 있는 걸까요? 혹자는 오존층 파괴로 현재 지구상에 도달하는 자외선의 양은 생명체가 진화해 왔던 그때 그 시절보다 많기 때문에 인위적인 자외선 차단이 추가적으로 필요하다고 주장합니다. 즉, 현 시점에서는 멜라닌 색소만으로는 자외선의 독성을 막을 수가 없다는 것입니다. 타당성 있는 의견이라고 생각합니다. 그러나 자외선은 우리 몸에 꼭 필요한 것이기도 하기 때문에 독성을 막기 위하여 자외선 차단제를 지금과 같이 광범위하게 사용하는 것은 또 다른 문제를 가져올 수 있습니다.

자외선이 가진 독성은 막고 순기능은 이용하고, 이런 방법은 없는 걸까요? 앞서 식물들이 파이토케미칼을 스스로 만들어내는 이유 중 하나가 움직일 수 없는 자신을 하루 종일 내려 쬐고 있는 자외선으로부터 보호하기 위한 것이라고 말씀드린 바 있는데 기억하시나요? 바로 식물들이 만든 파이토케미칼들은 추가적으로 자외선으로부터 우리의 피부를 보호할 수 있습니다. 실제로 동물실험 결과들을 보면 자외선으로 유발되는 피부암을 포함한 다양한 피부 노화와 관련된 문제들을 파이토케미칼들이 막아주는 것으로 보고되고 있어요. 결론적으로 비록 오존층이 앞으로도 계속 더 파괴된다 하더라도 파이토케미칼이 듬뿍 포함된 식물성 식품을 많이 먹으면서 피부를 햇빛에 어느 정도 노출시키는 것이 이 자외선을 우리의 건강에 적절하게 이용할 수 있는 가장 좋은 방법일 겁니다.

(6) 더위와 추위

우리나라는 사계절이 뚜렷한 나라죠. 초등학교 사회시간에 우리나라의 자랑거리 중 하나로 배웁니다. 그래서 그런 줄만 알았더니만 어른이 되고 나니 이게 정말 불편한 일이더군요. 일단 옷값이 많이 들어요. 기본적으로 겨울 옷과 여름 옷이 있어야 하고 봄, 가을의 기온은 비슷하다 하더라도 남자들과는 달리 여자들은 봄 옷과 가을 옷이 또 묘하게 달라요. 그러니까 봄, 여름, 가을, 겨울 철철 마다 옷이 있어야 합니다. 신발도 마찬가지고 가방도 그렇습니다. 내 몸 하나 꾸미는 것도 이러한데 집안 살림으로 들어가면 더합니다. 이불을 철마다 바꿔주는 것은 당연하고 커튼까지 계절마다 바꿔주는 훌륭한 주부들이 사는 나라가 우리나라입니다. 그리고 이 모든 것을 보관할 만한 장소가 있어야 하고요. 그러니 돈 많고 남이 해주는 밥 먹고 놀러만 다니는 사람들이라면 폼 나게 여름에는 여름스포츠, 겨울에는 겨울스포츠를 즐길 수 있는 우리나라의 사계절이 축복이겠으나 그렇게 살지 못하는 사람들의 입장에서는 좋을 게 하나도 없다 싶더군요.

그런데 호메시스를 공부하면서 사계절이 뚜렷한 우리나라가 정말 자랑거리가 될 수 있겠다고 생각을 바꾸게 됩니다. 동물실험 결과들을 보면 주기적으로 낮은 온도에 노출시키거나 혹은 높은 온도에 노출시키면 역시 궁극적으로 호메시스 반응이 발생하더군요. 지금까지는 호메시스라는 현상을 한 개체 내에서 발생하는 현상, 즉 미시적인 측면에서 말씀드렸는데 호메시스를 좀 더 넓은 관점, 전체 집단의 관점에서도 볼 수 있습니다. 예를 들어 생명체의 생존 여부에 심각한 영향을 줄 수 있는 환경의 변화가 있다 하더라도 가능한 한 개체수를 보존하려는 쪽으로 생명체는 진화했다는 것입니다. 그러한 환경의 변화 중 생명체 탄생부터 늘 존재했었던 스트레스 중 하나가 기온의 변화인데 외부 기온이 급격하게 변하면 이러한 환경으로 인하여 사망하는 생명체가 증가하지만 반면 살아남은 생명체들은 더 오래 살 수 있게 됨으로써 전체적으로 볼 때 개체수가 급격하게 변하는 것을 가능한 한 최소화 하는 방향으로 생태계가 작동한다고 합니다. 일반적으로 이러한 현상을 설명할 때 변화하는 환경에 적응하는 능력이 약한 놈들은 먼저 죽고 강한 놈들만이 살아 남는다고 보는데요, 당연히 맞는 해석이죠. 그러나 여기에 호메시스의 관점을 접목시키면 이러한 해석에 더하여 살아남은 개체들은 그 외부 스트레스를 경험했기 때문에 원래보다 더 강해질 수 있다는 의미입니다.

그러니까 사계절이 뚜렷한 우리나라는 1년 365일 기온의 변화가 없는 나라보다 이 호메시스를 작동시키기에 더 적합한 것은 맞는 것 같습니다. 그러나 여름에는 겉옷을 늘 걸치고 있어야 할 정도로 에어컨을 틀어대고 겨울에는 반팔 반바지로 지낼 정도로 빵빵하게 난방을 해버리면 호메시스는 온데간데 없이 사라져버립니다. 좀 덥더라도, 좀 춥더라도 이러한 기온의 변화를 우리 몸이 스트레스로 느낄 정도로 우리 옆에 두는 것이 건강에 도움이 될 수 있을 겁니다.

체온을 높여서 각종 질병을 치료한다고 알려진 온열요법ther-motherapy이라는 것 있죠? 주로 대체의학 쪽에서 많이 알려진 방법이나 요즘은 병원에서도 환자 치료에 온열요법을 사용하는 곳이 늘어나는 것 같습니다. 일반적으로는 체온이 1도 올라가면 면역력은 몇 배 증가한다는 점을 온열요법의 과학적인 근거로 쉽게 이야기합니다만 이것도 결국은 호메시스를 자극하는 기전이 관여하는 예로 볼 수 있습니다. 또 온열요법과는 반대로 외상이나 근골격계의 통증 등에 사용하는 냉각요법cryotherapy, cooling therapy이라는 것도 있는데요. 이 역시 호메시스를 자극하는 예로 볼 수 있습니다.

(7) 때밀기, 마사지, 사우나

제가 이 땅을 잠시 동안 떠나서 살 때 제일 그리웠던 것 중 하나가 바로 일주일에 한 번씩 다니던 동네목욕탕이었습니다. 아니죠. 정확히 말하면 제가 정말 그리워했던 것은 목욕탕이 아니라 바로 목욕탕 내에서 벌어지는 행위, 즉 때 미는 과정이었습니다. 저는 특히 때 밀어 주시는 아줌마의 손에 저를 온전히 맡기는 것을 좋아했는데, 살면서 저 자신을 위하여 해 주는 일이 별로 없었던 저한테는 이 일이 성인이 된 후 제 스스로에게 베풀어주는 가장 큰 육체적 호사였어요. 우리나라에 이런 직업이 있어서 너무 감사하다고 말할 정도였죠.

요즘 목욕탕에서 때를 미는 행위를 상당히 시대에 뒤떨어진 것으로 보는 시각들이 많더군요. 그러나 때를 미는 행위는 호메시스를 자극한다는 측면에서 상당한 의미가 있습니다. 피부과에서는 때를 미는 행위를 피부에 위해를 가하는 행위로 봅니다. 이태리 타월로 밀어서 나오는 것이 때가 아니라 세포라면서 세포자극을 주는 것은 좋지 않다고요. 그러나 호메시스의 기본이 자극을 주는 겁니다. 적절한 외부 스트레스를 피부에 준다는 측면에서 바람직한 호메시스 자극방법이 될 수 있죠.

그리고 목욕탕에서 때 미는 행위는 호메시스 이상의 중요한 의미가 있습니다. 바로 마사지 효과 때문입니다. 앞서 운동에 대하여 설명하면서 림프 흐름을 좋게 만들어준다는 것이 매우 중요하다는 이야기를 했었는데요. 피부 마사지를 제대로 된 방향으로 적당한 압력으로 하게 되면 림프 흐름을 촉진시킬 수 있죠. 이 흐름을 고려하여 적절하게 때 미는 방법을 업그레이드시키면 때 미는 행위가 건강증진의 영역으로 들어올 수도 있지 않을까 생각해봅니다.

또 우리나라의 공중목욕탕에 가면 사우나가 빠지지 않고 있는데요. 사우나는 앞서 이야기했던 온도를 이용한 호메시스 작동방법 중 하나입니다. 운동선수들이 규칙적으로 사우나를 이용하게 되면 경기력 향상에 도움이 된다고 합니다. 일반적으로 운동선수들이 사우나를 이용하는 것은 운동 후 근육을 풀기 위한 휴식의 개념이라고 생각하지만 사우나를 통한 체온의 상승을 주기적으로 경험하게 되면 격렬한 운동을 할 때 필수적으로 동반되는 체온의 상승을 좀 더 잘 견딜 수 있는 효과가 있다고 합니다.

운동선수들 이야기가 나오니 여기서 호메시스를 조금만 더 깊이 들어가보겠습니다. 호메시스 내에서 "Preconditioning"이라고 부르는 개념이 있습니다. 운동선수들은 평소에도 열심히 운동을 합니다. 이때 운동은 본 경기에서 좋은 성적을 거두기 위하여 훈련이라는 목적을 위해서 하는 거죠. 그러나 호메시스의 관점에서도 의미가 있습니다. 운동선수들이 경기를 치를 때 경험하는 운동의 정도는 아주 격렬하죠. 일반인의 입장에서 보면 호메시스의 범위를 넘어가는 독성에 가까운 스트레스이며 자칫하면 사망도 가능합니다. 그러나 평소에 운동으로 호메시스를 꾸준히 자극해 놓으면 비록 그 운동이 보여줄 수 있는 호메시스 범위가 점점 더 넓어져서 경기시 아무리 격렬한 상황에 처해지더라도 웬만해서는 독성으로 넘어가지 않는다는 거죠. 이러한 호메시스의 특성 때문에 독살이 흔했던 시절, 왕들이 독살을 피하기 위해서 했던 방법 중 하나로 평소에 치사량에 못 미치는 극소량의 독극물을 일부러 먹었다고 하죠. 이러한 작은 양의 독극물로 호메시스를 활성화시켜 놓으면 나중에 치사량에 가까운 독극물이 들어와도 죽지 않고 버틸 수가 있거든요. 운동이든 독약이든, 평소에 호메시스를 미리 자극시켜 놓으면 후에 그 동일한 스트레스가 독성수준까지 올라간 상태가 되어도 우리 인체는 견딜 수 있다는 겁니다.

그리고 호메시스의 또 다른 특성은 스트레스들 간에 특이성이 없다는 겁니다. 위에서 예를 든 것과 같이 운동선수가 사우나로 호메시스를 자극시켜주면 운동으로 인하여 발생하는 격심한 스트레스를 좀 더 잘 견디게 해줍니다. 옛날 왕들이 독살을 피하기 위하여 운동을 매일 열심히 해 주었다면 독극물을 좀 더 견딜 수도 있겠죠.

각 가정마다 개인 목욕탕들을 가지면서 점점 더 많은 사람들이 공중목욕탕에 가는 행위는 비위생적이라고 생각하는 것 같습니다. 그러나 저는 목욕탕이 비위생적이라는 것은 대단한 문제가 아니라고 봅니다. 위생에 대한 과다한 집착은 과거 전염성 질환이 창궐했을 때 가졌던 심리적 트라우마가 그대로 이어진 거죠. 그 비위생적인 공중목욕탕에서 호메시스를 자극하기 위해서 사용할 수 있는 많은 다양한 방법들이 있습니다. 때밀기에 더하여 사우나, 냉탕과 온탕을 번갈아 가며 이용하기, 이 모든 것을 커피 한 잔 값인 5,000원으로 한 곳에서 모두 체험할 수 있는 장소가 공중목욕탕 말고 또 있는지 모르겠습니다. 저는 우리나라 공중목욕탕 예찬론자입니다.

(8) 마음

앞서 이야기한 호메시스를 작동시키는 방법들은 모두 신체에 작용하는 스트레스입니다. 그럼 정신적인 스트레스는 어떨까요? 일반인들에게 암의 원인이 무엇인 것 같으냐고 질문하면 아마 스트레스라고 답하는 사람이 가장 많을 것 같습니다. 여기서 스트레스란 당연히 정신적인 스트레스일 거고요. 추가적으로 왜 스트레스가 암을 일으킨다고 생각하느냐고 물으면 대부분 면역기능을 저하시켜서 그렇다고 답할 것 같습니다. 면역기능은 호메시스 작동으로 등장 가능한 명의들이 가진 대표적인 전문분야 중 하나죠. 그렇다면 육체적인 스트레스만 호메시스를 자극하여 면역기능을 높여주고 정신적인 스트레스는 오히려 면역기능을 낮춰주는 방향으로 작용하는 걸까요?

정신적인 스트레스는 종류가 매우 다양합니다. 눈을 뜨고 있어도 감고 있어도 벗어날 수 없는 슬픔이나 분노가 가져오는 스트레스는 호메시스를 자극할 수 없습니다. 그러나 간헐적인 정신적 스트레스는 그렇지 않습니다. 호메시스를 작동할 수 있으며 전혀 정신적인 스트레스가 없는 상황보다 오히려 건강에 더 좋다는 연구결과도 많죠. 쥐에게 암세포를 주입한 후 지속적으로 스트레스를 유발하는 상황, 간헐적으로 스트레스를 유발하는 상황, 전혀 스트레스가 없는 상황으로 실험을 해보면 간헐적으로 스트레스를 유발하는 상황에서 가장 암의 발생위험이 낮았다고 합니다. 핵심은 지속기간입니다.

　우리가 호메시스를 자극하기 위하여 사용할 수 있는 간헐적 정신적 스트레스의 대표적인 예가 단기간의 집중력을 요하는 명상입니다. 명상의 핵심은 마음을 한곳에 집중하는 것이라고 하죠. 명상은 자고로 가부좌를 틀고 부처님과 비슷한 포즈로 앉아 있어야 내 맘을 찾아오는 것이라고 생각했더니만 고수들이 하는 말을 빌리자면 명상은 생활 속에서 얼마든지 가능하다고, 먹으면서도 할 수 있고 걸으면서도 할 수 있다고 하더군요. 제가 어설프게 몇 번 시도해 보니까 저같이 잡념이 많은 사람이 마음을 한 곳에 집중한다는 것이 말같이 쉽지는 않더군요. 여러 번 시행착오 끝에 그나마 저한테 제일 용이한 방법은 호흡에 집중하는 것이라는 것을 알게 되었어요. 집 근처 숲 속을 걸으면서 숨이 들어가는 길과 나오는 길에 집중을 해 보니 명상의 흉내라도 낼 수 있겠더군요. 제가 앞서 운동에서 걷기만 해도 림프순환을 촉진시켜서 좋은데 여기에 복식호흡을 할 수 있으면 더 좋다고 했는데요, 여기에 추가하여 숨이 내 몸을 드나드는 길을 걸으면서 지켜볼 수 있으면 명상의 경지에 오르시게 되는 겁니다. 즉, 제대로 걷기만 해도 신체적 스트레스로 인한 호메시스, 정신적 스트레스로 인한 호메시스, 그리고 배출 증가까지 건강의 삼위일체가 완성되는 겁니다.

　긍정적이고 유쾌한 마음이 면역력을 높인다는 것도 널리 알려진 사실입니다. 이런 사람들은 정신적인 스트레스가 지속적으로 유발될 만한 상황에서도 비교적 잘 견디는 경향이 있죠. 전생에 가장 업보가 많은 생명체가 인간으로 태어나는 것이라는 주장이 예사롭게 들리지 않을 만큼 우리가 사는 삶에는 즐거운 시간보다는 힘든 시간이 많은 것 같습니다. 하지만 이러한 시간들이 한 개인에게 주는 구체적 의미는 성격에 따라서 다를 수 있습니다. 비관적이고 우울한 사람보다는 긍정적이고 유쾌한 사람들이 어려운 시간, 힘든 시간을 좀 더 수월하게 보낼 수 있겠죠. 이와 같은 마음을 의도적으로 훈련시키기 위하여 나온 것으로 웃음치료라는 것도 있습니다. 웃음치료의 유래는 1976년 놀먼 커슨즈Norman Cousins라는 미국의 저널리스트가 〈NEJM〉에 특별 논문 형식으로 실은 개인투병기로부터 시작됩니다. 이 대단한 의학전문잡지에서는 종종 이런 엉뚱하지만 임팩트있는 글들을 실어주곤 하죠. 커슨즈는 1964년경 강직성 척추염ankylosing spondylitis라는 질병을 진단받았다고 합니다. 이 병은 우리 몸을 지탱해주는 척추에 염증이 발생하면서 점차적으로 척추마디가 굳어져서 움직이지 못하게 되는 질병인데요 통증이 심하고 다양한 증상들이 동반될 수 있습니다. 그 당시 병원에서 제공해주는 어떠한 치료도 커슨즈의 통증을 완화시켜주지 못했기 때문에 커슨즈는 다른 방법을 찾기로 했답니다. 그 방법이 바로 고용량의 비타민 C와 함께 아주 재미있는 각종 영화와 텔레비전 프로그램을 날이면 날마다 보면서 의식적으로 웃기 위하여 많은 노력을 하는 것이었다고 합니다. 그런데 10분 정도 배가 아플 정도로 웃고 나면 어떠한 진통제에도 듣지 않던 통증이 줄어들면서 최소한 2시간 정도는 편하게 잘 수 있었으며 결국은 회복해서 일상으로 복귀할 수 있었다고 이 투병기에 적고 있습니다. 웃음은 면역력을 증가시킵니다. 단, 모나리자의 미소와 같은 우아한 웃음이 아니라 경망스럽게 보일 정도로 온 몸으로 웃어줄 때 비로소 그 효과가 나타난다고 합니다.

그러면 명상이 주는 고요함과 집중력, 웃음이 주는 유쾌함과 같은 의식이나 감정만이 우리에게 긍정적으로 작용할까요? 슬픔과 분노는 늘 우리 인체에 부정적인 영향을 주기만 할까요? 본인과 직접적으로 관련이 된 일로 인한 슬픔이나 분노는 지속적입니다. 그 일이 잊혀질 때까지, 아니 잊어버렸다 싶어도 마음 깊숙한 곳에 남아있다가 어떤 계기만 있으면 다시 되살아 나는 경우가 많습니다. 혹은 성격적으로 늘 우울하거나 분노조절이 잘 되지 않는 사람들도 있습니다. 이러한 슬픔과 분노는 긍정적인 방향으로 작용할 수가 없습니다. 그러나 나와 직접적인 관련성이 없는 일에 대한 슬픔이나 분노는 다릅니다. 이런 일로 인하여 내가 받는 정신적 스트레스는 간헐적입니다. 변함없는 나의 일상이 존재하는 상황이기 때문에 일단 슬퍼하고 분노한 후 또 예전처럼 살 수 있습니다.

당장 나와 내 가족이 먹고 사는 일과는 무관한 어떠한 사건들에 대하여 슬픔이나 분노를 느낄 수 있는 사람을 소위 공감능력이 뛰어난 사람이라고 합니다. 그리고 이러한 슬픔과 분노는 종종 눈물을 흘리게 만듭니다. 이러한 경우 역시 호메시스를 자극하는 정신적 스트레스가 될 수 있다고 봅니다. 이 눈물의 힘이 만만치 않기 때문입니다. 인간이 만들어내는 배설물 중 타인에게 혐오감을 가지게 하지 않는 단 하나의 분비물이 눈물이라고 하죠. 극과 극은 통한다고 웃음만큼이나 눈물도 우리의 면역체계를 활성화시키는데 도움이 됩니다. 아니, 눈물은 웃음보다 좀 더 격정적이며 여운이 길죠. 저는 이러한 감정을 건강한 슬픔과 건강한 분노라고 부르고 싶습니다.

그런데 한 개인의 입장에서는 굳이 건강한 슬픔과 건강한 분노를 동원하지 않아도 건강하게 잘 살 수 있는 다른 방법들이 있습니다. 그러나 한 사회의 관점에서 보면 이러한 감정을 느낄 수 있는 사람들이 점차 줄어든다는 것은 결국 그 사회가 서서히 병들어가고 있다는 증거가 아닐까 싶습니다. 우리의 마음이 우리 몸을 구성하는 수십 조개에 이르는 세포들의 건강상태에 영향을 미치듯이, 호메시스의 개념을 개인의 차원에서 집단의 차원으로 확장해 본다면 개인의 건강은 그 개인이 속해있는 사회가 가진 정신적인 건강상태에 영향을 받을 수 밖에 없을 것이라고 생각합니다. 우리 사회에서 벌어지는 일들에 대하여 무관심한 사람들이 늘어가는 현실을 지켜보는 것이 많이 안타까운 요즘입니다.

⑼ 그럼, 난 어떤 스트레스를 이용할까?

제가 앞서 이야기했던 소식, 간헐적 단식, 운동, 파이토케미칼, 더위, 추위, 마음 등 모든 것들은 우리 인체가 일차적으로 스트레스로 받아들이기 때문에 호메시스가 작동이 되는 것입니다. 그런데 현실에서 이 모든 것을 매일같이 다 챙기면서 사는 것은 불가능하겠고, 그 중 몇 개만 선택하자면 어떤 스트레스의 조합으로 사는 것이 제일 의미가 있을까요?

마음에서 말씀드렸듯이 호메시스를 자극하는 스트레스들은 지속적이어서는 안 되고 간헐적으로 존재하여야 효과적입니다. 그런 관점에서 보면 역시 우리 같은 사람들은 운동과 파이토케미칼을 기본으로 하는 것이 최고일 것 같아요. 하루에도 몇 번씩 치고 빠지는 것을 확실히 구분해서 사용할 수 있잖아요. 그리고 우리가 생명을 가지고 사는 한은 매일 경험해야 하는 일이니까 잊어버릴 일도 없고요. 그러나 아무리 열심히 운동하고 다양한 파이토케미칼들을 끼니때마다 빠트리지 않는다 하더라도 늘 마음이 지옥이라면 말짱 도루묵이 될 가능성이 큽니다.

현대인에게 안락한 삶이란 모름지기 육체적으로나 심리적으로나 가능한 한 스트레스가 적은 생활을 의미합니다. 그러나 우리가 스트레스를 피하면 피할수록 우리 몸 안에 살고 있는 100명의 의사는 점점 더 무기력해지고 무능력해집니다. 이 100명의 의사를 최대한 단련시키기 위해서 수시로 우리의 몸을, 정신을 적절한 스트레스로 자극해 줘야 합니다. 독일의 철학자 니체가 "That which does not kill us makes us stronger"이라는 말을 했다고 합니다. 즉, 우리를 죽게 하는 것이 아닌 모든 것은 우리를 강하게 해준다라는 의미인데요. 철학자인 니체가 어떤 의미로 이런 말을 했는지는 잘 모르겠지만 이 문장은 현재 호메시스를 다루는 논문의 제목으로 가끔 인용되기도 합니다.

우리를 죽게 하지 않는 스트레스는 우리를 강하게 해줍니다.

여전히 POPs 배출이 중요한 이유

그럼, 호메시스 작동이 정답이라면 앞서 제가 구구절절 설명했던 POPs 물질의 배출을 증가시키는 방법은 아무런 의미가 없을까요? 여기서 꼭 다시 한번 강조해야 할 사실은 호메시스를 작동시키는 것이 바로 세포수준에서 POPs의 배출을 증가시키는 방법이라는 겁니다. 우리 몸 안에 있는 100명의 의사들이 활동을 시작하면 다양한 세포 반응이 나타나는데 그 중 하나가 세포 내에 존재하는 불필요한 물질들을 가능한 한 빨리 세포 밖으로 내 보내는 기능의 활성화이기 때문입니다. 화학물질들 중에서도 소변으로 잘 배출되는 종류들은 일단 세포 밖으로만 나오면 비교적 우리 인체가 손쉽게 처리할 수 있습니다. 그런데 POPs와 같은 종류들은 세포 밖으로만 나간다고 저절로 해결이 되는 것이 아닙니다. 림프 흐름을 좋게 만들어주고, 담즙 배출을 원활하게 해서, 결국 대변으로 빠져나가게 해야 하기 때문이죠.

위에서 설명한 호메시스를 작동시키는 방법 중 복식호흡을 동반한 운동과 마사지는 림프 흐름을 좋게 하고 간헐적 단식은 담즙을 모아놓았다가 일시에 배출시키는 효과가 있다고 말씀드렸습니다. 그러므로 호메시스에 집중하면 세포수준에서 발생하는 다양한 이점과 더불어 덩달아 POPs의 체외 배출이 증가할 가능성이 높아지죠. 그리고 여기에 추가적으로 현미와 같은 식이섬유가 풍부한 식물성 식품을 넉넉히 같이 드셔야만 최종적으로 담즙과 함께 나온 POPs를 흡착시켜 대변으로 빠져 나오게 할 수 있다는 것입니다. 호메시스를 작동시켜 세포 밖으로는 나왔지만 궁극적으로 처리를 해 주지 않는다면 2차, 3차로 다른 문제들이 발생할 수 있습니다. 결론적으로 호메시스를 작동시키게 되면 내가 원하든 원하지 않던 POPs는 세포 밖으로 더 원활하게 나가게 됩니다. 그렇다면 이러한 POPs 물질들이 최종적으로 몸 밖으로 나올 수 있도록 배출을 위한 노력을 같이 해줄 때 최종적으로 우리 인체 내의 호메시스가 완성되는 것이라고 말할 수 있습니다.

간청소라는 것

간청소라는 것이 있죠. 황당무계한 유사 의료행위의 사례 정도로 간주됩니다만 나름대로 의미가 있을 수 있습니다. 여기에 대한 이야기를 하려면 먼저 간청소라는 것이 도대체 뭔지를 말씀드려야 하는데요. 아주 간단하게만 설명드릴게요. 마그네슘 제제製劑를 마셔서 담관을 먼저 충분히 이완시켜 준 다음 올리브유와 생과일 쥬스를 반반씩 섞어서 한 컵 마시고 자면 다음 날 간에 존재한다는 담석들이 대변으로 우수수 빠져온다는 것입니다. 인터넷을 찾아보면 이렇게 해서 대변으로 나왔다는 다양한 크기의 초록색 알갱이들을 채로 건져서 찍은 사진들도 많이 올라와 있습니다. 간청소를 옹호하는 측에서는 쏟아져 나온 초록색 알갱이들을 가지고 "봐라! 이게 바로 간에 존재하는 담관에 끼여있었던 담석들이다"라고 주장합니다. 간청소를 비판하는 측에서는 "올리브유와 담즙이 만나서 뭉쳐진 것을 가지고 담석이 나왔다고 혹세무민惑世誣民하다니"라고 비난합니다.

간청소는 한 동안 알게 모르게 사람들에게 꽤나 유행을 한 것으로 아는데요. 공중파 방송에서 여러 차례 "간청소할 때 나온다는 알갱이들은 담석이 아니다. 따라서 간청소는 사기다"라고 보도하면서 시들해졌죠. 언론에서 담석이 아니라고 한 근거는 아래와 같이 요약할 수 있습니다. 첫째, 이 초록색 알갱이를 검사해보니 간청소할 때 사용하는 재료의 성분만 나왔지 보통 담석 안에 존재하는 결정체 성분은 나오지 않았다. 둘째, 대변으로 나온 초록색 알갱이가 시간이 지나자 녹아버렸는데 진짜 담석은 그럴 수가 없다. 셋째, 간내담관은 1~2mm 정도로 아주 좁은데 이 담관을 통하여 담석이 통과하는 것은 불가능하다.

저도 간청소할 때 나온다는 초록색 알갱이들이 우리가 보통 담석이라고 부르는 것과 동일한 것은 아니라고 생각합니다. 그러나 그렇다고 해서 간청소시 배출되는 그 뭔가가 아무런 의미가 없는 것도 아닙니다. 제가 앞서 몸 속에 축적된 POPs의 배출을 용이하게 하기 위해서는 먼저 담즙을 모아놓았다가 일시에 나올 수 있도록 해야 한다고 설명드린 바가 있는데요. 생각해보면 이것이 바로 간청소가 작동하는 기전과 동일합니다.

간세포를 통하여 배출되는 POPs와 같은 화학물질들은 담즙과 함께 간내에 존재하는 아주 좁은, 수많은 담관들을 타고 흘러 내려옵니다. 이렇게 간내담관을 타고 흘러내린 담즙은 간 밖에 존재하는 큰 담관에서 같이 만나게 되고 그 옆에서 있는 담낭이라는 장기에 모여있다가 우리가 음식을 먹을 때 소장으로 분비가 됩니다. POPs가 인체 밖으로 배출이 잘 되려면 무엇보다 먼저 충분한 담즙이 소장으로 잘 나와야 합니다. 그런데 이 담즙들이 쑥쑥 흘러내려오지 못하고 간내 담관에 정체되어 있으면 아무리 식이섬유를 많이 먹어도 의미가 없는 것입니다. 간청소는 그 작용 원리를 생각해

보면 담관 내에 정체되어 있는 POPs에 오염된 담즙들을 한꺼번에 확 쓸고 내려올 수 있도록 도와 주는 역할을 하는 것으로 볼 수 있죠. 영어로 간청소를 변기에 물을 내릴 때 사용하는 용어인 Liver flushing이라고 부르는 이유입니다.

저의 호기심 충족 차원에서 실제로 간청소할 때 대변으로 나오는 알갱이를 가지고 그 성분을 분석해 본적이 있었어요. 당연하게 다양한 POPs 성분이 높은 농도로 검출되더군요. 본격적으로 연구 한 번 해볼까 싶었지만 간청소를 해주면 담즙으로 배출되는 화학물질의 흐름이 좋아질 것이라는 것은 굳이 실증적 연구를 해 보지 않더라도 현재 우리가 알고 있는 지식에 근거해서 판단해 볼 때 충분히 추론 가능한 결과라고 보고 접어버렸죠.

1년에 한 번 정도 해주는 간청소와 평소 담즙의 흐름을 좋게 해주는 생활습관은 일반적인 간기능 회복제보다 간의 건강에 더 의미가 있을 가능성이 큽니다. 그러나 누군가가 저한테 "증거있냐?"라고 묻는다면 저는 "현대의학에서 인정해주는 증거는 없다"고 답변할 수 밖에 없습니다. 현재 어떤 특정 치료법이 효과가 있다는 것을 대외적으로 인정받기 위해서는 사람들을 대상으로 무작위배정 임상시험이라는 것을 시행한 후 그 결과를 표로, 그림으로 요약해서 이 치료법이 얼마만큼 효과가 있다는 것을 통계적으로 검정하여 보여줘야 하거든요. 바로 21세기 의학을 이끈다는 근거중심의 학Evidence-based medicine이 요구하는 증거입니다.

아주 많은 연구비가 있어야만 할 수 있는 무작위배정 임상시험이 현대의학을 좌지우지 하게 된 것에 대하여서도 매우 할 말이 많습니다마는, 간청소와 같은 경우는 아무리 많은 연구비가 있다 하더라도 무작위 임상시험을 시행하는 것 자체가 불가능할 겁니다. 왜냐하면 이런 임상시험을 실제로 하기 위하여서는 먼저 이런 목적을 가지고 이렇게 저렇게 실험을 하겠다고 아주 상세하게 계획서를 써서 임상연구윤리위원회의 심사를 통과해야 하거든요. 그런데 만약 제가 간청소의 효과를 검정하겠다고 계획서를 작성해서 임상연구윤리위원회에 제출한다면 이런 답변을 받을 것 같아요. "간청소는 과학적 근거가 부족한 시술로 환자에게 위해를 가할 가능성이 있으므로 본 위원회에서는 현재의 연구계획을 승인할 수 없음. 땅땅!"

현재 간청소는 인터넷이 만들어 낸 근거 없는 건강정보의 대표적인 예로 많이 언급됩니다. 그러나 굳이 비싼 돈 내고 간청소 한다는 의료기관을 찾을 필요는 없겠지만 연중행사 정도로 집에서 한 번씩 해보시는 것 나쁘지 않다고 생각합니다. 그런데 먼저 복부초음파 검사 정도는 해보시고 결정하시는 것이 좋을 겁니다. 초음파검사에서 진짜 담석이 보이는 분들은 하지 않는 편이 안전할 수도 있는데요. 간청소 도중 이 담석이 흘러나오다가 운 나쁘게 담관에 애매하게 끼여버리면 응급실을 찾아야 할 일이 발생할 수도 있거든요. 마지막으로 제가 덧붙이고 싶은 당부는 간청소를 하시든

하시지 않든 평소에 이러한 담즙 배출을 증가시킬 수 있는 생활습
관, 특히 건강한 식습관을 가지는 것이 훨씬 우리의 건강에 더 중
요하다는 것입니다.

생식과 글루타치온

음식을 불에 익혀먹는 것은 인간들만이 하는 일입니다. 인류
역사에서 불이 가져온 변화는 엄청나지만 그 중에서도 중요한 것
은 인간이 화식을 시작하게 된 것이죠. 그런데 요즘 생식에 관심을
보이는 사람들이 늘어가고 있습니다. 생식으로 질병을 치료했다는
사람들도 가끔 눈에 띕니다. 이렇게 먹는 것이 식이요법이라는 이
름으로 치료의 영역에 들어오면 그때부터 그 방법은 사이비 취급
을 받기 시작합니다. 그러나 다양한 화학물질로 우리 몸이 오염된
21세기에는 화식은 화식대로 즐기되, 열을 가하지 않고 먹는 음식
의 비중을 지금보다는 많이 늘려 주셔야 할 필요가 있습니다. 다양
한 생식의 효과가 있을 수 있습니다만 제가 생식에 주목하는 가장
큰 이유는 바로 글루타치온 때문입니다.

제가 1부에서 GGT는 글루타치온 대사와 밀접한 관련성이 있
으며 혈청 GGT가 증가했다는 것은 세포내에 글루타치온이 부족
해졌음을 의미하는 것으로 해석될 수 있다고 한 말 기억하시나요?

그리고 2부에서는 저농도 POPs에 만성적으로 노출되면 글루타치온이 감소되고 이 물질이 장기적으로 부족해지면 백약이 무효라고 했었죠. 암, 당뇨병, 치매, 에이즈 등 다양한 만성질환에서 글루타치온치가 감소해 있는 것으로 보고됩니다.

글루타치온은 시스테인cysteine, 글라이신glycine, 글루타메이트glutamate의 세 가지 아미노산이 결합된 형태로 존재하는 아주 작은 단위의 물질입니다. 그러나 우리 세포 내에서 가장 풍부하게 존재하는 항산화물인 동시에 생체 내에서의 그 역할은 그 어떤 것보다 중요합니다. 이 물질이 부족해지면 인체 내에 존재하는 화학물질들, 특히 나쁜 놈들을 제때 제때 처리해 줄 수가 없고 산화스트레스가 지속적으로 증가되며 우리의 면역체계가 위협을 받습니다. 비타민 C와 같은 항산화제도 글루타치온이 없으면 무용지물이에요.

그러면 이렇게 중요하다는 글루타치온이 부족해졌을 때 다시 그 농도를 올릴 수 있는 방법은 어떤 것들이 있을까요? 먼저 글루타치온이 처리해 줘야 하는 화학물질에 대한 노출이 줄어들면 글루타치온의 부족이 어느 정도는 만회될 수 있습니다. 그러나 이런 간접적인 방법은 장기적으로는 의미가 있습니다만 만회되는데 시간이 많이 걸린다는 단점이 있습니다. 보다 직접적으로 빠른 시간 내에 올릴 수 있는 방법은 없을까요?

글루타치온 보충제라는 것이 있습니다. 이걸 하루 한 알 복용하면 어떨까요? 의미 없습니다. 왜냐하면 소화관에서 분해가 되어

버리기 때문에 온전히 글루타치온이라는 형태로 우리 인체 내로 흡수가 되지 않기 때문이죠. 보충제가 의미가 없다면 글루타치온이 많이 포함된 식품을 먹으면 어떨까요? 글루타치온은 특히 동물성 식품에 많이 들어있는데요. 동물성 식품을 많이 먹으면 글루타치온의 부족사태가 해결이 될까요? 그러나 아쉽게도 음식 속에 든 글루타치온도 보충제와 마찬가지로 소화관에서 분해가 되어버립니다. 그리고 작금의 동물성 식품은 글루타치온을 계속 소모하게 만드는 다양한 화학물질들이 오염된 상태로 존재하죠.

보충제로도, 음식으로도 불가능하다면 그 다음은요?

인체의 글루타치온 부족을 해결하기 위하여 가장 효과적인 방법은 우리 세포가 글루타치온 합성을 잘 할 수 있도록 도와주는 것입니다. 우리 세포가 글루타치온 합성을 잘 하기 위해서는 두 가지 조건이 필요합니다. 첫째, 합성에 필요한 원재료가 충분히 공급되어야 하고 둘째, 그 재료들을 엮어서 글루타치온으로 만드는 데 필요한 효소들이 제 기능을 해줘야 합니다. 이 두 가지 조건 중 두 번째인 효소들을 제대로 활성화시키는 방법은 바로 호메시스를 작동시키는 것입니다. 호메시스의 반응 중 하나가 글루타치온 합성을 증가시키는 것이거든요. 호메시스 작동 방법이야 이미 자세히 말씀드린 바가 있으니 여기서는 글루타치온의 원재료 이야기만 하겠습니다.

글루타치온을 구성하는 3개의 아미노산 중 가장 중요한 것은 바로 시스테인입니다. 나머지 2개의 아미노산은 늘 체내에 풍부하게 존재하기 때문에 크게 중요하지 않고요. 이 시스테인은 외부에서 바로 음식을 통하여 공급될 수도 있고 메티오닌methionine이라는 아미노산으로부터 우리 세포가 만들어낼 수도 있습니다. 글루타치온이 많이 든 음식을 먹으면 그대로는 인체에 흡수가 되지 않지만 글루타치온 분해 산물 중 하나가 시스테인이므로 역시 시스테인의 공급원이 됩니다. 아무리 호메시스를 작동시켜 효소들이 활발하게 일을 시작하려고 해도 시스테인이라는 핵심부품이 모자라면 글루타치온 합성에 차질이 발생합니다.

시스테인이나 메티오닌 모두 황을 함유하는 아미노산이라는 공통점이 있으며 식물성 식품보다 동물성 식품에서 음식 단위 g당 함량이 훨씬 더 높습니다. 그렇기 때문에 글루타치온의 관점에서 본다면 동물성 단백질의 적절한 공급은 매우 중요합니다. 그런데 여기에는 딜레마가 있습니다. 바로 글루타치온, 시스테인, 혹은 메티오닌과 같은 성분은 열을 비롯한 외부조건에 약하기 때문에 익히거나 저장기간이 증가하면 파괴되는 속도가 매우 빠르기 때문이죠. 즉, 생선회, 육회같이 동물성 식품을 익히지 않은 상태에서 즉석에서 먹는다면 바람직합니다만 익혀서 먹으면 그 의미가 줄어듭니다.

전통적으로 동물성 식품을 많이 먹는 민족을 자세히 살펴보면 익히지 않은 상태로 혹은 최소한의 열만 가한 상태에서 먹는데 대하여 별로 거부감이 없다는 사실, 혹은 그러한 식습관을 즐긴다는 것을 아실 수 있을 겁니다. 서양사람들 스테이크를 먹는 걸 보면 겉만 살짝 익혀 피가 뚝뚝 떨어지는 상태로 먹는 것을 더 선호하며 에스키모인들은 사냥한 바다사자의 눈을 그 자리에서 그대로 빨아먹더군요. 방금 사냥한 동물의 뜨거운 피를 그대로 마시는 마사이족은 말할 것도 없고 몽골인들은 자신들이 기른 동물에게서 나오는 유제품을 짜서 그대로 마십니다. 생선회는 신선도가 생명입니다. 그리고 생식만으로만 먹는 동물성 식품의 최고봉이 바로 모유입니다.

그러면 동물성 식품은 최대한 익혀서 먹어야만 직성이 풀리는 사람들은 어떻게 할까요? 다행스럽게도 글루타치온의 합성에 필요한 원재료는 식물에도 포함되어 있습니다. 물론 그 절대량은 동물성 식품보다 적지만 식물은 열을 가하지 않은 신선한 상태로 먹는 것이 용이한 식품이므로 유리한 측면이 있습니다. 거기에 더하여 식물에는 파이토케미칼이 같이 포함되어 있습니다. 동물성 식품으로 시스테인이나 메티오닌을 섭취하면 따로 운동과 같은 호메시스를 작동시키는 뭔가를 추가로 해줘야 세포내에서 글루타치온 합성이 시작될 수 있습니다. 그러나 식물성 식품을 신선한 상태로 먹게되면 글루타치온 합성에 필요한 원재료의 공급과 함께 그 재료들을 엮는데 필요한 효소들을 활성화시켜 주는 호메시스 작동을 위한 자극이 동시에 주어진다는 것입니다. 단순히 특정 영양소가 얼마나 들어 있나?와 같은 단편적인 관점이 아니라 포괄적인 관점에서 식품을 봐야 하는 이유입니다.

그럼, 글루타치온 합성에 필요한 원재료들이 상대적으로 많이 함유된 식물성 식품들은 어떤 것들이 있을까요? 아스파라가스는 가장 글루타치온 함량이 높은 채소이고 브로콜리, 감자, 양파, 피망, 호두, 마늘, 당근도 글루타치온 함량이 어느 정도는 되는 식물성식품입니다. 시스테인은 부추, 홍고추, 마늘, 브로클리, 양배추 그리고 현미와 같이 씨눈이 있는 곡식 등에 많이 함유되어 있고요, 메티오닌이 많이 함유된 식물성식품은 참깨, 온갖 씨앗종류, 현미와 같이 씨눈이 있는 곡식입니다. 이들 식품을 가능한 한 열을 가하지 않은 상태에서 신선할 때 먹을 수 있다면 가장 바람직하겠죠.

바로 생식의 힘입니다.

자연치료와 호메시스

자연치료라는 이름으로 난치병환자들을 대상으로 이루어지는 유사의료행위가 있습니다. 대체의학의 일종이라고도 합니다만 저는 그렇게 부르는 것은 좀 불편하더군요. 대체의학 내에는 종종 정체를 알 수 없는 다양한 시술들이 포함되고 이러한 시술을 제공하는 측과 제공받는 측간에 상당한 금전적인 거래가 오고 가죠. 그럴 경우에는 내가 비용을 받고 제공해주는 시술들이 건강에 도움이 된다는 근거가 어느 정도는 있어줘야만 사기꾼이라는 이야기를 듣지 않습니다.

그에 비하여 자연치료는 먹는 것과 움직이는 것에 초점을 둔 방법입니다. 먹는 것과 움직이는 것은 내가 어떤 치료를 어떻게 받고 있는지에 관계없이 생명체로서 살고 있는 한은 매일같이 해야 하는 행위입니다. 즉, 본인의 의지에 의하여 스스로 선택하여 할 수 있고 이를 위하여 특별한 비용을 지불하지 않아도 되는 방법들이라는 거죠. 환자들 중에는 현대의학에서 제공하는 약이나 시술과 함께 사용하면서 자연치료에서 권장하는 방법을 접목하기도 하고, 드물지만 모든 것을 끊고 먹는 것과 움직이는 것만을 가지고 질병을 치료하겠다는 사람들도 있습니다.

그런데 제가 여태껏 설명드렸던 호메시스와 POPs의 배출 방법들을 가만히 들여다 보면 이것이 다름 아닌 자연치료에서 기본적으로 사용하는 방법들입니다. 자연치료에서는 소식, 단식, 식물성 식품, 생식이 광범위하게 이용됩니다. 이러한 식습관은 바로 호메시스를 직접적으로 작동시키는 방법인 동시에 다양한 화학물질들의 배출을 도와주는 방법들이죠. 움직이는 것은 제가 호메시스를 작동시키면서 림프흐름을 좋게 해서 화학물질의 배출을 증가시켜줄 수 있는 가장 좋은 방법이라고 누누이 강조 드린 바 있습니다.

호메시스는 질병을 예방하고 건강해지기 위한 방법으로 사용될 수 있지만 질병을 치료하는데도 의미 있게 사용될 수 있다고 봅니다. 지금도 만성질병을 가진 환자들에게 생활습관을 교정하는 것은 중요한 교과서적인 치료방법 중 하나입니다. 그러나 현실에서는 대부분 약물치료의 보조요법 정도로 사용되고 있죠. 저농도 화학물질의 혼합체에 대한 장기적인 노출이 이러한 질병의 발생에 핵심적인 역할을 한다면 먹는 것과 움직이는 것의 중요성은 지금보다 훨씬 더 강조되어야 할 필요가 있습니다. 다만 지금과 같이 칼로리와 영양소만을 주로 따지는 현대의 영양학이나 운동생리학의 패러다임으로는 안 됩니다. 호메시스와 화학물질 배출의 관점에서 볼 때 어떤 식습관과 운동이 건강을 지키는데 혹은 회복하는데 가장 바람직한 것인지를 판단해야 하고 이것을 일상생활에 적용해야 합니다.

자연치료를 현대의학과 대치되는 개념으로 사용하는 것은 또다른 오류를 가져올 수 있습니다. 호메시스를 중간에 두고 현대의학과 자연치료는 과학의 이름으로 만날 수 있습니다. 현대의학의 영역에 자연치료가 자연스럽게 포함되고 접목될 수 있다면 현대의학은 앞으로 더욱 더 강력한 힘을 발휘할 것이며 자연치료는 그 원래의 가치를 세상에 온전히 드러낼 것입니다.

몽상가의 꿈

현재 의사는 우리 사회가 매우 선호하는 직업 중 하나입니다. 보통 사람들은 경제적 보상이 크다는 점을 가장 큰 매력으로 이야기 합니다만 의사는 사람들의 육체뿐만 아니라 마음까지 치유할 수 있는 흔치 않은 좋은 직업이라고 생각합니다. 비록 제가 지금은 환자를 직접 진료하는 현장에 있지는 않습니다만 의사면허증이 있다는 사실, 그리고 언제라도 의사로서 살 수 있다는 사실이 새삼 다행스럽습니다. 연구라는 것의 가치에 대하여 날이 갈수록 회의감이 깊어가는 요즘, 저는 이 책에 쓴 모든 생각들을 직접 환자들에게 적용해 보고 싶다는 생각을 많이 합니다.

만약 제가 직접 환자를 본다면 가장 많은 시간을 투자하는 것은 아마 환자에 대한 교육일 겁니다. "진료는 의사에게, 약은 약사에게"라는 구호도 별로 맘에 들지 않지만, 저는 환자에 대한 영양 교육을 영양사에게, 운동 교육을 운동 처방사에게 맡기고 싶은 생각이 없습니다. 환자들의 생활습관을 바꾸기 위해서는 현재 패러다임 하에서 교육받은 그 어떤 생활습관 전문가보다 제가 직접 환자를 교육하는 것이 훨씬 더 중요하고 효과적일 것이라고 믿고 있거든요.

아마 첫 만남에서는 최소한 1시간은 주어져야 저를 찾아온 환자와 제대로 소통과 교감이 될 것 같습니다. 먼저 환자가 그 동안 어떻게 살아왔는지 지금은 어떻게 살고 있는지에 대하여 자세히 듣고 제가 이 책에 쓴 내용들을 환자의 상황에 맞게 적절하게 취사선택하여 환자에게 반드시 해야 할 것들과 반드시 하면 안 될 것들을 이야기해줄 겁니다. 그리고 이렇게 마무리할 것 같아요. "제가 얘기한 대로 딱 3달간만 해봅시다. 3달 후에 다시 검사해보고 그래도 좋아지지 않으면 그때는 적절한 약을 드리죠. 수시로 전화해서 잘하고 계신지 확인해볼 겁니다".

그러나 이 대한민국의 의료 현실은 제가 이러한 의료행위를 하면서 생계를 유지할 수 있도록 허락하지 않을 것 같습니다 이렇게 환자를 보내고 나면 저한테는 아무 것도 남지 않거든요. 먹고 사는 바가 아닌 다음에야 저도 먹고 살아야 하는데 의료보험공단에서도 저한테 비용을 지불하지 않으며 환자들도 저한테 비용을 지불하지 않을 겁니다. 간호사 월급은 어떻게 할 것이며 이 진료실의 월세는 어떻게 하나요? 1시간 동안 환자와 대화를 주고 받으면서 그 환자들의 생각과 생활을 바꿀 수 있도록 교육하고 설득하는 것은 그 어떤 의료행위보다 환자 개인에게도, 사회적으로도, 국가적으로도 가치가 있다고 믿고 있지만 현재 이러한 의사는 대한민국에서 살아남을 수가 없습니다. 살아남는 것은 고사하고 아마 1년 내에 신용불량자로 전락해버릴 겁니다.

현대의학은 의사의 힘을 한편으로는 강하게 만들었지만 다른 한편으로는 약하게 만들어 버렸습니다. 복잡성의 최극단에 위치한 인간이라는 유기체의 건강을 다루는 의학에 극히 제한된 조건하에서 벌어지는 현상들을 분자 수준에서 연구하는 다양한 최신의 학문들이 접목되면서 "질병이란 도대체 어디서부터 시작되는가?"에 대한 고민을 충분히 할 만한 시간을 가지지 못한 채로 현 시점에 이르러 버렸거든요. 질병의 시작을 유전자 발현, 단백질 구조, 수용체 기능, 신호전달체계의 관점에서 바라보기 시작하면 해결책을 찾기가 점점 힘들어집니다. 많은 경우 이러한 문제들은 현상이고 결과일 가능성이 큽니다. 질병발생 과정 중에서 필연적으로 나타나는 것일 수도 있고 생명체가 보상기전으로 작동시켜서 나타나는 현상일 수도 있겠죠. 담배 때문에 병이 생긴 사람들은 어떤 치료를 받더라도 담배부터 끊어야 하고 술 때문에 병이 생긴 사람은 술부터 끊어야 합니다. 마찬가지로 다양한 화학물질에 대한 만성노출로 인하여 병이 생긴 사람들은 현대의학이 제공하는 그 어떤 환상적인 치료를 받는다 하더라도 이러한 화학물질의 배출을 증가시키고 이로 인하여 발생한 문제들을 바로 잡을 수 있는 뭔가를 동시에 해줘야지 그 치료가 빛을 발할 것입니다.

언젠가 환자 교육에 가장 많은 시간을 보내도 신용불량자로 전락할 걱정이 없는 그런 세상이 온다면 저는 기꺼이 사표를 훌쩍 던지고 세상 한 켠으로 돌아갈 겁니다. 필요에 따라서 현대의학이 제공해주는 여러 가지 약도 사용할 것이고 지금이라도 제대로 배울 수 있는 기회가 주어진다면 다양한 시술도 할 것입니다. 다만 칠 때는 확실히 치고 빠질 때는 확실히 빠져 주는 의사로 살고자 하는 것이 저의 바람입니다. 칠 때는 현대의학이 제공해주는 최신의 기술을 맘껏 이용하고 빠질 때는 생명체가 가지고 있는 본래의 치유 능력을 극대화시킬 수 있도록 옆에서 도와주고... 몽상가의 헛된 꿈일 뿐인 걸까요?

참고문헌

1. Iida T, et al. Therapeutic trial for promotion of fecal excretion of PCDFs and PCBs by the administration of cholestyramine in Yusho patients Fukuoka Igaku Zasshi. 1991;82:317-25.

2. Sakurai K, et al. Colestimide reduces blood polychlorinated biphenyl (PCB) levels. Intern Med. 2006;45:327-8.

3. Geusau A, et al. Olestra increases faecal excretion of 2,3,7,8-tetrachlorodibenzo-p-dioxin.Lancet. 1999;354:1266-7.

4. Richter E, et al. Effects of dietary paraffin, squalane and sucrose polyester on residue disposition and elimination of hexachlorobenzene in rats. Chem Biol Interact. 1982;40:335-44.

5. Morita K, et al. Chlorophyll derived from Chlorella inhibits dioxin absorption from the gastrointestinal tract and accelerates dioxin excretion in rats. Environ Health Perspect. 2001;109:289-94.

6. Manara L, et al. Prevention of TCDD toxicity in laboratory rodents by addition of charcoal or cholic acids to chow. Food Chem Toxicol. 1984;22:815-8.

7. Aozasa O, et al. Fecal excretion of dioxin in mice enhanced by intake of dietary fiber bearing chlorophyllin. Bull Environ Contam Toxi-

col. 2003;70:359-66.

8. Sera N, et al. Binding effect of polychlorinated compounds and environmental carcinogens on rice bran fiber. J Nutr Biochem. 2005;16:50-8.

9. Vandenberg LN et al. Hormones and endocrine-disrupting chemicals: low-dose effects and nonmonotonic dose responses. Endocr Rev. 2012;33:378-455.

10. Lee DH, et al. Chlorinated Persistent organic pollutants, obesity, and type 2 diabetes. Endocr Rev. 2014; 35:557-601.

11. Lee DH, et al. Jr Hormesis and public health: can glutathione depletion and mitochondrial dysfunction due to very low-dose chronic exposure to persistent organic pollutants be mitigated? J Epidemiol Community Health. 2015;69:294-300.

12. Ristow M, et al. How increased oxidative stress promotes longevity and metabolic health: The concept of mitochondrial hormesis (mitohormesis). Exp Gerontol. 2010;45:410-8.

13. Mattson MP and Calabrese EJ. Hormesis: A Revolution in Biology, Toxicology and Medicine. Humana Press 2014

14. Rattan S and Bourg EL. Hormesis in Health and Disease (Oxidative Stress and Disease). CRC Press 2014.

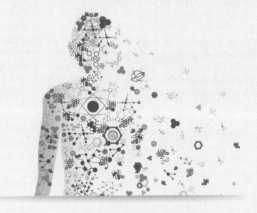

우리를
둘러싼 이슈들

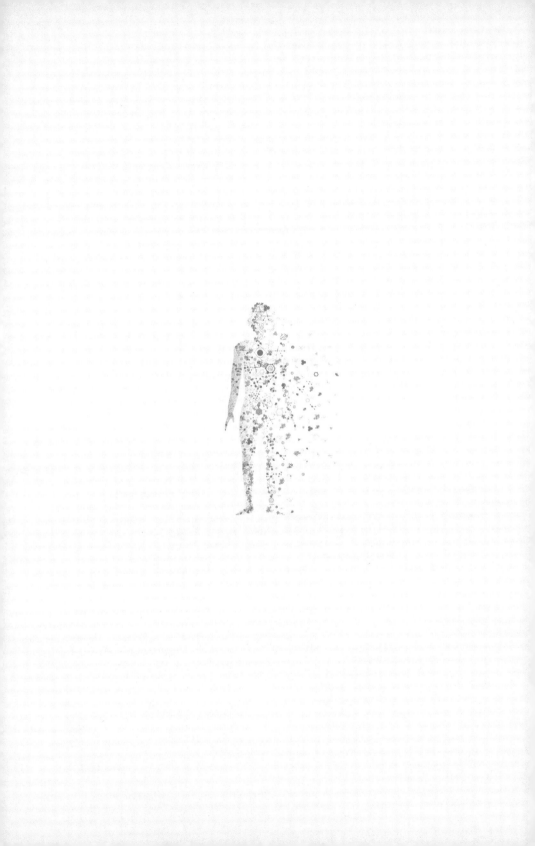

유전자조작식품을 어떻게 볼 것인가?

유전자조작식품은 현재 일반 대중들이 많은 관심을 가지고 있는, 그리고 그에 대한 의견은 극과 극을 달리는 이슈 중 하나죠. 평소 환경이나 먹거리에 관심을 가지는 사람들은 인류 재앙의 씨앗으로 보는 반면 현대 과학기술의 발전을 경이롭게 그리고 무한한 신뢰감을 가지고 바라보는 사람들은 지구를 식량위기에서 구해줄 유일한 대안이라고 주장합니다. 그렇다면 저는? 성향으로 치자면 전자에 가깝겠지만 인류 재앙의 씨앗은 유전자조작식품이 아니라 POPs라고 생각하는지라...

"종의 경계를 넘어서" 유전자를 추출하고 인위적으로 이식하여 나온 결과물을 영어로는 "Genetically Modified Organisms", 줄여서 GMO라고 합니다. 우리 말로 해석하자면 유전적으로 변형된 생물체라는 의미로 해석할 수 있는데 GMO를 반대하는 사람들은 "Modified" 대신 "Manipulated"란 용어를 사용해야 한다고 주장합니다. 가치중립적인 것으로 볼 수 있는 "변형된"이란 단어보다 "조작된"이란 단어는 그 자체로 부정적인 느낌을 줍니다.

그럼 최근에 있었던 GMO를 둘러싼 역사상 가장 격렬했던 논쟁 하나로 이야기를 시작하겠습니다. 2012년 9월 프랑스 캉대학교의 세랄리니[Seralini] 교수 연구팀에서 〈Food and Chemical Toxicology〉에 논문 하나를 발표합니다[1]. 라운드업이라는 제초제와 라운드업에 견딜 수 있는 GMO 옥수수를 장기간 먹었을 때 어떠한 독성을 가질 수 있는가를 연구한 논문입니다. 이 연구에서는 2년 동안 200마리의 쥐를 대상으로 라운드업 제초제와 GMO 옥수수를 먹여서 키웠더니만 이들을 먹고 자란 쥐에서 종양이나 사망을 포함하여 각종 장기의 손상이 더 많이 더 빨리 발생했다고 보고함으로써 세계가 발칵 뒤집힙니다.

평소 GMO에 관심을 가지고 있었던 분들은 다들 잘 아시겠지만 그렇지 않았던 분들은 GMO 얘기하는데 웬 제초제 이야기냐 하실 것 같아서 부가 설명을 좀 드리겠습니다. GMO를 이야기할 때마다 늘 등장하는 이름이 하나 있죠. 바로 몬산토라는 회사입니다. 몬산토는 현재 GMO의 최대 생산업체인데, 몬산토가 GMO로 눈을 돌린 것은 최근의 일이고 원래 몬산토는 라운드업이라는 제초제를 가지고 엄청난 돈을 벌어들이고 있었던 회사였어요. 그리고 더 거슬러 올라가면 제가 인류 재앙의 씨앗이라고 생각하는 POPs를 대량 생산했던 회사이기도 하죠. 그린데 POPs의 생산과 사용이 금지될 무렵 이를 대체하는 농약으로 친환경적이며 인체에 무해하다고 개발한 제품이 바로 라운드업입니다. 이 시점이 1970년대 중반인데요. 그 이후 라운드업은 전 세계에서 가장 널리 사용하는 제초제가 되었으며 몬산토의 돈줄이기도 했습니다.

그런데 그것만으로는 부족했던가 봅니다. 라운드업 생산공장 부근의 토양에서 나온 박테리아가 이 제초제를 분해하는 유전자를 가지고 있다는 것을 발견한 후 몬산토는 이 박테리아의 유전자를 옥수수에 넣은 GMO 옥수수를 만들게 됩니다. GMO 옥수수를 키우면서 라운드업을 뿌리면 주위의 식물들은 전부 씨가 말라버리고 이 제초제를 분해하는 유전자를 가지고 있는 GMO 옥수수만 무럭무럭 자랄 수 있습니다. 이러한 GMO 옥수수를 라운드업 레디 Roundup Ready 옥수수라고 부르는데, 라운드업에 대처할 준비가 되어 있다는 의미죠. 그때부터 몬산토에서는 이 두 가지를 묶어서 판매합니다. 몬산토 입장에서는 "이것보다 더 쉬운 돈 버는 방법은 없다"이며 가능한 한 쉽게 많은 수확을 얻기 원하는 사람의 입장에서 보면 "이것보다 더 편리한 수확 방법은 없다"입니다.

옥수수 이후에도 콩, 카롤라, 면화 등등 라운드업 레디 GMO 식품들은 계속 개발되었으며 몬산토에서 개발한 GMO 식물들을 키울 때 라운드업은 필수적으로 사용할 수 밖에 없는 제초제입니다. 이 둘은 하나는 "생명의 씨앗"이며 하나는 "생명의 씨를 말리는 제조체"입니다만 자웅동체 한 몸과 같은 존재라고 생각하시면 됩니다. 앞서 나왔던 프랑스팀의 논문 제목에 GMO와 라운드업이라는 제초제가 같이 포함되는 이유입니다.

몬산토 측에서 GMO 옥수수가 안전하다는 것을 증명하기 위하여 시행하였던 기존의 동물실험은 3개월 동안 진행되었다고 합니다. 그 결과 별 문제가 없었다고 보고했고요. 여기에 비하여 프랑스 팀의 연구는 2년 동안, 즉 쥐의 전 생애 동안 GMO를 노출시켰다는 점에서 뚜렷한 차이가 있습니다. 또한 라운드업 제초제의 경우, 그 전의 많은 실험연구들은 이 제초제에 포함된 글리포세이트Glyphosate라는 주요 성분만을 가지고 실험했습니다. 그러나 프랑스팀의 경우 제초제에 포함된 모든 성분, 즉 시중에 판매되는 그 상태로 실험을 했다는 것에 중요한 의미가 있습니다. 왜냐하면 추가적으로 들어간 성분들은 그 자체로는 제초제의 효과는 없습니다만 글리포세이트가 생물체로 잘 침투하게 만들어 주고 안정성을 높이는 역할을 하거든요. 우리가 진정으로 라운드업의 문제를 알고 싶다면 다른 부가성분이 다 들어가 있는 상태로 실험을 해야만 보다 진실에 가까운 겁니다. 또한 실험에서 사용한 농도도 보통 수돗물에서 검출되는 정도의 낮은 농도에서 시작했고요. 세랄리니 교수팀의 연구설계를 보면 가능한 한 사람의 노출상황과 가장 유사한 상황을 만들기 위하여 노력했다는 점에서 현재까지 수행되었던 실험 연구와는 확실한 차별화가 되는 그런 연구입니다.

다음 사진들은 논문에서 보고한 결과 중 일부로 GMO 혹은 라운드업에 노출시킨 쥐에서 자란 유방종양 사진입니다. 일단 사진에서 보여지는 충격적인 종양 크기로 사람들은 엄청난 쇼크를 받게 됩니다. 그런데 나중에 이 사진 때문에 세랄리니 교수는 궁지에 몰리기도 하는데요. 동물실험 윤리상 이 정도로 크게 종양이 자랄 때까지 쥐를 키우는 것은 금지되어 있다고 합니다. 그 전에 안락사를 시켜줘야 하는데 자신의 연구결과를 좀 더 드라마틱하게 보

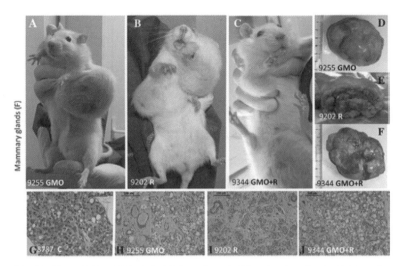

Séralini GE, et al. Republished studyl: Long term toxicity of a Roundup herbicide and a Roundup-tolerant genetically modified maize. Environmental Sciences Europe 2014;26:14.

이게 하기 위하여 쥐가 이 지경이 될 때까지 살려두었다고 공격을 받게 되죠.

어쨌든 이 연구결과는 연구자들 사이에서 엄청난 논란을 불러 일으킵니다. 특히 실험자체가 잘못 설계되었을 가능성을 두고 많은 비판이 있었죠. 예를 들어 세랄리니 교수팀에서 사용한 쥐가 그냥 둬도 암이 잘 생기는 그런 종류들이라는 점(그런데 몬산토가 3개월 실험으로 GMO 안전성 승인을 받을 때 사용한 쥐도 이 종류였답니다), 통계적으로 유의하지 않다는 점(저도 연구논문을 쓸 때마다 통계를 사용하는 사람이긴 하지만, 세상의 3대 거짓말 중 하나가 통계라는 이야기가 있죠), 용량반응관계가 없다는 점(이건 제가 아래에서 이 논문에서 제가 가장 주목하는 결과로 다시 이야기가 나옵니다.) 등이 주된 비판거리로 등장합니다.

2013년 11월 원 논문이 실렸던 〈Food and Chemical Toxicology〉의 편집장은 본인의 전권으로 이 논문의 게재철회를 결정합니다. 세랄리니 교수한테 당신들이 자진해서 철회하라고 몇 번 설득했지만 이 교수는 깨끗하게 거절했다고 합니다. 이 논문을 편집장 전권으로 철회하면서 편집장이 쓴 글을 보면 "논문에서 연구자가 의도적으로 사기를 쳤다는 증거는 없지만 실험 동물수도 부족한 것 같고 사용한 쥐도 좀 문제가 있어 보이니 난 이 논문 철회해야겠다"라고 되어 있습니다. 현재 세랄리니 교수의 원 논문을 찾아보면 각 페이지마다 "RETRACTED"라는 단어가 붉은 색으로 새겨져 있습니다.

제가 보기에 이 정도의 이유가 이미 발표된 논문이 철회되어야 하는 정당한 근거가 된다면 아마 현재 학술지에 발표되고 있는 논문 중 철회해야 할 논문이 하루에도 수십 편, 아니 그 이상일 겁니다. 실험 동물수가 더 부족하고 사용한 쥐의 종류가 더 문제가 있다 하더라도 아마 GMO와 라운드업을 2년 동안 먹여도 아무 문제가 없었다는 연구결과를 발표했더라면 전혀 철회 압력을 받지 않았을 것이라는데 백만 표 겁니다.

수많은 비판, 끊임없는 논문 철회압력과 함께 세랄리니 교수가 아주 단단히 열을 받은 것 같습니다. 이 전에도 이런 일이 있었는지는 잘 모르겠지만 급기야는 연구자의 세계에서는 아주 보기 힘든 일이 벌어집니다. 2014년 6월 세랄리니 교수가 〈Environmental Sciences Europe〉이라는 학술지에 원 논문을 다시 게재해 버리는 거죠[2]. 제목도 내용도 원 논문과 거의 차이가 없습니다.

일단 이 논문을 실어준 〈Environmental Sciences Europe〉이라는 학술지에 좀 주목을 해야 하는데요. 나름 유명한 학술지들을 많이 발간하는 스프링거Springer 출판사에 소속되어 있는 공개 학술지Open access입니다. 돈을 내고 구독을 해야 하는 기존의 학술지와는 달리 공개 학술지는 누구나 무료로 볼 수 있는 장점이 있죠. 공개 학술지가 처음 도입될 때는 과학지식을 누구에게나 공유할 수 있도록 한다는 훌륭한 취지에서 시작되었는데 시간이 갈수록 실체를 알기 힘든 공개 학술지의 숫자가 급증하면서 이러한 학술지에 실리는 연구의 신뢰도 자체에 의문이 제기되는 경우가 많아집니다. 물론 아주 괜찮은 경우도 있습니다만 물을 흐리는 공개 학술지가 훨씬 많죠. 아직까지 〈Environmental Sciences Europe〉이 전자인지 후자인지는 모르겠지만 편집장이 현 시점에서 아주 어려운 결정을 했다는 것은 분명한 것 같습니다.

과연 세랄리니 교수팀의 연구결과가 얼마나 GMO와 라운드업의 진실에 가까운 것일까요? 생물학 분야의 모든 연구들은 제한점을 가지고 있으며 완벽한 연구란 존재하지 않습니다. 당연히 세랄리니 교수팀의 연구도 완벽하지 않고요. 그러나 실험연구는 아무리 어렵고 힘들다 하더라도 사람의 노출과 유사한 상황을 재현하여야만 의미가 있다고 생각하는 저의 관점에서 볼 때 저는 세랄리니 교수의 연구는 시사점이 매우 크며 이 전에 발표된 그 어떤 GMO에 대한 실험연구보다 의미가 있다고 생각합니다.

특히 저는 세랄리니 교수팀의 연구결과 중에 저용량보다 고용량에서 종양이 더 많이 생기지 않는다는 점에 주목합니다. 반면 기존 연구자들은 세랄리니 교수의 연구결과에서 용량반응관계가 없기 때문에 믿을 수가 없다고 합니다. 용량반응관계라... 용량이 높으면 높을수록 반드시 더 해로워야 한다는 그 빌어먹을 고정관념... 이 연구에서 사용한 노출의 수준을 저농도, 중간농도, 고농도 3종류로 나누었을 때, GMO 옥수수건, 라운드업이건, 노출이 되지 않은 대조군보다는 종양이 더 많이 발생하지만 노출용량이 높아진다고 해서 더 종양이 많이 발생하지 않습니다. 오히려 고농도에서 종양발생이 낮아지기도 하죠.

이건 바로 제가 사람들을 대상으로 POPs 연구를 하면서 반복해서 관찰했었던, 제가 몇 년 동안 고민하고 고민했었던 그 현상입니다. 세랄리니 교수팀에서는 이 비선형적인 용량반응관계 때문에, 그리고 현재의 용량반응관계에 대한 패러다임상 분명히 그 결과를 보여주었을 때 비판이 있을 것이라는 예상을 했다고 생각합니다. 그러나 그 결과를 그대로 보여줍니다. 저는 이 연구팀의 결과가 그 전의 어떤 GMO에 대한 동물실험보다 진실에 가깝다고 생각합니다.

자, 그럼 우리는 어떻게 해야 할까요? 앞으로 라운드업을 뿌려서 키운 GMO 식품은 먹지 말까요? 그럴 수 있는 방법이 있다면 저한테도 좀 알려주세요. 이미 GMO 식품은 우리 식탁 구석구석을 다 점령해버렸어요. GMO라는 표기를 한 식품보다 그 사실을 모르고 우리가 먹는 GMO가 포함된 식품들의 숫자가 훨씬 많을 겁니다. 노출량 0을 만들 수 있는 방법은 단 하나밖에 없어요. 알려드릴까요? 그만 살고 죽는 겁니다. 비선형적인 용량반응에서는, 어설프게 피해서 노출용량이 절묘하게 낮아지면 더 위험해져요. 그럼 어떻게 할까요? 방법이 있나요? 정부에서 금지하면 된다고요? 우리나라가 세계 1, 2등을 다투는 GMO 수입국이 될 때까지는 작금의 대한민국 국민들이 죽고 못사는 경제논리가 깊숙이 관여되어 있는 겁니다. 그리고 이것이 GMO하고 라운드업만의 문제인가요? 다른 화학물질들은요?

바로 제가 앞서 호메시스가 21세기 가장 중요한 화두가 될 것이라고 이야기한 이유입니다. 우리가 처한 현실을 볼 때 피하는 노력은 그리 의미가 없어요. 우리가 할 수 있는 일은 호메시스를 일상적으로 작동시켜서 우리 몸에 GMO 때문에, 라운드업 때문에, 그리고 POPs 때문에 세포수준에서 문제가 발생했을 때 초기에 우리 세포가 즉각 이런 상황들을 감지하여 이를 바로 잡도록 도와주는 것, 그 외에는 그리 뾰족한 수가 없다는 겁니다. 호메시스를 일상적으로 작동시키는 법, 기억하시죠? 축지법과 장풍을 사용할 수 있는 무림의 고수들은 GMO와 라운드업으로도 호메시스를 작동시킬 수 있지만 우리 같은 보통 사람들은 운동으로, 파이토케미칼로, 간헐적 단식으로, 소식으로 작동시킨다는 것.

최근 러시아의 한 NGO^{Non-Governmental Organization}에서 GMO 식품이 장기적으로 건강에 미치는 영향에 대한 사상최대규모의 연구를 실시할 것이라고 발표를 했더군요. 3년간 수천 마리의 쥐를 사용해서 GMO 옥수수와 라운드업에 대한 실험을 한답니다. 연구비는 2천 5백만 달러, 우리 돈으로 250억 원이 넘네요. 시민 단체이니 자체 연구비가 있을 리는 없고, 이름을 아직은 밝힐 수 없는 후원자가 있다고 합니다. 이렇게나 돈이 많이 드는 연구를 세계에서 제일 잘 산다는 미국 같은 나라에서 하지 않고 망해가는 나라인 듯한 러시아에서 하는 것 아이러니하지 않나요? 아 참, 또 얼마 전에 봤던 기사에서는 몬산토 코리아에서 세계적인 농업 인재를 키우겠다고 우리나라에서 제일 좋다는 대학의 대학원생들에게 장학기금을 지원했더군요. 우리가 몸담고 살고 있는 이 세상은 오늘도 이렇게 굴러가고 있습니다.

참고문헌

1. Séralini GE, et al. Long term toxicity of a Roundup herbicide and a

Roundup-tolerant genetically modified maize. Food Chem Toxicol. 2012 Nov;50(11):4221-31.

2. Séralini GE, et al. Republished studyl: Long term toxicity of a Roundup herbicide and a Roundup-tolerant genetically modified maize. Environmental Sciences Europe 2014;26:14.

비타민 보충제 이야기

제가 화면발 잘 받는 외모의 소유자도 아니고 화려한 언변을 가지고 있지 않음에도 불구하고 가끔 TV 출연을 하는데요. 그 단 하나의 이유가 제가 평소 생각하고 있는 바를 그냥 앞뒤 안 재고 얘기해주는 덕분입니다. 자신의 등에 칼을 꽂는 일인 줄도 모르고... 그 중 하나가 비타민 보충제에 대한 논란입니다. 특정 비타민이 부족해서 그로 인한 건강상 문제들이 생길 때 그 특정 비타민 보충제는 이 세상의 어떠한 명약보다 훌륭한 역할을 합니다. 그러나 현대사회에서 그러한 목적보다는 비타민 보충제가 자신을 좀 더 건강하게 해 줄 것이라고 믿고 많은 사람들이 습관처럼 오늘도 먹고 있습니다. 과연 그런 목적으로 사용되는 비타민 보충제는 어떤 의미가 있을까요?

토마토를 많이 먹는 사람은 암에 걸릴 위험이 낮다라는 연구 결과가 있습니다. 그러나 현대의 연구자들은 그런 연구 결과로는 성이 차지 않습니다. 이런 이야기는 과학적인 근거가 부족한, 전문성이 결여된 주장에 불과합니다. 현대과학의 관점에서 볼 때는 토마토에 들어 있는 어떤 성분이 어떤 기전을 통하여 암을 낮추는지에 대한 증거가 있어야만 과학적인 주장이라고 받아들여집니다.

그렇기 때문에 연구자들은 토마토 안에 들어있는 특정 물질, 예를 들어 리코페닌의 화학직 구조는 이렇게 생겼고 그러한 리코페닌을 세포에 처리했을 때 혹은 쥐에게 투여했을 때 세포내 신호전달체계가 어떻게 달라지고 유전자 발현이 어떻게 달라지고 단백질 발현은 어찌 되었으며 그렇기 때문에 리코페닌은 항암작용이 있다고 본다. 이렇게 연구를 하여 발표합니다. 드디어 과학의 세계로 입성하는 거죠.

이러한 연구결과가 나왔을 때 우리가 몸담고 살고 있는 이 사회에서는 대중들에게 "여러분, 이런 이런 토마토 성분이 항암작용이 있다고 과학자들이 밝혀내었으니 앞으로 토마토 많이 많이 드세요~"라는 권유 정도로 끝나지 않습니다. 낭연한 수순으로 리코페닌이란 성분으로 만들어진 보충제나 신약이라는 부가가치 있는 연구개발 사업으로 이어지게 됩니다. 토마토를 많이 먹으면 암을 예방한다 이런 이야기는 국가의 GNP를 올리는데 아무런 도움이 안 됩니다. 토마토는 아무도 특허를 낼 수 없는 자연이 만들어낸 식품이기 때문이죠. 그렇지만 토마토의 특정성분을 추출하여 이를 제품화시키면 그것은 특허를 낼 수 있는 분야가 됩니다. 연구자들도 정부도 이런 연구를 매우 좋아합니다.

그런데 이 리코페닌 성분을 가지고 약을 만들어서 사람들이 아침 저녁으로 한 알씩 먹으면 토마토를 먹는 것보다 얼마나 더 나은 효과가 있는 걸까요? 정말 더 나은 효과가 있긴 한 걸까요? 아니 혹시나 리코페닌이 토마토 내에 존재하는 다른 수많은 성분들과 함께 우리가 먹을 때는 몸에 좋으나 약으로 만들어낸 순수 리코페닌은 오히려 해로울 가능성은 없을까요?

여기서 그 유명한 베타카로틴 이야기를 잠시 해볼까 합니다.

피토Peto와 돌Doll이라는 매우 유명한 영국의 연구자가 있습니다. 담배를 많이 피우면 폐암에 걸릴 위험이 높아진다는 사실을 수만 명의 영국의사들을 대상으로 수십 년간 추적 조사하여 객관적으로 입증한 세계적인 연구자들이죠. 지금은 누구나 다 알고 있는 내용이지만 20세기 중반까지만 하더라도 담배와 폐암간의 관련성은 아주 논란이 많은 주장이었어요. 특히 담배회사에서 수많은 자료를 들고 나와서 목숨 걸고 이에 대하여 반박했죠. 이 논란에 쐐기를 박은 연구가 바로 이들의 연구였습니다.

그렇게 명망이 높은 연구자들이 1981년 그 유명한 〈Nature〉에 논문 한 편을 발표합니다[1]. 본인들이 직접 한 연구결과는 아니었고요, 기존의 연구결과들을 종합해볼 때 본인의 견해는 이러이러하다는 정도를 피력하는 그런 논문이었어요. 여기서 이 유명한 연구자들이 당근처럼 베타카로틴이 많이 든 음식들을 많이 먹으면 암에 걸릴 위험이 낮아지고 이런저런 세포나 동물 실험 연구결과들을 보아 하니 비타민 A의 전구물질인 베타카로틴은 암을 예방하는 데 도움이 될 것 같으며 이 가설을 무작위임상시험을 통하여 검증해볼 필요가 있다고 본인들의 의견을 펼칩니다.

이런 주장을 한 사람이 피토와 돌이 아니었다면, 그리고 이런 주장을 실은 학술지가 〈Nature〉가 아니었다면 그렇게까지 주목을 받지 못했을지도 모르는데요. 결과적으로 그렇지가 않았기 때문에 이 논문은 많은 연구자들의 관심을 받게 됩니다.

그렇게 시행된 베타카로틴 보충제에 대한 첫 임상시험결과가 1993년 〈Journal of National Cancer Institute〉라는 암과 관련된 분야에서는 최고 중 하나로 치는 유명 학술지에 실립니다[2]. 연구는 중국의 한 지방에서 시행되는데요. 베타카로틴만 준 것은 아니고 베타카로틴, 비타민 E, 셀레니움을 대충 섞어서 매일 한 알씩 먹게 합니다. 이 연구결과를 보면 베타카로틴, 비타민, 셀레니움을 먹은 사람들에서 안 먹은 사람들보다 아주 약간 암 발생률이 떨어지는 것으로 나와요. 그 차이가 제 눈에는 그리 대단해 보이지 않지만 통계적으로는 유의하다고 하니 (통계적으로 유의하다는 것이 진실로 무엇을 의미하는 것인지 꼭 알고 계셔야 할 필요가 있는데요. 통계적으로 유의하지 않아도 매우 중요한 결과일 수 있을 수 있고 통계적으로 아무리 유의하다고 하더라도 현실에서 그리 큰 의미가 없는 결과인 경우도 허다합니다) 어쨌든 이 논문의 결과는 세상에서 베타카로틴을 보충제로 섭취하면 암을 예방할 수 있다는 주장에 힘을 실어주는 연구결과로 인용되게 됩니다.

그런데 그 다음 해인 1994년 〈NEJM〉이라는 유명한 학술지에 핀란드에서 시행한 임상시험 연구결과가 실립니다[3]. 이 연구는 중국에서 시행한 것보다는 좀 더 정교하게 설계된 연구입니다. 사실 위에서 소개한 중국에서 시행한 연구는 베타카로틴, 비타민 E, 셀레니움을 같이 섞어서 주었기 때문에 그런 결과를 보인 이유가 무엇인지 정확히 말할 수가 없죠. 진짜 베타카로틴이 암 발생을 낮춘 건지 아니면 비타민 E나 셀레니움의 효과인지 알 수가 없어요. 단독성분의 효과가 아니라 복합성분 때문에 나타난 효과일 수도 있고요. 그래서 핀란드에서 한 이 연구는 베타카로틴과 비타민 E을 따로 실험을 합니다. 대상자도 폐암 발생위험이 아주 높다고 알려진 흡연하는 남자들로만 국한시키고요. 그런데 어럽쇼? 시간이 감에 따라 베타카로틴을 매일 한 알씩 먹은 흡연자들에서 오히려 폐암 발생이 조금씩 더 높아지는 겁니다. 아주 난리가 났죠. 물론 높다고 해서 2배, 3배씩 높은 것은 아니고 아주 작은 정도만 높아지긴 했지만 건강에 좋을 줄 알고 시작했는데 크게 좋은 것이 없더라 정도만 나와도 연구자들의 실망이 클 텐데 오히려 나쁜 것으로 나오니 그 정도가 그리 크지 않다 하더라도 당시 연구자들이 받았을 충격은 이해할 만 합니다.

그런데 더 어이없는 연구는 2년 후 미국에서 나옵니다[4]. 이것도 핀란드에서 한 연구와 마찬가지로 폐암에 걸릴 위험이 높은 사람들로 구성되어 있습니다. 대표적으로 폐암 위험이 높다고 알려진 흡연자와 직업적으로 석면에 노출된 사람을 대상으로 했죠. 그런데 이 연구에서는 시간이 갈수록 베타카로틴을 먹은 군에서 폐암발생이 증가하는데 더하여 놀랍게도 전체 사망률, 심혈관계질환 사망률까지 증가하는 결과를 보이는 것 아닙니까? 원래 이 연구는 4년 정도 할 계획으로 시작했지만 이 결과 때문에 화들짝 놀라서 21개월 만에 연구가 조기 종료가 되고 맙니다. 앞서 설명했듯이 좋을 줄 알았던 베타카로틴을 먹는 군에서 폐암 발생률, 사망률, 심혈관계질환이 계속 높아지니 실험을 종료할 수밖에 없었죠(나쁜 줄 아는데 계속 먹으라고 할 수 없으니).

그 이후 베타카로틴을 보충제로 해서 먹는 것이 처음에 기대했던 항암효과를 보이기는커녕 왜 오히려 암 발생을 증가시키느냐? 중국에서 한 연구는 그래도 예방효과가 있는 것처럼 보였는데 왜 핀란드와 미국에서는 정반대의 결과를 보였나 등을 설명하기 위한 많은 후속연구들이 시행되었죠. 몇 가지 전문적인 설명들이 있습니다만 이 책에서 그런 이야기까지는 너무 복잡하니 생략하고요. 지금 우리가 반드시 기억해야 할 교훈 한 가지만 알려드리겠습니다.

그 기전이 어떻게 되든지 간에 어떤 식품이 건강에 좋다고 해서 그 식품에 많이 들었다고 알려진 어떤 특정 성분만을 추출해서 보충제로 만들어 먹으면 더 좋을 거라는 환상을 버려야 한다는 것입니다. 아침마다 황금알을 낳는 닭의 배를 갈라보니 아무 것도 없었다는 우화, 다들 기억하시죠? 닭이 없이는 황금알도 없습니다. 이와 유사하게 베타카로틴이 든 식물이 없이는 베타카로틴도 없다고 생각하시면 됩니다. 즉, 우리가 해야 할 일은 베타카로틴을 공장에서 합성하는 것이 아니라 질 좋은 베타카로틴이 풍성하게 함유된 식물들이 잘 자랄 수 있는 질 좋은 토양과 물과 공기를 제공하는 것이라는 겁니다. 황금알을 낳는 닭을 정성스럽게 키우듯이.

지금도 많은 사람들이 특별히 좋다는 증거가 없다 해도 최소한 나쁠 것은 없겠지라는 기대감을 가지고 매일 습관처럼 많은 보충제들을 먹고 있습니다. 그렇지만 사람에 따라서는 좋은 것은 고사하고 오히려 건강에 좋지 않은 영향을 줄 가능성도 있다는 것을 생각하시기 바랍니다. 2007년 〈JAMA〉라는 학술지에 덴마크연구팀들이 그 동안 수많은 연구자들에 의하여 시행된 항산화비타민 보충제에 대한 68건의 무작위임상실험 연구 결과 전체를 종합하여 발표하였는데요[5], 베타카로틴, 비타민 A, 비타민 E을 복용한 군은 사망률이 오히려 증가했고 셀레니움이나 비타민 C는 특별히 나쁠 것도 좋을 것도 없는 것 같다는 결과를 발표해서 일대 파란을 일으키게 됩니다. 연구자들 소속이 덴마크 코펜하겐대학 소속이라서 일명 "코펜하겐 쇼크"라고 부르는데요. 연구자, 언론, 제약회사, 대중들 간에 아주 격렬한 논쟁이 벌어지게 되죠.

일반적으로 산화스트레스는 노화 그 자체, 그리고 노화와 관련된 여러 질병들을 야기하는 주된 병리학적인 기전으로 이야기되고 있습니다. 그리고 각종 실험연구 결과들을 보면 산화스트레스를 증가시키는 어떤 외부 자극을 주더라도 비타민 C와 같은 항산화제를 처리해 주면 산화스트레스로 인한 각종 분자구조물의 손상이 줄어드는 것은 아주 분명하게 확인할 수가 있고요. 그런데 왜 사람을 대상으로 한 연구에서는 이러한 드라마틱한 결과를 보이지 않는 걸까요?

최근 역설적이게도 "어느 정도"의 산화스트레스는 우리 몸의 건강을 위하여 필수적이며 오히려 건강하게 만들어준다는 증거가 나오고 있죠. 바로 앞서 설명드렸던 호메시스 때문인데요. 생명체에게 호메시스를 작동시키는 방법들의 공통점은 바로 미토콘드리아에서 산화스트레스를 증가시키는 물질을 만들어낸다는 것입니다. 그리고 이것을 신호로 해서 궁극적으로 우리 세포의 주요 유전자를 자극하여 인체 내부에 존재하는 100명의 명의가 활동을 개시하도록 만들어 준다는 거죠. 항산화 비타민이 실험실에서 보였던 그 환상적인 항암, 항염증, 항노화 반응과는 달리 인체 내에서 그리 재미를 보지 못한 이유 중 하나로 바로 이러한 우리 인체내의 호메시스 반응을 유도하기 위하여 반드시 필요한 산화스트레스까지 억제시켜버렸기 때문이 아닐까? 하는 생각을 하는 연구자들이 현재 늘어가고 있습니다[6,7].

지금도 여러 전문가들이 언론에 나와서 베타카로틴이나 비타민 E와 같은 지용성 비타민은 과량으로 복용하면 체내에 축적이 되니 문제가 있을 수도 있지만 여전히 비타민 C와 같은 수용성 비타민들은 몸에서 필요한 만큼만 사용되고 남는 것은 전부 소변으로 나오기 때문에 괜찮다고 이야기합니다. 정말 그럴까요? 단기간 먹는 것은 아무 문제 없다고 생각합니다. 건강에 도움이 되는 사람도 있습니다. 특히 단기간에 끝나는 비타민 C 정맥주사와 같은 것은 경우에 따라 더 의미가 있을 수 있습니다. 하지만 비타민 C와 같은 수용성 비타민도 몇 년씩, 혹은 수십 년씩 매일같이 장기적으로 복용할 때는 문제를 가져올 수 있다고 생각하는데요. 이 이야기는 뒤의 철분 이야기에서 좀 더 자세히 다루죠.

생물학에서 유명한 명제 중 이런 말이 있습니다. 부분의 합이 전체가 아니라는… 세포의 합이 조직이 아니며, 조직의 합이 장기가 아니며, 장기의 합이 생명체가 아닙니다. 식품이란 것도 살아생전에는 우리와 똑같이 이 지구상에 존재했었던 하나의 생명체로서 영양소의 단순한 합이 아니라는 것 너무 당연합니다. 이러한 관점은 최근 "Food synergy"라는 개념으로 재조명을 받고 있으며 식품을 두고 그 성분들을 하나하나 나누어 분석하여 접근하는 연구들에 대한 비판이 많습니다. 이러한 식품을 두고 하는 환원주의 연구의 진정한 가치와 의미에 대하여 다시 한번 진지하게 고민해볼 시점이라고 생각합니다.

참고문헌

1. Peto R, et al. Can dietary beta-carotene materially reduce human cancer rates? Nature. 1981;290:201-8.
2. Blot WJ, et al. Nutrition intervention trials in Linxian, China: supplementation with specific vitamin/mineral combinations, cancer incidence, and disease-specific mortality in the general population. J Natl Cancer Inst. 1993;85:1483-92.
3. The effect of vitamin E and beta carotene on the incidence of lung cancer and other cancers in male smokers. The Alpha-Tocopherol, Beta Carotene Cancer Prevention Study Group. N Engl J Med. 1994;330:1029-35.
4. Omenns GS, et al. Effects of a combination of beta carotene and vitamin A on lung cancer and cardiovascular disease. N Engl J Med. 1996;334:1150-5.
5. Bjelakovic G, et al. Mortality in randomized trials of antioxidant supplements for primary and secondary prevention. JAMA 2007; 297: 842-57
6. Ristow M. Unraveling the truth about antioxidants: mitohormesis explains ROS-induced health benefits. Nat Med. 2014;20:709-11.
7. Kawagishi H, et al. Unraveling the Truth About Antioxidants: ROS and disease: finding the right balance. Nat Med. 2014;20:711-13.

철분이야기

제가 둘째 아이를 가졌을 때입니다. 지금도 마찬가지지만 그 당시에도 임신을 하면 누구나 철분제를 먹었습니다. 사랑하는 임신한 아내에게 철분제를 사다 주는 자상한 남편은 텔레비젼 철분제 광고의 변하지 않는 테마죠. 의과대학 다니던 시절 철분은 임신시 가장 부족하기 쉬운 영양소이며 임신 시 철분이 부족하면 여러 가지로 태아의 성장발달에 문제가 발생한다고 배웁니다. 첫째 아이를 가졌을 때는 저도 남들처럼 철분제를 꼬박꼬박 먹었습니다만 둘째 아이를 가졌을 때는 갑자기 황당한 생각이 들기 시작하더군요.

왜 20세기 임산부는 꼭 철분을 먹어야 할까? 언제부터 임산부는 철분을 먹도록 교육을 받았을까? 철분제가 개발된 시점은 인제였을까? 왜 임신한 여자의 헤모글로빈 치가 임신하지 않은 여자의 헤모글로빈 치와 비슷해야 할까? 임신시 혈액량이 늘어나면서 헤모글로빈 치가 떨어지는 것은 인체의 정상적인 반응이 아닐까? 헤모글로빈 수치가 낮으면 혈액의 점도가 낮아져서 태아로 가는 혈류량의 흐름을 오히려 좋게 해주지 않을까? 등등.

혼자서 이런 생각 저런 생각하다가 입덧도 상당한 편이었음에도 불구하고 그냥 안 먹기로 해버렸어요. 산전진찰도 귀찮아서 안 받다가 임신 막 달에 가보니 헤모글로빈 치가 8g/dL(정상치: 12-15g/dL)까지 떨어졌더군요. 산부인과 선생님께서 이대로 가면 큰일 난다고 해서 임신 막 달에 흡수율 엄청 좋다는 액체로 된 마시는 철분제를 2주 정도 먹었습니다. 제가 제왕절개를 했는데요. 수술받고 났더니 그 수치가 무려 5g/dL까지 떨어졌더군요. 정말 죽고 싶냐고 해서 남의 피 좀 받아서 제 몸에 넣었습니다. 수술 받고 누워

있는데 숨이 차서 죽을 것 같더니만 남의 피가 들어가서 좀 돌아주니 그때서야 좀 살 만 하더군요.

제가 둘째를 낳고 자의 반 타의 반으로 연구자로서의 삶에 빠지게 되는데요. 그러면서 이 철분을 다시 연구자의 눈으로 바라보게 됩니다. 1부에 나온 GGT에 대한 연구를 할 당시 GGT가 어떤 경우에는 그 자체가 산화스트레스를 높이는 방향으로 작용할 수가 있는데 그 대표적인 경우가 반응성이 높은 철분이 체내에 존재할 때라는 사실을 알게 됩니다. GGT뿐만 아니라 비타민 C를 비롯한 많은 항산화 물질들이 반응성이 높은 철분과 같은 물질이 존재하느냐 하지 않느냐에 따라서 완전히 이야기가 달라지더군요.

인간은 미토콘드리아에서 산소를 이용하여 에너지를 만들기 때문에 이러한 에너지 합성과정에서 활성산소가 반드시 부수적으로 생성되게 됩니다. 그렇지만 이 단계의 경미한 활성산소들은 여러 가지 중요한 생체 반응을 유도하기 위하여 꼭 필요하고 필요한 일을 하고 나면 즉각 처리해주는 시스템도 잘 발달해있기 때문에 대부분은 문제가 없습니다. 그런데 이러한 활성산소들이 반응성이 높은 철분을 만나면 아주 파괴적인 물질들을 만들어내면서 우리 세포를 구성하는 유전자, 단백질, 지질들을 그대로 무차별 공격하게 됩니다.

비타민 C를 비롯한 많은 항산화물질도 반응성이 높은 철분이 존재하면 결과적으로는 산화스트레스를 높이는 파괴적인 물질들을 만들어내는데 기여하게 되는데요. 이러한 사실은 연구자들 사이에서 이미 오래 전부터 잘 알려져 있습니다. 그러나 대부분 연구자들은 인체 내에서 이러한 이야기는 적용되지 않을 것이라고 믿고 있더군요. 왜냐하면 철분은 우리 인체 내에서 대부분 단백질에 단단하게 결합된 상태로 존재하고 반응성이 높은 철분이 존재한다고 해도 그 존재 시간이 정말 찰나의 순간이라 거의 무의미하다고 생각하고 있더군요. 그러니까 철분과 결합하는 단백질이 100% 포화된 다음에야 반응성이 높은 철분의 형태로 존재할 수 있지, 그렇지 않은 다음에야 문제가 없다는 것입니다.

인체에서 철분이 가지는 위치는 어떤 미량원소보다 중요합니다. 바로 생존에 필수적인 산소를 옮기는데 관여하기 때문이죠. 그 외에도 철분이 관여하는 필수생체반응은 매우 다양합니다. 이러한 철분의 중요성은 철분은 많으면 많을수록 좋은 것으로 사람들에게 자연스럽게 인식이 됩니다. 임신을 하면 누구나 철분 보충제를 먹고 밀가루에는 철분을 첨가합니다. 시리얼에도 넣고 아이들이 먹는 많은 음식들에 일부러 철분을 첨가합니다. 정말 철분은 많으면 많을수록 좋을 것일까요?

GGT연구를 할 당시에 동시에 철분에 대한 연구 논문들도 진행을 했었는데요. 그러면서 철분에 대한 공부를 이것저것 많이 하게 됩니다. 일단 우리 인체는 지극히 정교하고 복잡한 철분조절 시스템을 가지고 있다는 사실을 알게 되었어요. 가장 간단한 예를 하나 들면, 음식 속의 철분 흡수율은 우리 인체의 철분 필요량에 따라서 매우 민감하게 반응을 한다는 겁니다. 우리 몸이 철분이 필요하다고 인식하면 음식 속의 철분 흡수율을 증가시키고 그렇지 않으면 철분 흡수율이 떨어지고요. 이러한 사실은 철분이 인체의 정상적인 대사과정에 반드시 필요한, 매우 중요한 영양소이지만 필요이상 체내에 존재하면 문제가 발생한다는 것을 우리 몸이 이미 너무 잘 알고 있다는 점을 보여주는 반증이 아닐까? 하는 의문이 생기더군요.

특히 식물성 식품 속에 들어있는 철분의 흡수율은 우리 몸의 필요에 매우 민감합니다. 평상시에는 식물성 식품 속에 들어 있는 철분의 흡수율이 10% 미만으로 아주 낮지만 임신 시와 같이 철분이 많이 필요하게 되면 흡수율이 증가합니다. 식품영양학 교과서들을 보면 식물성 식품의 철분 흡수율이 낮다는 것을 영양학적으로 큰 문제점인 것으로 기술하고 있지만, 식물성 식품의 철분 흡수율이 이렇게 인체의 필요에 따라서 정교하게 달라진다는 것은 정말 굉장한 의미가 있다고 생각합니다. 철분이라는 물질은 결코 다다익선이 아니거든요.

그런데 동물성 식품 속에 있는 철분에 대하여서는 우리 몸이 그렇게 민감하게 반응을 하지 않으며 기본 흡수율이 식물성 식품보다 높기 때문에 동물성 식품 섭취량이 증가하면서 우리 인체내의 철분 축적량은 증가하는 양상을 보입니다. 또한 철 결핍성 빈혈을 예방한다는 이유로 거의 대부분 가공식품에 상당량의 철분을 인위적으로 첨가하기 때문에 또 우리 인체 내의 철분 축적량은 증가하고요. 이와 같이 우리 몸이 민감하게 반응할 수 없는 형태의 철분이 많이 포함되어 있다는 점에서 동물성 식품이나 가공식품이 좋지 않은 또 다른 이유가 될 수 있다고 생각했죠.

페리틴 지수 검사라는게 있어요. 보통 의사들이 체내에 축적된 철분량이 얼마나 되는가를 짐작하기 위하여 측정하는 지표 중 하나입니다. 그런데 이 페리틴은 우리 인체에서 소위 염증반응이라는 것이 일어났을 때 증가하는 물질 중 하나이기도 하죠. 거기서 바로 의문이 생깁니다. 왜 염증반응시 페리틴이 증가할까? 분명히 이 놈이 증가할 때는 이유가 있을 것이다. 페리틴의 가장 큰 역할이 바로 철분을 잡아두는 역할을 하는 것인데 그렇다면 염증반응시 페리틴이 높아지는 상황이라는 것은 바로 인체내에서 반응성이 높은 철분이 발생하는 상황이 아닐까? 비록 찰나의 순간이라 하더라도 이 상황이 반복해서 발생하면 문제가 되지 않을까? 등등. 그러면서 하나의 연구가설이 등장합니다.

그 당시 제가 빠져있었던 질병인 당뇨병은 혈중 페리틴이 증가해 있는 대표적인 만성질환입니다. 그렇다면 당뇨병 환자들은 우리가 실제로 측정할 수 없다 하더라도 체내에는 반응성이 높은 철분이 많을 것이고 따라서 이 환자들이 비타민 C를 보충제로 장기간 먹으면 비타민 C가 오히려 나쁜 쪽으로 작용할 가능성이 있을 것이라고 가설을 세웠죠. 즉, 단기적으로는 비타민 C가 항산화제로서 긍정적인 역할을 할 수 있지만 장기적으로 복용하면 잘못된 시간, 잘못된 장소에서 반응성이 높은 철분을 만나게 될 기회가 증가하면서 해롭게 작용할 가능성이 높아질 것이라고 보았죠. 이 가설은 제가 미국의 미네소타대학에 있을 때 Iowa Women's Health Study를 이용하여 검증해보았는데 예상대로 참 잘 맞아 떨어지더군요[1]. 당뇨병이 있는 사람들이 비타민 C를 10년 이상 보충제로 섭취한 경우 안 먹은 사람들에 비하여 대표적인 당뇨병 합병증이라고 할 수 있는 심장병이나 뇌졸중으로 사망할 위험이 2~3배 정도 증가했습니다. 그렇지만 음식으로 먹는 비타민 C는 그렇지 않았고요. 또 당뇨병이 없는 사람들은 보충제로 먹으나 안 먹으나 별 차이가 없었습니다.

이 논문은 처음에 〈Circulation〉이라는 심혈관계질환 분야에서 매우 유명한 학술지에 투고를 했는데요. 논문을 심사했던 연구자들과 1년 넘게 4차례 이상의 길고 긴 공방이 오고 간 끝에 결국은 게재불가가 되었던 뼈아픈 기억을 가지고 있죠. 이 논문은 2년쯤 지나서야 그래도 영양학 분야의 대표적인 학술지라고 할 수 있는 〈American Journal of Clinical Nutrition〉에 가까스로 실을 수 있게 됩니다.

그런데 이전의 연구결과들을 보면 당뇨병 환자들이 비타민 C를 복용하면 산화스트레스나 염증이 감소된다고 보고하고 있어요.

그리고 그 연구결과는 당뇨병 환자들이 비타민 C를 복용하면 장기적으로 당뇨병의 합병증을 예방하는데 도움이 된다는 식으로 해석되었고요. 그런데 저희들이 발표한 연구와 이런 기존 연구와의 중요한 차이점은 기존 연구들은 주로 몇 주 정도 단기간 복용에 초점이 맞춰진 연구이고 결과도 당뇨병 합병증 그 자체를 본 것이 아니라 생화학적인 지표들을 중심으로 평가한 연구들이라는 점입니다. 그러나 몇 주간 시행한 연구결과들에 근거하여 몇 년씩. 몇십 년씩 장기적으로 복용했을 때 비슷한 효과가 있을 것이라고 생각할 수는 없습니다. 장기간 사용해서 도움이 되는 사람도 있을 수 있겠지만 그 반대의 경우도 있을 수 있습니다.

아 참, 제가 앞서 소개한 논문의 저자 중 한 명으로 베리 할리웰Barry Halliwell이라는 싱가포르 국립의과대학 생화학과 교수가 포함되어 있는데요. 여기서 그 이야기를 잠시 해 드릴게요. 이것도 의미있는 에피소드거든요. 베리 할리웰 교수는 산화스트레스 분야에서 아주 유명한 세계적 대가입니다. 그가 쓴 『Free Radicals in Biology and Medicine』이란 책은 현재 4판까지 나온, 이 분야에서 널리 읽히는 권위 있는 책이고요. 그렇지만 개인적으로는 지금까지 단 한 번 만나본 적이 없습니다. 그런 사람이 이 논문의 공저자로 들어온 데는 나름 사연이 있습니다.

제 논문 중에서 10번 이상 게재불가가 된 논문들이 몇 편 있습니다. 최소한 제가 판단하기에는 이 세상의 패러다임을 바꾸는데 기여할 수 있겠다고 믿었던 그런 논문들이었죠. 처음 GGT 논문이 그랬고 비타민 C 논문이 그랬습니다. 이런 논문의 경우 아무리 게재불가가 거듭되어도 저는 그 결과를 받아들일 수가 없었어요. 게재불가가 계속되면 될수록 이 결과가 진실을 반영할 것이라는 생각이 더 강해지는 병적인 증상까지 보입니다. 비타민 C도 계속 게재불가가 거듭되는 와중에 그럼 이 논문을 도대체 할리웰 교수는 어떻게 생각할까? 하는 생각이 들었어요.

제가 할리웰 교수를 떠 올리게 된 이유는 매우 간단해요. 이 사람이 쓴 논문들을 보면 저의 가설에 동의해 줄 수 있을 것처럼 보였거든요. 무작정 메일을 보냈습니다. 나는 이런 이런 사람이고 이런 저런 이유로 비타민 C를 보충제로 장기간 먹는 것이 경우에 따라서 해로울 수도 있다는 연구가설을 가지고 있고 이런 결과를 얻었는데 논문이 계속 게재불가가 되고 있다. 네가 동의한다면 이 논문의 결과와 해석에 대한 너의 허심탄회한 의견을 듣고 싶다. 어쩌구 저쩌구... 바로 이튿날 친절한 할리웰 씨가 답장을 보내왔더군요. 논문 한번 보내 보라고요.

그렇게 할리웰 교수와는 이메일로 안면을 트게 되고 결국 공저자로 이 논문에 합류하게 됩니다. 이 교수가 들어와서 여러 가지 세심한 수정을 해준 것에 더하여 결정적으로 기여한 점이 하나 있습니다. 제가 그 동안 논문 심사자들, 특히 〈Circulation〉의 심사자와 주고 받은 공방을 보여줬더니만 이 사람은 분명히 비타민 C

고용량 요법을 주장하는 라이너스 폴링 연구소Linus Pauling Institute의 연구자였을 것이라고 얘기하더군요. 라이너스 폴링Linus Pauling 박사는 단독으로 노벨상을 2번이나 수상한 것으로 유명한 물리화학자인데요. 나중에는 비타민 C 연구소까지 열게 됩니다. 그러면서 지금부터는 논문을 투고할 때 반드시 이 연구소 소속 연구자는 심사자에서 제외시켜 달라는 요청을 꼭 편집인에게 하라는 조언을 주더군요. 그 요청 때문인지 아니면 할리웰 교수의 개인 명성 때문인지는 모르겠지만 어쨌든 이 논문은 바로 학술지에 채택됩니다.

당뇨병 환자들에게서 반응성이 높은 철분이 흔하게 검출된다는 사실은 나중에 우리나라로 돌아와서 확인하게 됩니다. 이 연구를 위한 연구비는 없었지만 일단 가설부터 확인해 봐야 되겠다 싶었어요. 하지만 그 당시 더 큰 문제는 돈보다 국내에서 이런 측정을 할 수 있는 연구자를 찾을 수가 없었다는 거였어요. 포기할 순 없었죠. 논문검색을 통하여 반응성이 높은 철분을 측정하는 연구자가 영국 런던 King's College에 있다는 사실을 알게 됩니다. 고민 좀 하다가 로버트 하이더Robert Hider 교수한테 또 무작정 메일을 보냅니다. 비타민 C 논문을 함께 첨부하면서 이런저런 연구자이고 이런저런 가설을 가지고 있는데 당뇨병 환자들에게 정말 반응성이 높은 철분이 더 많은지 한번 검사해보고 싶다고요. 하이더 교수 역시 금방 답변이 왔어요. 본인 실험실에서 측정 가능하다고요.

그런데 오케이 사인을 주니 그때부터 슬슬 돈 걱정이 되더군요. 그래서 조심스럽게 내가 사실 당장은 이 검사를 위한 연구비가 없는데 혹시 검사하는데 비용은 얼마나 드냐고 다시 질문을 했죠. 며칠 후에 역시 친절한 하이더 씨가 이런 답변을 줬어요. 일단 혈액만 자신들한테 전달해주면 검사는 자신들의 연구비로 하고 나중에 논문을 같이 발표하는 걸로 하자고요. 따로 이 연구를 위한 재원이 없었던 저에게는 너무나 고마운 제안이었죠. 외국 출장을 갈 만한 연구비가 없어서 혈액도 다른 일로 런던으로 출장가시는 아는 분 편에 어렵게 부탁드려서 겨우 하이더 교수한테 전달하게 됩니다. 그래서 그 논문이 2006년 〈Diabetes Care〉에 나오게 되죠.[2] 구구절절 사연들을 적고 보니 인간극장 한 편 찍은 것 같습니다.

　　그런데 당뇨병을 비롯하여 만성염증반응이 존재하는 다양한 질병에서 흔하게 볼 수 있는 합병증 중 철 결핍성 빈혈이 있습니다. 중요한 것은 이 때 빈혈은 철분이 진짜 부족해서 발생하는 것이 아니고 철분이 넉넉히 있음에도 불구하고 이를 사용하지 못하여 발생하는 빈혈이라는 점입니다. 어떤 기전으로 이런 현상이 발생하는가에 대한 분자생물학적인 설명은 이미 존재합니다. 그런데 우리가 던져야 할 필요가 있는 것은 "왜 염증반응이 존재할 때 인체에서는 이런 현상이 벌어져야만 하는가?" 하는 보다 근본적인 질문입니다.

　　저는 만성염증반응이 존재할 때 철 결핍성 빈혈까지 초래될 정도로 우리 몸이 철분을 이용하는 상황을 꺼리는 방향으로 반응을 한다는 것은 이 때 철분을 평소처럼 이용하는 것은 상당한 위험 부담이 존재한다는 것을 이미 우리 몸이 알고 있다는 증거라고 생각합니다. 인체에서 철분이 위험해지는 대표적인 상황이 바로 반응성이 높은 철분이 생성되는 상황인데요, 앞서 제가 당뇨병 환자에게는 비타민 C의 장기간 복용이 해로울 수도 있겠다는 가설을 가지게 된 이유가 이 환자들은 반응성이 높은 철분이 증가해 있는 상황일 것이라는 예상을 했다고 적었죠. 결국 일맥상통하는 이야기라고 볼 수 있습니다.

한편 철분이 진짜 부족하여 생기는 철 결핍성 빈혈은 전 세계적으로 가장 흔한 질병 중 하나입니다. 하지만 철 결핍성 빈혈과 같이 미량 영양소가 부족해서 발생하는 질병은 병 중에서 가장 치료가 용이한 종류죠. 그 특정 성분만 일정 기간 공급해 주면 말끔히 나아버리니까요. 20세기 초 영양학자들은 이러한 질병을 가장 쉽게 해결할 수 있는 방법으로 사람들이 매일 같이 먹는 식품에 이러한 미량영양소를 첨가하는 방법을 제안하고 서구국가에서는 약 1930년대부터 밀가루에 철분, 비타민 B군과 칼슘 같은 성분을 포함시켜서 보급하기 시작했습니다. 그 때부터 사람들은 좋으나 싫으나 이런 식품들을 기본으로 살기 시작했습니다. 그런데 20세기 후반에 들어서 철분은 부족한 것도 문제지만 너무 많은 것도 문제라고 보고되기 시작하네요.

현대 영양학의 가장 큰 업적이라고 할 수 있는 1일 영양권장량이 만들어진 역사를 보면 미량 영양소 부족으로 인한 질병을 막기 위한 최소섭취기준을 제시하는 것이 오랫동안 가장 중요한 일이었어요. 그 당시에는 미량 영양소 부족으로 생기는 문제만을 생각했지 먼 훗날 너무 많이 섭취해서 또 다른 문제가 발생할 수 있을 것이라고는 미처 생각하지 못했죠. 최근에 와서야 상한섭취량도 추가로 포함되기 시작했지만 이미 반 세기 이상 사람들의 머리 속에는 부족으로 인한 문제들만이 각인된 상태이므로 이러한 고정관념을 바꾸기는 쉽지 않은 일입니다.

그런데 여기서 20세기가 시작되면서 이러한 미량 영양소의 부족이 서구국가에서 광범위하게 나타난 이유를 한 번 짚고 넘어갈 필요가 있습니다. 아시다시피 서구국가의 주식은 밀인데요 밀은 크게 배아부분과 배젖부분으로 나눌 수 있습니다. 배아부분은 매우 다양한 미량 영양소들의 보고인데요, 그렇기 때문에 배아부분이 포함된 밀을 주식으로 매일 먹게 되면 이러한 미량 영양소가 부족해 질 일이 별로 없습니다. 그러나 19세기 후반 제분업의 도입과 함께 공장에서 밀을 가지고 밀가루를 만드는 과정에서 이 배아부분을 제거해 버립니다. 왜냐하면 배아부분에는 미량 영양소 외에도 산화가 잘 되는 불포화 지방의 함량도 상당히 높은데요, 이 부분을 그냥 두면 밀가루가 쉽게 변질된다는 문제점이 있거든요. 즉, 제분업자들의 입장에서는 밀가루의 장거리 운송과 장기간 보관이 가능해야 하는데 그 당시 기술로는 배아부분을 그냥 두고는 해결이 되지 않는 겁니다. 그 결과로 배아부분을 제외한 하얀 밀가루가 19세기 후반부터 서구국가의 식탁을 점령하게 되었죠.

처음에 사람들은 이 하얀 밀가루의 등장을 환호합니다. 이 밀가루로 빵을 만들면 예전의 빵들과는 달리 아주 부드럽고 먹기가 좋았거든요. 그런데 시간이 지나면서 점차 사람들에게서 미량 영양소 결핍으로 인한 다양한 질병들이 증가한다는 것을 알게 되죠. 정부에서는 이에 대한 해결책으로 배아부분이 포함된 통밀을 먹는 쪽을 선택하지 않고 하얀 밀가루에 제분과정에서 사라져 버린 미량 영양소들을 인공적으로 합성하여 첨가시키는 쪽을 선택하게 됩니다. 제가 2부에서 식이섬유 이야기할 때 언급했었던, 식품을 먹으나 그 식품을 구성하는 특정 성분을 먹으나 권장량만 채우면 별 차이가 없다는 환원주의 영양학의 관점이 반영된 대표적인 예죠. 그리고 여기에는 대중들의 기호가 절대적인 역할을 합니다. 하얀 밀가루로 만든 빵들을 한 번 맛본 사람들은 다시 그 예전의 거친 빵을 먹고 싶어 하지 않았죠.

이러한 역사를 되짚어 보면 결국 우리 인간들이 가진 과학적 지식이라는 것도 유효기간이 있지 않나 싶은 생각까지 듭니다. 그 당시에는 최선의 선택이라고 믿었을 결정들이 시간이 감에 따라 오히려 문제라고 밝혀지고, 그러나 이미 되돌리기에는 너무 늦어버린 그런 상황들이 여러 분야에서 반복해서 나타나는 것 같습니다. 철분이나 비타민이나 모든 미량 영양소들이 너무 작은 것만큼이나 너무 많은 것도 문제가 될 수 있습니다. 현재에도 먹을 것이 부족한 제 3세계에서는 보충제 공급과 강화식품 도입이 중요한 영양정책 중 하나입니다. 그러나 먹는 것을 선택해서 먹을 수 있을 정도의 여유가 있는 나라에서 살고 있다면 통곡물을 포함하여 자연이 만들어낸 다른 생명체를 가능한 한 그대로 나의 몸을 만드는 음식으로 먹는 것만이 유효기간이 무한대인 자연의 순리이자 이치입니다.

참고문헌

1. Lee DH et al. Does supplementary vitamin C increase cardiovascular disease risk in women with diabetes? Am J Clin Nutr 2004;80:1194-200.
2. Lee DH et al. Common presence of non-transferrin-bound iron among patients with type 2 diabetes. Diabetes Care. 2006;29:1090-5.

엽산이야기

철분이야기가 나온 김에 21세기 임산부는 왜 엽산을 보충제로 꼭 먹어야 하나? 이 이야기를 연결해서 하겠습니다. 20세기에 아기를 낳은 저한테는 아무도 엽산을 보충제로 먹어야 한다고 이야기하지 않았거든요.

엽산은 수용성비타민인 B군에 속하는 비타민이죠. 녹색 잎을 가진 채소에 많다고 잎葉엽자를 써서 엽산이라고 부른다고 하고요. 하지만 녹색잎을 가진 채소 외에도 콩이나 과일 동물의 간에도 많다고 합니다. 엽산은 유전정보를 담고 있는 DNA 합성에 필수적인 성분입니다. 그렇기 때문에 세포가 왕성하게 분열을 하는 시기에 엽산이 부족하지 않게 공급하는 것은 매우 중요한데요. 특히 임신 초기에 엽산이 부족하면 태아의 신경관 결손 발생 위험이 높아집니다.

1996년 〈Journal of Nutrition〉이라는 잡지에 "More folic acid for everyone, now"라는 제목의 논문이 실립니다[1]. 미국의 질병관리본부Center for Disease Control, CDC 소속의 연구자들이 발표한 논문인데요. 제목에서 보듯이 "지금 당장" "모든 사람들에게" 엽산이 더 필요하다고, 그렇기 때문에 하루라도 빨리 우리가 일상적으로 먹는 밀가루나 시리얼에 엽산을 강화해야 한다고 강력하게 주장합니다. 연구자들 소속이 신생아 기형을 주로 연구하는 부서인데 이 연구자들 눈에는 엽산 부족으로 발생하는 신생아의 신경관 결손이 아주 중요하고 시급한 문제로 여겨졌을 겁니다.

1998년 드디어 미국에서는 시리얼과 밀가루 같이 모든 사람들이 매일같이 먹는 주식에 엽산을 의무적으로 첨가하는 정책을 도입합니다. 몇몇 다른 나라들도 비슷한 정책을 폅니다. 선택의 자유가 있는 보충제와는 달리 일상적으로 먹는 식품에 특정 영양소를 강화하면 내가 원하든 원하지 않든 그 나라에 사는 한은 평생토록 같이 먹어줄 수 밖에 없습니다. 그렇기 때문에 이러한 정책은 전체 국민들을 대상으로 하는 위험한 임상시험이라고 반대하는 연구자들도 있었죠. 하지만 반대의 목소리는 소수였고 이 정책은 전격적으로 시행됩니다. 미국 질병관리본부에서는 이 정책 도입 후 미국인들의 혈중 엽산 농도가 증가하고 신경관 결손을 가지고 태어나는 신생아 숫자가 급격하게 줄었다고 무지하게 자랑을 했었습니다.

그런데 그로부터 십 년쯤 흐른 2008년 〈American Journal of Clinical Nutrition〉이라는 잡지에 "Is folic acid good for every-one?"이라는 부정적인 기운을 한껏 품은 제목을 가진 논문 한 편이 발표됩니다[2]. "과연 엽산이 모든 사람에게 좋을까요?" 라고 묻고 있는데요. 이렇게 묻고 있다는 자체가 그렇지 않을 것이라는 답을 강하게 시사합니다.

최근 엽산 과다복용과 관련된 문제점이 서서히 보고되고 있습니다. 특히 암과 같은 경우 엽산은 이중 효과dual effect가 있다고 보는데 암이 처음 시작되는 단계에서는 엽산이 암 예방의 효과가 있으나 이미 암세포가 존재하는 상황에서는 오히려 암세포가 증식하는데 도와주는 역할을 할 가능성이 크다고 합니다. 사람들은 보통 원천봉쇄라는 걸 훨씬 더 좋아하고 그것이 뭔가 더 근본적인 대책인 것 같이 생각합니다만 우리 몸에는 끊임없이 새로운 암세포가 생기고 이를 우리가 가진 면역체계로 없애고 또 생기면 없애고 하는,

물고 물리는 과정이 지속적으로 일어나고 있습니다. 그렇기 때문에 암이 시작되는 단계에서 예방이라는 것이 세포실험에서는 그럴 듯하게 보일지 모르겠습니다만 생명현상이 가진 기본 시스템상 현실에서는 그 단계에서 예방이라는 것은 그리 현실성이 없습니다. 거기에 비하면 하나의 암세포라도 존재하는 상황에서는 그 진행에 영향을 미친다는 것이 실제 상황에서 훨씬 더 중요한 의미를 가진다고 생각하고요. 뿐만 아니라 과다한 엽산은 면역기능을 교란시킨다든가 인지기능을 저하시킨다든가 하는 보고도 있죠.

그럼, 임신 때는 어떨까요? 임신 시 먹는 엽산은 신경관결손을 가진 기형아 발생을 예방하는데 도움이 됩니다. 그런데 엽산은 단순히 신경관결손의 예방보다 훨씬 더 근본적인 차원에서 접근해야 할 필요가 있는 성분입니다. 아시는 분은 이미 잘 아시겠지만 후성유전학Epigenetics이라고 불리는 요즘 각광받는 분야가 있습니다. 전통유전학에서는 유전자의 염기서열자체에 관심이 있지만 후성유전학에서는 유전자의 염기서열자체보다는 유전자의 발현에 관심이 있죠. 유전자의 염기서열이 100% 동일하다 하더라도 그 발현양상에 따라서 완전히 그 결과가 달라집니다. 유전자가 100% 일치해도 유전자발현이 달라지면 한 사람은 미녀, 다른 한 사람은 야수가 될 수도 있다는 겁니다.

이 후성유전학은 부모로부터 물려받은 유전자와 생명체를 둘러싸고 있는 환경을 이어주는 아주 중요한 가교역할을 합니다. 왜냐하면 유전자의 발현에 영향을 주는 요소들이 결국 매우 다양한 환경 요인이기 때문입니다. 환경 요인 중 유전자 발현에 영향을 주는 가장 중요한 것 중 두 가지가 바로 "음식"과 "화학물질" 입니다. 유전자가 100% 동일한 쥐를 임신시켜 놓고 어미 쥐에게 어떤 음식을 주었느냐, 어떤 화학물질에 노출시켰느냐에 따라서 쥐의 외모가 달라지고 나중에 자라면서 암, 당뇨병, 심장병 등 각종 질병이 발생할 위험까지 달라지는 것이 바로 후성유전학입니다.

음식 중에는 특히 엽산과 이와 밀접한 관련성이 있는 영양소들이 이러한 유전자 발현에 매우 중요한 영향을 미칩니다. 그런데 우리가 종종 간과하는 것이 바로 다양한 영양성분들 간의 균형입니다. 엽산은 유전자 발현에 매우 중요한 영향을 미칩니다. 그러나 그 기전을 보면 엽산만 있는 것이 아니고 여러 가지 다양한 영양소들의 역할도 중요합니다. 이들 중 엽산만을 골라서 보충제로 과다복용을 하게 되면 영양소들간 밸런스의 파괴가 발생할 수 있습니다. 엽산 보충제를 보면 이런 저런 다른 성분들을 같이 섞어 놓기도 하는데요. 연구자들이 아무리 애를 써도 결코 인공적으로는 그 밸런스를 최적화할 수 없을 겁니다. 원래 다른 생명체가 생명을 유지하기 위하여 가지고 있었던 그 밸런스를 우리가 그대로 먹는 방법밖에는요.

2009년 임신시 엽산 보충제를 먹은 엄마들한테서 태어난 아이들이 어린 시절에 천식이 많이 걸리는 것 같다는 연구결과가 보고

된 적이 있습니다[4]. 그런데 1년 후 다른 연구자들은 자신들의 자료에서는 그렇지 않은 것 같다고 보고합니다[5]. 2013년에 시행된 메타분석(지금까지 발표된 논문들을 모아서 전체적으로 다시 그 논문들을 분석하는 방법)에서도 엽산 보충제가 해롭다는 뚜렷한 증거는 아직 없지만 언제나 그렇듯이 더 많은 연구가 필요하다고 하고 결론을 내립니다[6]. 역학연구가 가진 속성상 아마 결론 없이 이런 공방이 지루하게 계속될 것이라고 예상됩니다. 그렇게 세월이 흘러서 10년이 가고 20년이 가면 그때는, 지금의 철분제처럼 임신하면 엽산보충제를 먹어야만 하는 것이 아무도 거부하지 못하는 진실이 어느새 되어 버립니다.

우리는 과학이 언젠가는 모든 문제에 대한 답을 줄 수 있을 것이라는 환상에 젖어 살고 있죠. 엽산이라는 것을 말하면서 신경관결손 하나만을 두고 이러니 저러니 떠드는 것, 우리가 일상적으로 먹는 음식에 공장에서 만든 엽산을 바르고 혈중농도가 올라갔다고 좋아하는 것, 임신하면 누구나 엽산을 보충제로 먹게 만드는 것, 전부 과학이라는 이름의 탈을 쓰고 있지만 제가 보기에는 장님 코끼리 더듬고 있는 거랑 똑같다고 생각합니다.

엽산부족을 예방하기 위하여서는 "엽산이 많이 든 음식을 충분히 먹는 것", 저는 이것만이 가장 과학적인 결론이라고 믿습니다.

참고문헌

1. Oakley GP Jr, et al. More folic acid for everyone, now. J Nutr. 1996;126:751S-755S.

2. Smith AD, et al. Is folic acid good for everyone? Am J Clin Nutr. 2008;87:517-33.

3. Waterland RA, et al. Transposable elements: targets for early nutritional effects on epigenetic gene regulation. Mol Cell Biol. 2003;23:5293‑300.

4. Whitrow MJ, et al. Effect of supplemental folic acid in pregnancy on childhood asthma: a prospective birth cohort study. Am J Epidemiol. 2009;170:1486-93.

5. Magdelijns FJ, et al. Folic acid use in pregnancy and the development of atopy, asthma, and lung function in childhood. Pediatrics. 2011;128:e135-44.

6. Crider KS, et al. Prenatal folic acid and risk of asthma in children: a systematic review and meta-analysis. Am J Clin Nutr. 2013 Nov;98(5):1272-81.

콜레스테롤 신화

저는 소위 음모론이라고 불리는 이야기들을 좋아해요. 정치사회적인 사안뿐만 아니라 과학과 관련된 이슈에 대하여서도 마찬가지입니다. 논문 제목에 myth, paradox, puzzling 이런 단어가 들어가 있으면 제가 현재 관심을 가지고 있는 주제가 아니더라도 일단 논문의 내용을 간략하게 요약한 초록이라도 읽고 봅니다. 물론 그런 이야기들을 무조건으로 신뢰하는 것은 아니며 저 자신에게도 벼룩 털만큼은 존재할 것이라고 믿고 있는 나름의 판단력으로 적절히 취사선택을 하긴 하죠.

콜레스테롤이 해롭다는 이야기는 의과대학 시절부터 마르고 닳도록 듣던 이야기입니다. 여기에 무슨 의문을 제기하다가는 정신 잠깐 가출한 사람으로 취급 받기 딱 알맞죠. 앞서 말씀드린대로 참으로 어울리지 않게 남을 가르치는 일을 직업으로 가지게 된 후, 저한테는 교과서에 나오는 내용들을 학생들한테 전달해주는 일이 너무 지루하고 재미없는 일이었어요. 저는 교과서에 나오는 내용이야 혼자 읽으면서 익히면 되지 굳이 제가 강의실로 가서 학생들 앞에 서서 떠들 필요가 있나? 하는 생각을 가진 불량 교수거든요.

그렇기 때문에 강의를 준비할 때 교과서에 나오지는 않으나 뭔가 학생들한테 흥미를 유발할 만한 재미있는 이야기가 없을까를 나름 고민합니다. 그래서 강의주제와 관련하여 교과서에 나오는 내용 외에 소위 주류 연구자들에게 외면받고 있는 다른 주장들은 없는지 찾아보곤 하죠. 2000년경 그 와중에 우연히 마주친 책이 하나 있었어요. 바로 우페 라븐스코프Uffe Ravnskov라는 덴마크 출신의 의사가 쓴 『Cholesterol Myths』라는 책이었죠. 제목에 제가 좋아하는 myths라는 단어가 들어가 있긴 하지만 논문과는 달리 책은 황당무계한 주장들만이 난무한 그런 경우가 많고 분량이 많아서 선뜻 잘 사게 되지는 않더군요. 그런데 콜레스테롤의 경우 그 당시에 제가 가지고 있던 연구가설과 일부 맥이 닿아있는 부분이 있어서, 그리고 매우 얇고 저렴한 책이라는데 끌려서 일단 샀습니다.

그 당시 제가 연구하고 있었던 주제 중 하나가 철분 섭취에 대한 것이었는데 제 가설을 먹거리의 관점에서만 간략하게 설명하자면 붉은 색 고기를 많이 먹으면 건강에 해로운 이유가 포화지방이나 콜레스테롤 때문이 아니라 철분 때문이 아닐까? 이런 생각을 하고 있었을 때였습니다. 물론 지금은 동물성 식품을 오염시키고 있는 POPs라는 물질에 훨씬 더 주목을 하고 있지만 그때까지만 해도 POPs라는 단어가 이 세상에 존재하는지도 몰랐었어요. 어쨌든 그런 가설을 가지고 살던 시절이라 이 책 안에 뭔가 저의 가설을 뒷받침해줄 만한 새로운 근거를 찾을 수 있을지 궁금했죠. 그런데 이 책에서 저는 제가 그 동안 교육받았던 사실 하나를 뒤집는 아주 재미있는 그림 하나를 보게 됩니다.

20세기 들어서 심장병으로 사망하는 사람들이 급증하면서 어떤 사람들이 심장병에 잘 걸리는지에 대하여 알기 위하여 많은 연구들이 시행됩니다. 그러면서 자연스럽게 20세기 초부터 지질가설lipid hypothesis 혹은 콜레스테롤 가설cholesterol hypothesis라는 것이 나오게 됩니다. 왜냐하면 심장병으로 사망한 사람들을 부검해 보면 심장으로 가는 혈관에 지방이 잔뜩 끼여있는 것을 직접 볼 수가 있거든요.

이러한 가설에 힘을 실어준 또 하나의 연구가 토끼를 대상으로 한 실험연구였어요. 20세기 초 러시아의 한 젊은 연구자가 토끼들에게 콜레스테롤을 먹이니 혈중 콜레스테롤 치가 높아지면서 혈관에 광범위한 동맥경화가 발생함을 관찰하게 됩니다[1]. 그러나 이 토끼에게 해바라기 기름과 같이 콜레스테롤이 없는 식물성 지방을 먹였을 때는 동맥경화가 발생하지 않았어요. 그래서 콜레스테롤이 많이 든 동물성 음식을 먹으면 혈중 콜레스테롤이 올라가서 혈관에 동맥경화가 발생하고 결국은 심장병의 발생위험이 증가한다는 주장을 했죠. 그런데 사실 이 연구는 넌센스에 가깝습니다. 왜냐하면 토끼는 원래 육식을 하지 않는 초식동물인데 그런 초식동물한테 동물성 식품에만 있다는 콜레스테롤을 줘서 나온 결과이기 때문이죠.

그러나 세상은 이미 동물성 지방과 콜레스테롤에 주목을 해 버렸습니다. 그리고 그 후 이러한 가설을 확신으로 바꾸는데 결정적인 기여를 한 연구들이 줄지어 발표가 되는데요. 그 중 하나로 1953년 안셀 키즈Ancel Keys라는 미국 미네소타 대학의 교수가 발표한 『Atherosclerosis, a Problem in Newer Public Health』라는 논문입니다[2]. 이 논문에서 키즈 교수는 미국에서 전체 사망률은 점차 떨어지는데 유독 심장병으로 죽는 사람들은 계속 증가하고 있다고 말하면서 『Six Countries Study』라고 불리는 연구결과 하나를 발표합니다. 심장병 사망률이 매우 다양한 6개 나라를 대상으로 조사하여 국가간 심장병 사망률의 차이를 설명하는 가장 중요한 요인이 지방을 얼마나 섭취하느냐에 있다고 발표합니다. 바로 다음 그림이 이 연구에서 보고된 결과 중 하나죠. 이 그림상으로 X축은 전체 칼로리 중 지방으로부터 얻는 칼로리의 백분율로 되어 있지만 동물성 지방으로 얻는 칼로리라고 해석하셔도 괜찮습니다.

그림을 보면 누구나 쉽게 키즈 교수의 주장에 설득당할 가능성이 큽니다. 가장 낮은 지방 섭취율과 가장 낮은 심장병 사망률을

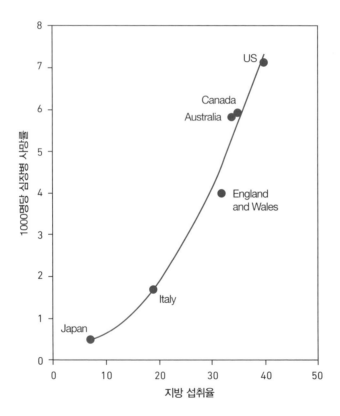

보이는 일본부터 시작하여 이태리, 영국, 오스트렐리아, 캐나다를 거쳐 가장 높은 지방 섭취율과 가장 높은 심장병 사망률을 보이는 미국까지 흡사 손으로 그린 듯이 일직선 상에 놓여있죠.

그런데 이 그림은 후에 심각한 비판에 직면하게 됩니다. 원래 키즈 교수가 정보를 가지고 있었던 나라 수는 22개였는데 의도적으로 자신의 주장을 뒷받침해줄 수 있는 6개 나라 자료만 뽑아서 발표를 했다고요. 키즈 교수가 의도적으로 그렇게 했는지 아니면

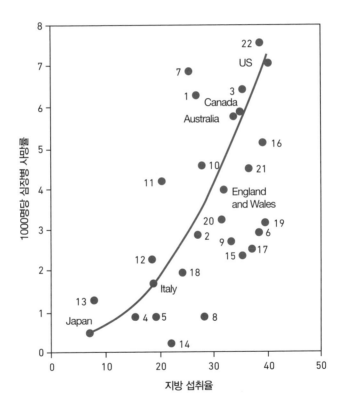

원래 가지고 있었던 자료가 이 6개 나라 밖에 없었는지는 모르겠습니다만 어쨌든 위는 22개 나라를 대상으로 한 그림입니다.

앞 그림에서도 어느 정도 지방섭취량이 높은 나라일수록 심장병 사망이 높은 것 같아 보이긴 합니다. 그러나 처음 발표했던 그림의 선명성에는 한참 못 미치죠. 예를 들어 지방섭취량이 전체 칼로리의 40%정도 되는 나라 중에서도 심장병 사망률이 아주 낮은 나라부터 아주 높은 나라까지 다양하게 있다는 사실을 볼 수 있습니다. 이 그림이 바로 『Cholesterol Myths』라는 책에 실려 있더군요. 여기에 더하여 다음 그림에서와 같이 몇몇 원시부족들의 자료를 추가하면 정말 동물성 지방을 많이 먹는다는 것이 심장병에 중요하기나 한 것일까? 하는 의문이 안 생길 수가 없죠.

이 자료가 수집될 당시인 1960년대 원시부족들의 식생활을 보면 주로 동물성식품을 주 칼로리원으로 살아가는 원시부족들이 꽤나 많았는가 봅니다. 그럼에도 불구하고 혈중 콜레스테롤 치는 매우 낮고 심장병은 매우 드뭅니다. 처음에는 아마 이런 원시부족들은 아무리 동물성지방을 많이 먹어도 유전적으로 콜레스테롤 치가 높아지는 것을 막아주고 심장병을 예방하는 뭔가를 가지고 있을 것이라고 생각을 했다고 합니다. 그러나 이러한 원시부족들이 원래 살던 곳을 떠나서 도시로 이주하여 소위 현대인의 식생활을 하게 되면 콜레스테롤 치도 올라가고 심장병도 나타난다는 사실을 알게 되면서 이 원시부족들의 유전자가 대단한 역할을 하지 않는 것 같

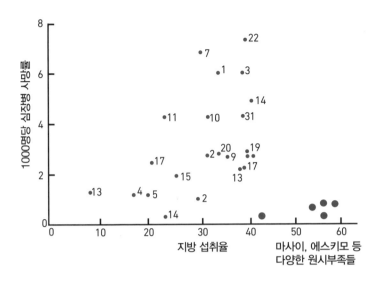

다고 결론을 내리게 됩니다.

그러나 그 당시에는 키즈 교수가 발표한 첫번째 그림에만 사람들이 열광하고 있었어요. 이에 힘입어 1958년부터 1970년초까지 키즈 교수는 기존의 6개 국가에서 1개 국가를 더 추가하여 『Seven countries study』라는 것을 진행하여 발표합니다[3]. 이 연구에서는 앞서 나왔던 국가별 평균지방섭취량과 심장병 사망률간의 관련성 정도를 보여주는 허술한 그래프 정도가 아니라 다양한 지역에 사는 많은 사람들을 십 년 이상 추적조사를 해가면서 어떠한 식습관을 가진 사람들이 심장병으로 더 많이 사망하는지를 직접 조사했었죠. 결론적으로 이 연구에서 동물성지방 섭취량이 많을수록 혈중 콜레스테롤이 높아지고 혈중 콜레스테롤이 높을수록 심장병 사망률이 높다고 보고함으로써 현재의 동물성 지방-혈중 콜레스테롤-심장병으로 이어지는 패러다임 완성에 결정적인 기여를 하게 됩니다.

이와 같이 키즈 교수에 의하여 이루어진 일련의 연구들은 미국에서 소위 저지방식Low Fat Diet 바람이 불게 된 아주 중요한 계기가 됩니다. 미국심장협회American Heart Association라는 심장병 전문가들이 모인 단체를 위시해서 언론, 의회까지 모두 동원되어 대중들에게 저지방식을 권유합니다. 대중들은 동물성 지방이 함유된 식품들은 무조건 피하게 됩니다. 우유를 포함한 모든 유제품들은 저지방 혹은 무지방으로 등장합니다. 그러면서 그 동물성 지방의 자리를 불포화 식물성 기름을 인공적으로 수소화시켜서 나온 지방이 대신하게 됩니다. 버터 대신 마가린이 등장한 배경이죠. 그리고 지방섭취가 줄어든 만큼 부족한 칼로리를 대체하기 위하여 대신 탄수화물 섭취량, 특히 단순당의 섭취량이 급증하기 시작합니다.

그런데 수십 년이 지난 1990년대에 와서 인공적으로 수소화시킨 식물성 기름으로 인한 트랜스지방이 동물성 식품 안에 포함된 포화지방보다 더 위험하다는 연구결과가 발표됨으로써 사람들은 일대 혼란에 빠집니다[4, 5]. 그리고 탄수화물 섭취량의 증가는 1980년대부터 급속히 증가하기 시작한 미국 내 비만의 가장 중요한 원인으로 지목되기 시작합니다. 요즘은 과연 동물성지방에 대한 그동안의 접근법이 타당했는가를 두고 의문을 제기하는 사람들이 늘어납니다.

2015년 초 미국보건부 산하 "다이어트 가이드라인 자문위원회"라는 곳에서 콜레스테롤 함유량이 높은 음식에 대한 경고를 이제 철회한다고 발표를 하여 여러 사람들을 어리둥절하게 합니다. 왜냐하면 1960년대부터 여태까지 줄기차게 콜레스테롤이 많이 든 음식은 해롭다고 대중들에게 교육을 해왔거든요. 콜레스테롤이 많이 든 계란은 건강을 위하여 하루에 하나 이상을 먹으면 안 된다는 이야기 예전에 많이 들어보셨죠? 그리고 덧붙이기를 여전히 포화지방이 많이 든 음식은 해롭다고 조심해야 한다고 말합니다.

참, 콜레스테롤과 포화지방은 서로 다른 성분인 거 아시죠? 콜레스테롤이 많이 든 음식 중 가장 유명한 것은 계란입니다. 그렇지만 계란을 톡 깨면 나오는 흰자, 노른자를 보면서 여기에 콜레스테롤이 이렇게나 많이 들어 있군 이렇게 생각하시는 분들은 없죠. 즉 콜레스테롤은 우리 눈으로 확인이 안 되는 성분입니다. 거기에 비하면 포화지방은 우리가 눈으로 바로 보면서 확인이 가능합니다. 등심이나 삼겹살 구워 먹을 때 보이는 기름기가 다 포화지방 덩어리죠. 포화지방은 코코넛, 아보카도 등과 같은 일부 식물성 식품에도 포함되어 있습니다만 콜레스테롤은 전적으로 동물성 식품에만 들어있죠. 동물성 식품은 식물성 식품과 비교할 때 대부분 포화지방과 콜레스테롤이 모두 많이 함유되어 있는 음식입니다만 종류에 따라서 상대적으로 콜레스테롤이 많은 포함된 음식이 있는데 바로 계란, 새우, 가재와 같은 음식들입니다. 그러므로 "다이어트 가이드라인 자문위원회"의 최종적인 결론은 이런 콜레스테롤이 높은 음식을 제한하지 않되 여전히 포화지방이 많은 고기, 유제품 등은 제한해야 한다는 것입니다.

사실 혈중 콜레스테롤이 높아지는 것이 콜레스테롤이 높은 음식을 많이 먹어서 그렇다는 것은 애초부터 비논리적인 주장입니다. 왜냐하면 우리 몸에서 직접 합성하는 양이 음식을 통하여 외부에서 들어오는 양보다 훨씬 더 많기 때문이죠. 인체에서 필요한 양의 80%를 우리 세포가 이 시간에도 합성하고 있다는데 외부에서 뭐 좀 더 먹고 덜 먹고 하는 것이 어떻게 대세에 영향을 줄 수 있겠습니까? 그런데 여기서 우리가 한 걸음 더 나아가 생각해 봐야 할 것이 있습니다. 왜 인체에서 굳이 에너지를 사용해가면서 콜레스테롤을 합성할까? 하는 것입니다. 그것은 그만큼 생명체의 생존에 필수적인 요소라는 의미입니다.

혈중 콜레스테롤은 높은 것만큼이나 낮은 것도 문제가 될 수 있습니다. 그리고 혈중 콜레스테롤이 높거나 낮은 이유는 콜레스테롤을 많이 먹거나 적게 먹어서가 아니라 인체에서 합성되는 콜레스테롤 내부 생산시스템에 문제가 발생하기 때문이라고 보는 것이 합리적인 추정일 것이고요. 그럼, 왜 콜레스테롤 내부 생산 시스템에 문제가 발생할까요? 저는 'POPs와 같은 화학물질에 대한 노출이 이러한 인체 지질 조절 시스템에 혼란을 가져오는 주범이 아닐까?'하는 의심을 하고 있습니다[6, 7]. 동물실험에서도 확인되고 있고요[8].

이제는 콜레스테롤에서 포화지방으로 눈을 돌려 보겠습니다. 그럼 포화지방이 많이 든 식품들은 정말 포화지방 때문에 해로운 걸까요? 저는 이 역시 번지수를 잘못 찾았다고 봅니다. 제가 앞에서 인용한 마지막 그림에 추가된 원시부족들의 경우 포화지방 섭취율은 매우 높습니다만 그 부족의 심장병 발생률은 아주 낮습니다. 포화지방 자체가 진정한 문제라면 어떻게 이러한 현상을 설명할 수 있을까요? 따라서 저는 포화지방조차도 그 자체가 유죄라기보다는 그 포화지방을 오염시키고 있는 POPs와 같은 지용성이 강한 화학물질이 더 문제라는 생각을 가지고 있습니다. 물론 온 지구상의 먹이사슬이 깡그리 오염된 현 시점에서는 동물성 지방은 가능한 한 피하는 것이 정답입니다만.

고지혈증에 처방되는 스타틴Statin이라는 유명한 약이 있습니다. 우리 인체의 콜레스테롤 합성경로에 존재하는 특정 효소의 기능을 억제시킴으로써 혈중 콜레스테롤 치를 낮출 수 있도록 개발되었는데요, 이 스타틴을 복용하면 심장병과 같은 질병의 위험이 낮아지고 이 효과는 바로 콜레스테롤을 낮추기 때문이라고 알려져 있죠. 그런데 이 스타틴이 단순히 콜레스테롤을 낮춰주는 것뿐만 아니고 염증도 줄여주고 항산화효과도 있고 혈관내피기능도 좋게 해 주는 등 인체에 좋다고 알려진 기전에는 다 관여한다는 사실이 다양한 실험연구들을 통하여 알려지면서 정말 스타틴이 심장병에 효과가 있는 것이 콜레스테롤을 낮추기 때문인가? 하는 의문을 가지는 사람들이 늘어갑니다. 아주 흥미롭게도 최근 이 약이 호메시스를 작동시키는 약이라는 주장이 제기되었습니다[9].

　　여기서 재미있는 것은 제가 앞서 소개한『Cholesterol Myths』라는 책을 보면 그 책을 출판할 당시 이미 라브스코프 박사는 스타틴의 효과가 콜레스테롤을 낮추는 효과 때문이 아닐 것이라는 주장을 하고 있었다는 겁니다. 여러 가지 정황적 증거들을 종합하여 고려해볼 때 "스타틴이 단지 콜레스테롤을 낮추는 것 이상의 뭔가를 하고 있기 때문에 심장병의 발생을 낮춘다고 보는 것이 합리적인 설명이다"라고 결론내리고 있습니다. 현재 알고 있는 복잡한 실험 연구 결과들 전혀 없이 사람들에서 보여지는 현상만을 두고 이러한 결론을 내렸는데요. 저는 이 사람이 맘에 들었어요. 인구집단의 자료를 두고 추론해나가는 과정이나 결론에 도달하는 방법이 전형적인 역학적 접근방법이거든요. 현재 스타틴이 보이고 있는 대단한 효과는 호메시스 작동이 주된 기전일 가능성이 있습니다. 그런데 사실 스타틴 뿐만 아니예요. 대표적인 당뇨병치료제들도 호메시스를 작동시킬 수 있는 약으로 보고되고 있죠[10, 11]. 제가 호메시스가 21세기 의학의 화두가 될 것이라고 주장하는 이유 중 하나입니다.

　　미국에서 가장 비싼 돈인 100달러짜리 지폐를 장식하고 있는 벤자민 프랭클린Benjamin Frankin이 이런 말을 했다고 합니다. "Half-

truth is often a great lie"라고요. 우리 말로 해석하자면 절반의
진실은 종종 엄청난 거짓말이다라는 의미인데요. 최근 몇 년간 제
가 세미나나 학회에서 POPs에 대한 연구결과들을 발표하면서 마
지막 슬라이드에서 빼놓지 않고 인용하는 말입니다. 콜레스테롤이
든 포화지방이든 지방과 관련된 연구를 하면서 이들을 오염시키고
있는 화학물질들을 고려하지 않는다는 것, 절반의 진실에 대한 대
표적인 예가 아닐까요?

참고문헌

1. Konstantinov IE, et al. Nikolai N. Anichkov and his theory of ath-
    erosclerosis. Tex Heart Inst J. 2006; 33(4): 417- 423.
2.   Keys A. Atherosclerosis: a problem in newer public health. J Mt
    Sinai Hosp N Y. 1953 Jul-Aug;20(2):118-39.
3. Keys A. Seven Countries: A Multivariate Analysis of Death and Cor-
    onary Heart Disease. Harvard University Press (1980).
4. Mensink RP, et al. Effect of dietary trans fatty acids on high-density
    and low-density lipoprotein cholesterol levels in healthy subjects. N
    Engl J Med. 1990 Aug 16;323(7):439-45.
5.   Mozaffarian D, et al. Trans Fatty Acids and Cardiovascular Disease
    New England Journal of Medicine, 2006; 354 (15): 1601-1613.
6. Lee DH, et al. Low dose organochlorine pesticides and polychlorin-
    ated biphenyls predict obesity, dyslipidemia, and insulin resistance
    among people free of diabetes.PLoS One. 2011 Jan 26;6(1):e15977.
7. Penell J, et al. Persistent organic pollutants are related to the change

in circulating lipid levels during a 5 year follow-up. Environ Res. 2014 Oct;134:190-7.

8. Ruzzin J, et al. Persistent organic pollutant exposure leads to insulin resistance syndrome. Environ Health Perspect. 2010 Apr;118(4):465-71.

9. Liao JK. Mitohormesis: another pleiotropic effect of statins? Eur Heart J. 2012 Jun; 33(11): 1299-1301.

10. De Haes W, et al. Metformin promotes lifespan through mitohormesis via the peroxiredoxin PRDX-2. Proc Natl Acad Sci U S A. 2014 Jun 17;111(24):E2501-9.

11. Brunmair B, et al. Thiazolidinediones, like metformin, inhibit respiratory complex I: a common mechanism contributing to their antidiabetic actions? Diabetes. 2004 Apr;53(4):1052-9.

비타민 D 이야기

비타민 D는 현재 주가 상종가인 연구테마 중 하나입니다. 전통적으로 비타민 D는 뼈 건강에 중요한 역할을 한다고 알려져 있습니다. 뼈를 구성하는 성분인 칼슘이 장에서 흡수가 원활히 되려면 비타민 D가 필요하거든요. 그러나 최근에는 뼈 건강뿐만 아니라 심장병, 뇌졸중, 암, 당뇨병, 치매, 우울증 등 또 온갖 질병하고 다 관련성이 있다고 보고되면서 비타민 D 부족이 매우 중요한 이슈로 떠올랐어요. 그리고 나중에 메르스 이야기할 때 다시 나오겠지만 앞으로 시도 때도 없이 찾아올 신종감염성질환을 대비하는데 비타민 D만큼 중요한 것은 없을 겁니다.

세포에서 비타민 D를 가지고 일을 제대로 하려면 비타민 D 수용체가 반드시 필요한데요. 이 비타민 D 수용체가 뼈와 관계된 세포뿐만 아니라 우리 몸에 있는 거의 모든 세포에 존재한다고 합니다. 즉, 그만큼 다양한 역할을 할 수 있음을 의미한다고 생각하시면 되겠습니다. 비타민 D는 이름을 비타민이라고 붙여 놓아서 그렇지 일종의 스테로이드 호르몬입니다. 콜레스테롤을 전구물질로 이용하여 합성이 되거든요.

콜레스테롤이 우리 세포가 사용할 수 있는 형태의 비타민 D로 바뀌기 위해서 몇 가지 필수적인 단계를 거쳐야 하는데요. 그 시작을 바로 태양으로부터 우리의 피부로 내려 꽂히는 자외선이 엽니다. 이 자외선이 관여하는 과정을 일단 거쳐야 그 다음 우리 몸의 간과 신장에서 일어나는 연속반응을 거쳐 최종적으로 우리 세포가 사용할 수 있는 형태의 비타민 D가 만들어집니다. 자외선 없이 어류, 달걀, 마른 표고버섯과 같은 식품을 통하여 비타민 D를 제공받을 수도 있는 경로도 있긴 합니다만 자외선이 관여하는 기전으로 합성되는 비타민 D가 훨씬 더 중요합니다.

현재 비타민 D 부족은 우리나라를 포함하여 전 세계적으로 매우 광범위하게 존재하는 것으로 보고되고 있습니다[1]. 햇빛 쨍쨍하기로 유명한 적도 근처 나라들만 봐도 노인 인구의 절반 이상이 비타민 D 부족입니다. 비타민 D 부족이 이렇게나 흔한데다가 이게 부족하면 온갖 질병에 걸릴 위험이 높다고 하니 아니나 다를까 역시 비타민 D 보충제가 또 답으로 등장했습니다. 과도한 햇빛은 피부암을 유발할 수 있고 음식을 통해서는 충분히 얻기 힘드니 비타민 D 보충제를 사용하자고 합니다.

그런데 요즘 사람들 비타민 D치가 이렇게 낮은 이유가 정말 도대체 뭘까요? 전문가들은 이렇게 이야기하더군요. 실내생활을 많이 하고 자외선 차단제 때문에 햇빛 노출을 하지 않은 것이 주된 이유라고요. 그런데요. 매일도 아니고, 1주일에 두어 번 20~30분씩만 햇볕을 쬐어도 충분한 양의 비타민 D가 합성된다는데 그 정도의 햇빛도 쬐지 않는 사람들이 온 세상에 그렇게나 많아서 비타민 D 부족을 가진 사람들이 이렇게나 흔할까요? 아니면 모로코에 사는 할머니도, 과테말라에 사는 할아버지도 남녀노소 전 세계 모든 사람들이 자외선 차단제를 온 천지 덕지덕지 발라대서 비타민 D 부족이 그렇게나 많을까요? 그리고 음식도 비타민 D가 무슨 상어지느러미나 자연송이 같은 귀하디 귀한 곳에 들어있는 것도 아니고 생선, 계란, 마른 표고버섯 같이 전부 우리 주위에서 쉽게 볼 수 있는 서민들의 음식에 들어 있다는데 이런 음식들을 먹기가 그렇게나 힘들어서 비타민 D 부족을 가진 우리나라 사람들이 그렇게나 많을까요?

온 세상이 작금의 비타민 D 부족증은 햇빛 노출을 안 해서 그렇다고 하는데 저는 아무리 생각해봐도 이 이유가 도저히 납득이 안 가요. 햇빛 노출을 아무리 충분히 하고 비타민 D를 가진 식품을 밤낮으로 먹어대도 비타민 D 부족이 발생할 수 있는 경우는 없을까요?

일단 혈중 콜레스테롤이 아주 낮은 사람들은 자외선 노출이 있어도 비타민 D 합성의 과정을 시작할 수 없을 겁니다. 하지만 현대인의 혈중 콜레스테롤이 이런 상황을 염려할 정도로 낮은 것은 아니니 이 가능성은 희박해 보입니다. 하지만 이렇게 콜레스테롤부터 비타민 D가 만들어진다는 것은 다시 한 번 콜레스테롤이란 낮으면 낮을수록 좋은 것이 아니며 일정 수준의 콜레스테롤은 우리 몸에 반드시 필요함을 의미하는 것으로 생각하시면 되겠습니다.

다음 가능성입니다. 위에서 설명 드렸듯이 자외선 노출과 비타민 D를 포함한 식품을 먹는 것으로 우리가 얻을 수 있는 비타민 D의 형태는 우리 세포가 당장 사용할 수 있는 비타민 D의 형태가 아닙니다. 이것이 세포마다 존재한다는 비타민 D 수용체에 가서 제대로 그 역할을 하기 위해서는 간에서 한번, 신장에서 또 한번 활성화가 되는 과정을 거쳐야만 최종적으로 우리 인체에서 사용할 수 있는 형태의 비타민 D가 만들어집니다. 그런데 그 과정은 저절로 발생하는 현상이 아닙니다. 반드시 간에서는 CYP27A1, 신장에서는 CYP27B1와 같은 효소들이 제대로 작용을 해줘야 합니다. 하루 종일 햇빛 아래서 선탠을 하고 생선을 삼시 세끼 먹어대도 간과 신장에 문제가 있어서 이 효소들이 제대로 활성화가 되지 않으면 최종적으로 우리 세포에서는 사용할 수 있는 비타민 D는 부족해질 겁니다.

더 나아가서 간과 신장이 제대로 작동한다 하더라도 비타민 D 부족증이 올 수 있는 가능성입니다. 바로 비타민 D를 과다하게 분해해 버리는 경우입니다. 모든 생체에서 만들어진 물질들은 한번 만들었다고 마르고 닳도록 사용하는 것이 아니고 필요할 때 적재적소에서 사용된 다음에 신속하게 분해 과정을 밟게 됩니다. 비타민 D도 당연히 예외가 아닌데요. 햇빛을 이용하여 만든 비타민 D의 경우 반감기는 6주 정도랍니다. 이러한 물질의 분해는 주문을 외운다고 저절로 되는 것이 아니죠. 비타민 D의 분해에는 또 몇몇 효소들이 관여를 하는데요. CYP24A1, CYP3A4 등으로 알려진 효소들이 관여합니다. 만약 비타민 D를 분해하는 이러한 효소들이 필요 이상으로 활성화되어 버리면 어떤 일이 발생할까요? 그래서 비타민 D 반감기가 6주가 아니라 3주 아니 3일로 짧아져 버린다면요? 이 역시 최종적으로 우리 몸은 비타민 D 부족증이 되는 겁니다.

그런데 비타민 D의 활성화와 분해에 관여하는 효소들은 비타민 D하고만 노는 것이 아닙니다. 이 효소들은 우리 주위에 있는 수많은 화학물질들의 대사와도 밀접하게 관여가 되어 있고 그 중에는 이 효소의 기능을 억제하는 놈들도 있고 촉진할 수 있는 놈들도 있습니다. 만약 비타민 D를 활성화시키는 효소가 제대로 작동하지 못하도록 방해하는 그 어떤 화학물질들이 지속적으로 존재하는 상황, 혹은 비타민 D가 분해되는데 관여하는 효소의 기능을 촉진시키는 그 어떤 화학물질들이 지속적으로 존재하는 상황이면 어떤 일이 발생할까요? 자외선으로 비타민 D를 아무리 잘 만들어 낸다고 하더라도 궁극적으로 비타민 D치가 낮아지게 됩니다. 저는 POPs가 아마 그런 화학물질 중 하나가 아닐까 의심했었는데요. 역시나 POPs 중에 비타민 D분해효소의 기능을 촉진시키는 종류들이 있더군요[2]. 저는 현재 전 세계적인 비타민 D 부족의 가장 중요한 원인은 자외선 노출 부족이 아니라 화학물질의 일상적 노출이 더 중요한 역할을 하고 있지 않을까 의심하고 있습니다.

여기서 제가 다시 한 번 강조하고 싶은 것은 어떤 화학물질이 비타민 D 활성화와 분해에 관여하는 효소들과 상호작용을 한다는 것은 그 화학물질의 독성과는 아무런 관계가 없다는 점입니다. 제가 앞서 GGT 이야기를 할 때 GGT의 증가는 화학물질의 독성으로 인한 것이 아니라 화학물질을 배출하는 과정에서 나타나는 현상이다. 그러므로 정상범위내의 GGT가 수많은 만성질환을 예측하는 것은 우리가 지금 안전하다고 믿고 있는 허용기준내의 수많은 화학물질들의 일상적 노출이 결코 안전하지 않음을 의미한다. 이런 이야기 적어 놓은 것 기억하시나요? 비타민 D 부족이 화학물질의 노출 때문에 생겼다면 이 역시 아주 높은 농도의 화학물질들이 가지고 있는 독성 때문에 생기는 현상이 아니라 화학물질을 우리 몸에서 배출하기 위하여 우리 몸이 정상적으로 작동하는 과정 중에서 발생한 현상이라고 보아야 한다는 것입니다.

요즘 비타민 D에 대한 논문들을 읽다 보면 빠지지 않고 비타민 D 보충제 이야기가 나오는데 정말 읽을 때마다 한숨이 절로 나옵니다. 지금 비타민 D 부족은 거의 전 인류가 다 가지고 있다고 볼 정도로 만연한 상태입니다. 비타민 D 보충제로 해결을 보겠다면 모든 사람들이 평생 동안 복용해야 할 겁니다. 보충제 먹으면 당연히 혈중 수치야 올라가겠죠. 그렇지만 한 번 두고 보죠. 그렇게 올라간 비타민 D 혈중수치 때문에 정말 우리가 더 건강해지는지, 만에 하나 베타카로틴의 전철을 밟지는 않는지…

만약 비타민 D 활성화 효소 또는 분해 효소와 상호작용을 하는 화학물질들 때문에 비타민 D가 낮아진다면, 이러한 화학물질에 대한 노출을 피해주고 몸 안에 이미 들어와 있는 화학물질의 배출을 증가시키는 노력이 필수적일 겁니다. 그리고 세상에는 정말 햇빛 노출이 부족하여 비타민 D가 낮은 사람도 있습니다. 이런 사람들은 일단 신이 우리 모두에게 공평하게 나눠준 선물 중 하나인 햇빛 쬐기를 우선 권유해야 합니다. 물론 그렇게 해도 비타민 D가 부족한 사람들, 그리고 여러 가지 불가피한 이유로 햇빛 쬐기가 불가능한 한 사람들이 있을 수 있습니다. 그런 사람들이 사용하는 것이 바로 비타민 D 보충제입니다.

참고문헌

1. Palacios C, et al. Is vitamin D deficiency a major global public health problem? J Steroid Biochem Mol Biol. 2014 Oct;144 Pt A:138-45.

2. Li HC, et al. Induction of the hepatic CYP2B and CYP3A enzymes by the proestrogenic pesticide methoxychlor and J Biochem Toxicol. 1995 Feb;10(1):51-61.

낮은 농도의 화학물질에
노출되면 뚱뚱해집니다

20세기 후반부터 사람들이 점점 더 뚱뚱해지고 있습니다. 이 건 잘 사는 나라건 못 사는 나라건 비슷하게 보이는 현상입니다. 현대 사회의 대표적인 사회문화적인 특징인 많이 먹고 적게 움직 이기 때문에 이렇게 뚱뚱해지는 것이라고 합니다. 앞서 "콜레스테 롤 신화"에서 잠시 언급했었던 동물성 지방을 피하고 대안 영양소 로 탄수화물을 많이 섭취하게 되면서, 특히 액상과당시럽(GMO옥 수수로 만든!)을 과다하게 사용하면서부터 비만이 급증하게 되었다 고 연구자들은 설명하죠.

그런데 뚱뚱해지는 것은 사람들뿐만이 아닙니다. 동물들도 뚱 뚱해지고 있습니다. 사람들이 집에서 키우는 애완동물들도 뚱뚱해 지고 야생동물들도 뚱뚱해지고 연구자들이 실험실에서 키우는 실험용 동물들도 뚱뚱해지고 있습니다[1]. 애완동물들이나 인간과 가까운 지역에서 거주하는 동물들은 일정 부분 사람들이 가진 생활 습관에 의존적이 될 수 밖에 없긴 하나 현재 동물들에서 보이는 광범위한 비만은 이것만으로는 설명될 수 없습니다. 그리고 6개월 미만의 아기들도 점점 뚱뚱해지고 있습니다[2]. 6개월이 되지 않은 아기들은 19세기 아기나, 21세기 아기나 별로 하는 일에 차이가 없어요. 그냥 엄마 젖 먹고 자고 울고 싸고... 이게 다죠. 그럼에도 불구하고 뚱뚱해시고 있습니다.

최근 연구자들은 이렇게 전 지구의 모든 생명체들이 뚱뚱해지는 데는 단순히 많이 먹고 적게 움직이는 것 외에 뭔가 다른 요인이 있을 것이라고 의심을 하기 시작했습니다. 비만이 단순히 먹는 칼로리와 사용하는 칼로리간의 더하기 빼기 수준의 산수로 설명되지 않는 현상이라는 증거가 속속 나오고 있습니다.

2002년도에 파울라 베일리 해밀턴Paula Baillie-Hamilton이라는 한 무명의 연구자가 소위 가설차원의 논문을 하나 발표합니다. 이 논문의 제목이 『Chemical Toxins: A hypothesis to explain the Global Obesity Epidemic』[3]인데요. 우리말로 풀자면 '아마도 화학물질 노출이 현재 전 세계적인 비만인구의 급격한 증가를 설명할 수 있을 것 같다' 정도가 되겠네요. 이 논문을 처음 발견했을 때 대체 어떤 사람인가 궁금해서 웹을 좀 검색해봤더니만 논문도 이 논문 하나 밖에는 발표한 적이 없고 기본적으로 소위 현대과학의 관점에서 판

단하자면 연구자라고 부르기도 무색한 인물이더군요. 하지만 저는
이 논문이 매우 중요한 역사적인 가치를 가지고 있다고 믿고 있습
니다. 또 하나 매우 중요한 사실은 이 사람은 이 논문을 쓰는데 연
구비라는 것을 단 한 푼도 사용하지 않았을 것이라는 겁니다.

어쨌건, 이 역사적인 논문은 지구상에서 화학물질 생산량의
증가추세와 비만의 증가추세가 일정기간 시간차를 두고 아주 비
슷한 것 같다는 아래 그림 하나를 보여주면서 시작합니다. 현대
의 문명사회란 것은 기본적으로 합성 화학물질 없이는 존재자체
가 불가능한 사회인데요. 이 지구상에서 합성 화학물질이 본격적
으로 대량으로 생산되고 사용되기 시작한 것은 주로 세계 2차 대

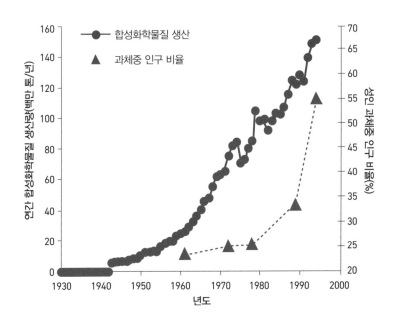

전 이후부터입니다. 그리고 비만 인구는 한 80년대 정도부터 뚜렷한 증가추세를 보이다가 90년대에 들면서 아주 급격한 증가를 보입니다. 사실 이런 그림은 언뜻 보면 상당히 그럴듯해 보이지만 사실은 무지하게 허점이 많은 그림이기 때문에 이 그림만 보고 혹하시면 안 됩니다. 화학물질 생산량 대신 휴대폰 사용인구라든지, 컴퓨터 보급율과 같은 정보를 추가하면 비만의 추세와 더욱 비슷하게 보일 겁니다.

그러나 이 논문은 그림에 추가하여 아주 중요한 사실들을 요약하여 독자에게 전달하고 있기 때문에 의미가 있습니다. 즉, 50~60년대부터 독성학자들이 각종 화학물질이 어떤 농도부터 독성을 나타내는지를 알기 위하여 수많은 동물실험을 했었는데 이 결과들을 다시 자세히 살펴보니까 다양한 종류의 화학물질들이 저농도에서는 체중을 증가시키는 양상을 보이더라고 논문에 밝히고 있습니다. 보통 화학물질에 대한 독성연구를 할 때 연구자들은 어느 정도의 농도를 처리했을 때 실험동물들의 체중이 감소하는지에 매우 많은 관심이 있습니다. 체중감소란 바로 독성을 나타내는 하나의 신호거든요. 하지만 그 당시 연구자들은 저농도로 투여하였을 때 체중이 증가하는 현상에 대하여서는 아무도 관심을 가지지 않았죠. 본인들의 관심사가 아니었으니까요. 그걸 이 연구자가 발견해서 가설차원으로 발표를 한 겁니다.

이 논문은 발표 당시 전혀 주목을 받지 못했으며 잊혀지는 듯

했습니다. 왜냐하면 이 논문은 〈Journal of Alternative and Complementary Medicine〉이란 학술지에 발표되었거든요. 소위 대체의학하는 사람들이 주로 보는 잡지라는 의미입니다. 즉 현대의학의 본류에서 한참 눈 내려 깔고 보는 그런 분야라는 거죠. 〈Cell〉, 〈Nature〉, 〈Science〉가 아니면 학술지가 아니라고 생각하는 현대의 연구자들에게 대체의학회지에 실린 논문이 눈에 들어왔을 리가 없죠. 그런데 최근 이 무명의 연구자가 발표한 이 가설이 점차 진실로 드러나고 있습니다. 요즘 발표되는 연구들은 어떤 화학물질들이 어떤 기전을 통하여 어떻게 비만을 일으키는지 현대의 분자생물학에서 사용하는 고도의 연구방법들을 이용하여 속속들이 보여주고 있습니다[4,5]. 이름도 고상하게 "Obesogen hypothesis"라고 붙여서 부르고요.

미국 식약청과 환경부에서는 2011년 1월에 관련 전 세계 관련 연구자들을 모아놓고 『당뇨병과 비만발생에 있어서 화학물질의 역할Role of Environmental Chemicals in the Development of Diabetes and Obesity』라는 제목의 내부 워크샵까지 개최했죠. 당연히 관련 연구비들도 마구 증가하고 있습니다. 그런데 재미있는 것은 화학물질에 대한 저농도 노출이 비만을 일으킨다는 것은 이미 현재와 같은 고도의 분자생물학적 연구 기술없이 아주 기본적인 실험만이 가능했었던 이미 60, 70년대 연구에서도 충분히 추론 가능했었던 현상이었다는 점입니다.

    화학물질과 비만간의 관련성에 있어서 가장 중요한 것은 용량입니다. 저농도로 주면 비만이 발생하지만 고농도로 주면 독성을 나타내면서 체중이 빠집니다. 그럼 "얼마나 낮은 농도가 저농도냐?"라는 질문이 있을 수 있는데, 저농도의 절대적 기준은 화학물질의 종류에 따라서 매우 다양할 수 밖에 없습니다만 일반적으로 사용하는 저농도의 기준이란 바로 "현재 환경 중에서 인간이 노출되는 농도" 정도로 정의할 수 있습니다. 소위 허용기준 이내에 들어가는, 우리가 안전하다고 굳게 믿고 있는 농도입니다.

    단순히 많이 먹고 적게 움직여서 뚱뚱해졌다면 쉽지는 않겠지만 적게 먹고 많이 움직이는 것이 답일 겁니다. 그러나 화학물질에 대한 노출이 관여한 비만은 문제의 실마리를 비만 그 자체보다는 좀 더 근본적인 이유에서 접근해야 할 필요가 있다고 생각합니다. 헐리우드 배우 안젤리나 졸리가 출산하고 난 뒤 다시 출산전의 몸매로 돌아가기 위해서 열심히 한 다이어트를 소위 디톡스 다이어트라고 부르더군요. 디톡스는 detoxification, 즉 해독의 약자입니다. 물론 헐리우드 배우들이 한다는 디톡스 다이어트의 실질적인 내용을 보면 운동과 더불어 아주 엄격한 칼로리 제한이 포함되기 때문에 붙여놓은 이름이 다소 과장되긴 했습니다만 우리 몸을 디톡스시키면 어느 정도까지는 살을 뺄 수 있지 않을까 생각합니다.

    그런데 여기서 중요한 점은 화학물질로 인한 비만의 경우 생명체의 진화론적인 적응현상일 가능성이 있다는 것인데요. 더 자세한 이야기는 다음에 나오는 "비만의 역설"에서 하도록 하겠습니다.

참고문헌

1. Klimentidis YC, et al. Canaries in the coal mine: a cross-species analysis of the plurality of obesity epidemics. Proc Biol Sci. 2011 Jun 7;278(1712):1626-32.

2. Kim J, et al. Trends in overweight from 1980 through 2001 among preschool-aged children enrolled in a health maintenance organization. Obesity (Silver Spring). 2006 Jul;14(7):1107-12.

3. Baillie-Hamilton PF. Chemical toxins: a hypothesis to explain the global obesity epidemic. J Altern Complement Med. 2002 Apr;8(2):185-92.

4. Grün F, Blumberg B. Endocrine disrupters as obesogens. Mol Cell Endocrinol. 2009 May 25;304(1-2):19-29.

5. Newbold RR. Impact of environmental endocrine disrupting chemicals on the development of obesity. Hormones (Athens). 2010 Jul-Sep;9(3):206-17.

비만의 역설

우리가 사는 사회에는 패러독스라는 말로 불리는 현상들이 종종 있습니다. 소위 앞뒤가 잘 맞지 않는 그런 현상을 우리는 패러독스라는 말로 부르는데요. 건강과 관련되어서도 잘 알려진 패러독스가 몇 가지 있죠. 제일 잘 알려진 것이 소위 "French paradox"인데, 프랑스인들이 다른 유럽국가 사람들보다 동물성 지방은 상대적으로 많이 섭취함에도 불구하고 심장병 발생률은 오히려 낮은 현상을 두고 이렇게 부릅니다. 그 당시 동물성 지방섭취는 심장병을 일으키는 핵심적인 원인이라고 믿었기 때문에 연구자들은 이 결과에 꽤나 당황했었죠. 이 이유를 프랑스인들이 식사와 함께 늘 먹는 와인에서 찾기 시작하면서 전 세계 와인 소비량 증가에 상당히 기여를 했습니다. "French paradox"만큼 널리 알려진 것은 아니나 의사들 사이에는 비교적 잘 알려진 패러독스로 "비만의 역설obesity paradox"이라고 불리는 현상이 있습니다[1-3].

비만 인구가 지속적으로 증가하고 비만한 사람일수록 당뇨병, 고혈압, 심장병, 각종 암 등 아주 다양한 질환의 발생 위험이 증가하는 것으로 보고되고 있기 때문에 지금 지구상에서 웬만큼 살만한 국가들에서는 어떻게 하면 비만을 예방하고 치료할 수 있을까가 국가적으로 가장 우선순위가 높은 건강관련 이슈입니다. 즉, 비만은 국가적으로나 사회적으로나 개인적으로나 공공의 적 쯤으로 간주되고 있죠. 전쟁을 상당히 즐겼던 미국의 부시 대통령은 2004년 비만과도 전쟁을 치루겠다고 "비만과의 전쟁"을 선포하기까지 했습니다.

그런데 이상하게도 일단 환자가 된 사람들을 대상으로 그 예후를 보면 뚱뚱한 사람들이 그렇지 않은 사람들보다 더 좋습니다.

즉, 뚱뚱한 환자들이 정상체중이나 마른 사람들보다 더욱 더 오래 산다는 거죠. 뚱뚱한 사람들이 각종 병은 잘 걸리는데 일단 걸리면 더 오래 산다? 이것이 바로 비만의 역설입니다. 뚱뚱할수록 오래 사는 현상은 관상동맥질환, 당뇨병, 고혈압, 만성심부전, 만성신장 질환, 혈액투석환자, 만성폐질환, 암, AIDS 등 아주 다양한 질환에서 폭넓게 관찰이 되며 특별한 질병이 없더라도 나이가 많은 노인들에게도 흔하게 관찰됩니다. 이를 설명하기 위한 몇 가지 기전들이 제시되고 있긴 하나 아직 그 이유에 대하여서 명쾌한 설명을 하지는 못하고 있죠.

그리고 체중변화와 관련되어서도 이해 못 할 현상들이 있는데요. 성인이 되어서 체중이 빠지는 사람들의 사망률이 제일 높고 조금씩 체중이 증가하는 사람들의 사망률이 제일 낮은 그런 현상도 보고되고 있습니다[4, 5]. 보통 이런 현상에 대한 이유로 원래 지병이 있는 사람들은 병이 진행하면서 조금씩 체중이 빠지는 경향이 있는데 이들 때문에 체중이 빠지는 사람들의 사망률이 제일 높아 보이는 것이라고 해석하고 있습니다. 그러나 이런 점을 고려해서 분석해봐도, 즉 지병이 있는 사람들을 제외하고 분석해봐도 체중이 감소하는 사람들에서 사망률이 더 높다는 보고가 있죠. 그리고 백번 양보해서 체중이 줄어드는 사람에게서 사망률이 증가하는 것은 그렇다 치더라도 비만이 그렇게 문제라면 체중이 서서히 증가하는 사람들의 사망률이 왜 높아지지 않는 건지 혹은 심지어 낮은지에 대하여서는 또 설명할 길이 없습니다.

　그런데 이와 같이 비만과 관련하여 이해 못 할 현상들은 POPs 와 같은 지용성 화학물질의 관점에서 보면 이해되는 측면이 있습니다. 지용성 화학물질이란 관점에서 보았을 때 비만조직은 일종의 방어역할을 한다고 볼 수 있습니다. POPs와 같은 화학물질이 노출이 안 된다면 몰라도 일단 노출이 되어 체내에 들어가면 반감기가 수 년에서 수십 년에 이르기 때문에 우리 몸 어디에선가는 이들 화학물질이 머물 곳이 있어주어야 하는데요. 다른 주요한 장기들에 비하여 상대적으로 가장 우리 몸에 피해를 작게 주는 장기가 지방조직입니다. 2012년도에 비만의 역설은 POPs로 설명할 수 있지 않을까 하는 가설을 가지고 연구를 한 번 해보았는데요. 역시 짐작대로 POPs치가 높은 노인들일수록 지방조직의 양이 많을수록 사망률이 더 떨어지는 비만의 역설이라고 불리는 현상이 더 뚜렷하게 나타나고 POPs치가 낮은 노인들은 그런 현상을 보이지 않더군요[6].

　혹시 건강한 비만이라고 들어보셨나요? 인슐린저항성과 관련된 당뇨병, 고지혈증, 고혈압과 같은 질병은 뚱뚱한 사람일수록 많은데 모든 뚱뚱한 사람들이 이런 병을 가진 것은 아닙니다. 따라서 이런 병들을 가진 뚱뚱한 사람들은 건강하지 못한 비만이고 이러한 병이 없다면 오히려 비만조직이 많을수록 더 건강하다는 주장입니다. 한편 이러한 견해에 대하여 비만은 다 나쁜 것이지 건강한 비만이라는 것은 없다는 주장도 있습니다. 지금 당장은 그러한 병이 없을지 몰라도 시간이 가면 결국에는 이 사람들도 다 비만 때문에 병이 생길 가능성이 높다는 겁니다. 하지만 저는 단순하게 비만 조직의 많고 적음만을 가지고 건강하다, 건강하지 않다 하면서 벌어지는 작금의 논란들은 의미가 없다고 생각합니다.

현대사회에서 순수한 비만조직이란 존재하지 않습니다. 정도의 차이가 있을 뿐, 모든 사람의 비만조직에는 우리 인체로 들어와서 체외로 배출되지 못한 수많은 지용성 화학물질들이 머물고 있습니다. 동일한 양의 비만조직을 가지고 있더라도 이 화학물질들이 비만세포에 안전하게 보관이 되어 있다면 건강한 비만이 될 가능성이 높고, 이 화학물질들이 비만세포에 불안정하게 보관이 되어 있다면 건강하지 않은 비만이 될 가능성이 높습니다. 그리고 비만하지 않더라도 이 화학물질의 보관상태가 불안정하다면 건강하지 않습니다.

단순히 뚱뚱하냐? 아니냐? 보다 지방세포에서 화학물질의 보관상태가 우리의 건강에 훨씬 중요한 의미를 가진다는 것입니다. 불안정하게 보관된 화학물질들은 쉽게 혈중으로 흘러나와서 여러 주요 장기로 도달할 가능성도 높아지고 지방조직 자체에 염증반응을 일으킬 수도 있습니다. 평균적으로 볼 때 비만한 사람들은 비만하지 않은 사람들보다 상대적으로 화학물질이 불안정하게 보관이 되어 있을 가능성이 높기 때문에 전체적으로 보면 비만한 사람들이 그렇지 않은 사람들보다 여러 가지 질병에 걸릴 위험성이 높은 것처럼 보이는 것이고요.

　제가 앞서 "낮은 농도의 화학물질에 노출되면 뚱뚱해집니다"
이라는 글에서 화학물질로 인하여 발생하는 비만의 경우 우리 인
체의 진화론적인 적응현상으로 본다는 의견을 적은 바 있는데요.
저농도의 화학물질들에 노출이 되면 지방전구세포preadipocyte가 더
많이 지방세포adipocyte로 분화가 되어 비만세포의 숫자가 늘어나게
됩니다. 예를 들어 총 지방량이 동일한 두 사람이 있다고 가정해봅
시다. 그런데 이런 상황에도 개인이 가진 총 지방세포의 숫자는 다
를 수 있습니다. 한 사람은 크기가 작은 100개의 지방세포를 가지
고 있고 다른 한 사람은 크기가 큰 50개의 지방세포를 가졌다면 가
능한 상황이죠. 이 경우, 크기가 작은 비만세포를 100개 가진 사람
이 상대적으로 건강한 비만일 가능성이 높습니다. 지용성 화학물
질들을 보다 안전하게 보관할 수 있는 장소를 좀 더 많이 확보하고
있다는 의미거든요.

　현재 뚱뚱한 사람들은 누구라도, 어떠한 방법을 사용해서라도
빨리 살을 빼야 한다는 생각을 가지고 있습니다. 그러나 지방조직
에 POPs가 이미 상당량 저장되어 있는 상태에서 지방조직의 양이
줄어들게 되면 어떤 일이 발생할까요? 그럴 경우 지방세포의 크기
가 줄어들면서 그 동안 지방세포 안에 비교적 안전하게 저장되어
있었던 화학물질들이 있을 곳이 부족해서 혈액 내로 흘러나오게 되
어 일단 POPs의 혈중 농도가 높아집니다[7]. 이렇게 혈중 농도가 잠

시 높아진다 하더라도 우리 몸이 효율적으로 작동해서 이런 물질들을 대사해서 몸 밖으로 배출해 낼 수 있다면 큰 문제는 없습니다. 그런데 살을 빼는 속도가 너무 빨라 우리 인체가 처리해 낼 수 있는 속도가 따라 갈 수 없다면 혹은 몸 밖으로 배출하기 위한 노력을 같이 해 주지 않는다면 결국 우리 몸 속의 여러 주요한 장기로 가는 POPs의 양이 증가하게 되는 상황을 초래할 수 있습니다. 즉, 살을 빼게 되면 지방조직의 양이 줄어들면서 기대할 수 있는 장점과 동시에 혈중 POPs 농도가 증가함으로써 발생할 수 있는 단점이 동시에 존재할 수 있으므로 장단점을 포괄적으로 고려해야 합니다.

젊은 사람들은 지방조직의 양이 줄어들면서 기대할 수 있는 장점이 단기적으로나 장기적으로나 더 큽니다. 특히 젊은 나이에 비만으로 인한 인슐린저항성과 관련된 병들이 있는 분들은 반드시 체중을 줄여야 합니다. 그러나 시간을 두고 체중을 줄이셔야 하고 혈중으로 흘러나오는 POPs를 가능한 한 배출을 빨리 시킬 수 있도록 노력하셔야 합니다. 그리고 명심하셔야 할 것은 요요 현상이 가능한 한 발생하지 않도록 해야 한다는 것입니다. POPs의 입장에서 보았을 때 제일 나쁜 시나리오가 살빼기와 살찌기를 반복하는 것입니다. 체중을 줄이는 속도를 조절해가면서 POPs 배출도 동시에 증가시키고, 요요 현상이 발생하지 않도록 하는 살빼는 방법이 뭐가 있을까요? 운동과 현미채식 위주의 식습관이라는 기본이 없으면 어렵다고 생각합니다.

그러나 나이가 많아지면 체중을 줄였을 때 기대할 수 있는 이점이 젊은 사람만큼 그렇게 크지 않을 가능성이 큽니다. 지방조직에 축적되는 화학물질의 종류와 양은 나이가 들어갈수록 점점 많아지고 POPs가 혈중으로 흘러나오게 되면 젊을 때처럼 빨리빨리 우리 몸이 처리를 해내지 못합니다. 체중감소가 발생하면 지질, 혈당, 혈압같이 쉽게 임상에서 측정하는 지표들은 호전되는 쪽으로 잡히기 때문에 당장은 만족하실 수 있습니다만 우리가 쉽게 측정하지 못하는 다른 부작용이 장기적으로 발생할 수도 있다는 점을 간과하면 안 될 것 같습니다.

따라서 노년기에 접어들고 난 후에는 당뇨병, 고혈압, 고지혈증 잡겠다고 굳이 살 빼는 일에 집착하지 마세요. 다만 운동은 열심히 하십시오. 열심히 걸으시고 스트레칭 하시고 복식호흡에 익숙해지도록 하세요. 근력운동도 매일 해주시고요. 운동만으로는 살이 잘 빠지지 않지만 이렇게 내 몸을 움직이는 것에 집중하셔도 이런 질병들은 상당히 좋아질 수 있으며 나중에 다른 더 힘든 병들도 같이 예방할 수 있습니다. 노인이 되면 움직임으로 나의 건강을 지키는 것이 가장 현명한 방법입니다.

참고문헌

1.   Oreopoulos A, et al. The obesity paradox in the elderly: potential

mechanisms and clinical implications. Clin Geriatr Med. 2009; 25(4): 643-59, viii.

2. Romero-Corral A, et al. Association of bodyweight with total mortality and with cardiovascular events in coronary artery disease: a systematic review of cohort studies. Lancet. 2006; 368(9536): 666-78.

3. Lavie CJ, et al. The obesity paradox, weight loss, and coronary disease. Am J Med. 2009; 122(12): 1106-14.

4. Maru S, et al. Body mass index and short-term weight change in relation to mortality in Dutch women after age 50 y. Am J Clin Nutr 2004; 80: 231-236.

5. Yarnell JW, et al. Comparison of weight in middle age, weight at 18 years, and weight change between, in predicting subsequent 14 year mortality and coronary events: Caerphilly Prospective Study. J Epidemiol Community Health 2000; 54: 344-348.

6. Hong NS, et al. The association between obesity and mortality in the elderly differs by serum concentrations of persistent organic pollutants: a possible explanation for the obesity paradox. Int J Obes 2012;36(9): 1170-5.

7. Lim JS, et al. Inverse associations between long-term weight change and serum concentrations of persistent organic pollutants. Int J Obes 2011; 35(5): 744-7.

마사이 부족이 현미채식을 한다면?

최근 채식바람이 불면서 채식을 주장하시는 분들 중에 원래 인간들의 유전자는 채식에 적합하며 육식은 기본적으로 인간의 유전자와 맞지 않다는 주장들을 하는 분들이 있습니다. 또 한편으로는 현재 우리 유전자는 구석기 시대의 초기 인류들과 동일하기 때문에 그때 주로 먹었던 다량의 동물성식품을 포함한 식사가 인간에게 더 적합하고 채식의 기본인 곡류는 현재 인간의 유전자와 맞지 않다고 합니다. 이상하게도 두 주장 모두 유전자를 걸고 넘어지는데, 결과적으로 인간에게 더 적합하다고 주장하는 식단은 정반대입니다.

저는 진화론적으로 인간은 충분히 육류에도 적응을 해 왔고 곡류에도 적응을 해 왔다고 보는 입장입니다. 유전자란 두 가지 측면을 고려해서 생각을 해봐야 하는데요. 첫 번째는 유전자의 염기 배열 순서이고 두 번째는 그 유전자의 발현입니다. 유전자의 염기배열순서라는 것은 좀처럼 바뀌지 않습니다. 인간과 침팬지의 유전자가 98% 동일한 것을 보면 현재 우리가 가진 유전자는 구석기 시대 초기인류의 유전자와 거의 똑같다고 볼 수 있을 겁니다. 그러나 그렇다고 해서 침팬지가 주로 먹는 음식이나 구석기 시대 초기 인류가 먹고 살았던 음식이 현재 우리가 운명처럼 먹고 살아야 할 음식이라고 말할 수는 없습니다. 이러한 주장들은 유전자 염기 배열 순서와는 달리 유전자의 발현은 환경의 변화에 매우 민감하게 반응을 한다는 사실을 간과한 것이라고 봅니다. 여기에 대한 좀더 자세한 이야기는 "당신의 삶이 유전됩니다"에서 다루고 현재 글에서는 먹는 것에만 한정하여, 특히 동물성 식품에 초점을 맞추도록 하겠습니다.

다 잘 아시겠지만 인간의 식생활에는 두 번의 매우 중요한 변화가 오게 된 시점이 있습니다. 첫 번째가 기원전 약 1만 년 전, 인류가 농사를 짓기 시작한 신석기시대입니다. 이때부터 인간은 벼, 밀과 같은 곡물을 먹기 시작했고 야생동물이 아니라 가축을 직접 키우면서 여기서 나온 동물성 식품, 즉 우유, 달걀을 포함한 각종 소고기, 돼지고기, 양고기 등을 먹기 시작합니다. 두 번째가 세계 제2차 대전 후, 지금부터 약 60~70년 전 소위 농약과 화학비료 등이 개발되면서부터입니다. 이때부터 모든 농산물의 생산과정에 이러한 화학물질들이 일상적으로 포함되고 이러한 농산물들을 기반으로 한 공장형 축산업이 본격적으로 시작됩니다. 또한 공장에서 만들어진 각종 첨가물들이 기본적으로 포함된 가공식품들이 쏟아져 나오게 됩니다. 그럼, 신석기시대 이전 훨씬 더 길고 길었던 구석기시대에 인간 혹은 인간과 공통조상에 해당하는 유인원들은 뭘 먹고 살았느냐? 이때는 과일, 견과류와 같은 식물성식품과 더불어 사냥해서 잡은 야생동물이 매우 중요한 에너지원이었다고 합니다.

그러나 구석기 시대에 동물성 식품의 섭취량이 많았다 하더라도 인간이라는 생명체는 치아나 구강의 구조, 대장의 길이, 여러 가지 생화학적인 특성들을 고려할 때 본질적으로 육식보다는 채식에 더 적합한 유전자로부터 시작한 것은 맞는 것 같습니다. 그런데 인간 유전자가 애초에는 동물성 식품과 맞지 않았다 하더라도 구석기 시대를 통하여 식물성 식품만으로는 생존 자체가 불가능해지는 환경적 변화(예를 들면 빙하기와 같은 환경적 조건)에 처해져서 동물성 식품을 불가피하게 먹을 수 밖에 없었다면, 그리고 그 기간이 몇 년, 몇십 년 정도가 아니라, 몇만 년, 몇십만 년이 되어버린다면, 그리고 결정적으로 그 기간 동안 비록 극소수이겠지만 후손을 남길 정도로 살아남았다면, 마지막 살아남은 인간은 동물성 식품을 이용하는 쪽으로 유전자가 진화한 인간들이라고 보는 것이 타당할 겁니다. 그리고 인간이 구석기시대에 동물성 식품을 먹을 수 있게 된 데는 불의 발견이 지대한 공헌을 했을 것이라고 생각합니다. 현재 우리가 가진 해부학적 구조로 피 흘리는 생고기를 뜯어 먹고 있는 인간이란 도대체가 상상이 가지 않으니까요.

　　사실 이러한 현상은 모든 생명체가 가지는 공통적인 진화론적 특성입니다. 미국 테네시 대학에 전광우 박사라는 한국 분이 계셨다고 합니다. 이 분은 주로 아메바를 가지고 실험을 하셨는데 이 실험실에서 우연하게 아메바가 세균에 감염되어 버리는 바람에 거의 전멸해버리는 사건이 일어났다고 합니다. 그런데 그 중에서 살아남은 극소수의 아메바가 있었고 신기하게도 이 아메바 내에는 이 세균도 함께 존재하고 있었다고 합니다. 이 실험실에서는 살아남은 아메바들을 번식시켜가면서 실험을 계속 했었는데 몇 년이 지난 후 놀랍게도 살아남은 아메바로부터 이 세균을 제거해버리면 이 아메바는 더 이상 생존을 하지 못하고 죽어버린다는 것을 관찰하게 됩니다[1]. 즉, 이 아메바는 그 동안 이 세균을 이용하여 생존하도록 그렇게 진화를 해버린 겁니다. 이 예는 주로 생명체간 공생이 진화론적으로 얼마나 중요한가를 알려주는 하나의 예로 많이 이야기되고 있으나 생명체라는 것이 얼마나 환경의 변화에 적절하게 적응하는 것인가를 보여주는 흥미로운 예가 될 수도 있습니다.

다만 시간이 훨씬 더 오래 걸릴 뿐 인간도 동일하다고 봅니다. 환경에 민감하게 반응하는 생명체가 가진 보편적인 특성상 장기간의 진화 과정 중에서 동물성 식품을 먹고 살아남은 구석기 시대의 인류가 현생인류의 조상이라면 우리는 이들 식품을 생존에 유리하게 이용할 수 있도록 그렇게 적응했다고 보는 것이 적절한 추론이라고 생각합니다.

"콜레스테롤 신화"에서도 잠시 언급했지만 지구상에 존재하고 있던 몇몇 원시부족들이 20세기 중반까지 가지고 있었던 전통 식습관에 대하여 조사한 연구 결과가 발표된 적이 있었죠[2]. 이러한 부족들은 전통적인 식습관을 가지고 있으면서 소위 사회가 서구화가 되면서 증가하는 만성퇴행성질환이 매우 드물다고 알려져 있는 그런 부족들이었습니다. 그런데 흥미롭게도 이들 원시부족들에서 주된 에너지 섭취원이 동물성 지방과 단백질인 경우가 매우 흔한 것을 발견할 수 있었습니다. 대표적으로 잘 알려진 부족이 에스키모 부족, 아프리카의 마사이 부족 등이죠. 이들은 에너지의 거의 80~90%를 동물성지방과 단백질에서 얻고 있는 부족이며 20세기 중반 이전까지만 하더라도 오염되지 않은 자연 속에 존재하는 동물성 식품을 먹고 생존했죠. 그런 의미에서 아프리카 마사이 부족이 모든 동물성 식품을 끊고 채식을 하기 시작한다면 결코 건강에 도움이 될 것 같지 않습니다. 그 부족은 수만 년 동안 동물성 식품을 주로 먹으면서 그렇게 생존해오고 진화해왔던 민족이니까요.

그러나 인간이 구석기 시대의 식단에 맞도록 진화를 해 왔다 하더라도 요즘 우리 나라뿐만 아니라 전 세계적으로 유행하고 있는 구석기 다이어트는 우려스러운 점이 있습니다. 인간이 환상에 빠져서 사용했었고 지금도 사용하고 있는 수많은 화학물질의 늪에서 공장형 축산업을 통하여 자란 현재의 동물들이 제공하는 동물성식품은 결코 구석기시대의 동물들이 제공했었던 그 식품과 동일한 것이 아니니까요. 화학물질의 본격적인 생산과 사용은 20세기, 특히 20세기 후반의 약 50년 동안 집중적으로 이루어졌으므로 지금 구석기시대와 신석기시대를 뒤집어보면서 그때 그 시절 그 음식을 먹고 산 인류가 이렇고 저러했으니 우리도 이렇고 저러해야 한다고 주장하는 것은 무의미하다고 보죠. 음식의 진실은 결코 영구불변의 것이 아니기 때문입니다.

보통 채식을 주장하시는 분들이 말씀하시는 환경문제, 에너지 문제, 윤리문제 등 다 동의합니다. 이런 이유로 채식을 선택하시는 분들은 정말 영혼이 맑으신 분들이라고 생각합니다. 그렇지만 인간은 원래 채식에 더 적합한 생명체이고 동물성 식품 자체가 인간에게 생물학적으로 맞지 않다는 주장은 너무 많이 간 것이 아닐까 싶습니다. 제가 이 책을 통하여 화학물질의 배출과 호메시스 관점에서 시종일관 식물성 식품의 중요성을 강조하고 있긴 하지만 인류가 동물성 식품도 함께 먹을 수 있도록 진화해 왔다면 어떠한 이유로든 채식을 선택할 경우 좀 더 주의 깊은 접근을 하셔야 할 필요가 있습니다.

🎖 참고문헌

1. Jeon KW. Science. Development of cellular dependence on infective organisms: micrurgical studies in amoebas. 1972;176:1122-3.
2. Cordain L, et al. The paradoxical nature of hunter-gatherer diets: meat-based, yet non-atherogenic. Eur J Clin Nutr. 2002;56:S42-52.

『채식의 배신』을 읽은 나름의 짧은 소감

채식이 건강에 좋다고 주장하는 분들을 당혹스럽게 할 만한 책 하나가 작년에 나왔죠. 20년간 비건^{Vegan, 엄격한 채식주의자}으로 살아 왔던 저자가 채식은 무지에서 비롯한 신념에 불과하다는 주장을 펴면서 쓴 『채식의 배신』이라는 책입니다. 제가 그 책을 읽고 가진 첫 번째 느낌은 '드디어 올 것이 왔다'라는 것이었고 두 번째는 기사와 크게 오버랩이 되는 우리 큰 놈의 얼굴이었어요. 그 이유는 글 마지막에 다시 나옵니다.

　저는 절반쯤은『채식의 배신』이라는 저자의 편에 속해있는 사람입니다. 인류진화와 생존의 역사를 보았을 때 저는 인간은 동물성 식품을 먹도록 진화해왔다는 쪽에 서 있습니다. 그러나 현 시점에 제가 식물성 식품의 중요성을 강조하는 이유는 어떤 식품 안에 먹이사슬을 통하여 농축되는 화학물질들이 얼마나 존재하는가? 그리고 식품 자체에 이러한 화학물질로 인한 문제를 대처할 수 있는 능력이 얼마나 있는가?의 관점에서 식품을 판단하기 때문입니다.

　이 책은 도덕적 이유, 정치적 이유, 영양학적 이유를 나누어서 채식주의자가 가지고 있는 오류를 지적하고 있더군요. 도덕적 이유와 정치적 이유는 잠시 접어두죠. 저는 원래 그리 도덕적인 사람도 아니고 언젠가부터 정치라는 말만 들어도 울렁증이 느껴지는 불안정한 심리 상태이므로. 따라서 영양학적인 이유에만 초점을 맞춰서 보자면 동의하는 부분 절반, 동의할 수 없는 부분 절반입니다.

　동물성 지방 자체가 문제가 아니라는 관점에는 전적으로 동의합니다. 그리고 공장식 축산업의 폐해만큼이나 혹은 더 심각하게 공장식 농업의 폐해가 존재한다는 저자의 시각에도 전적으로 동의하는 바이고요. 사실 공장식 농업이 바로 공장식 축산업을 가능하게 한 원동력이죠. 단일품종으로 화학비료와 농약을 기반으로 재배되는 막대한 옥수수, 밀, 콩이 없었으면 애초에 공장식 축산업이라는 자체가 불가능했을 것입니다. 이러한 공장식 농업을 통하여 재배되는 식물성 식품을 이용하여 공장에서 만들어낸 각종 가공식품들이 해롭다는 것도 말이 필요 없고요. 여기에는 당연히 콩으로 만든 조제분유, 콩고기를 포함한 각종 콩 가공식품도 다 포함된다고 볼 수 있습니다. 특히나 이러한 가공식품에 비타민 무기질 범벅으로 발라놓고 건강에 좋은 음식으로 둔갑시키는 현대 식품산업의 기만성을 혐오한다는 점에서도 100% 저와 의견이 동일합니다. 이렇게 적고 보니 현대사회의 모든 불량 먹거리의 원죄가 농업에 있는 것 같은 느낌이 들기 시작하지만, 말은 똑바로 해야겠죠. 문제는 "공장식 농업"에 있습니다. 사실 저자가 가진 농업에 대한 적대감도 대부분 "공장식 농업"에 대한 것이고요.

이제 동의할 수 없는 부분으로 넘어가보겠습니다. 제가 보기에 이 책은 몇 가지 중대한 오류가 있습니다. 저자는 인류가 농사를 짓기 시작한 것이 기원전 1만 년 전 정도로 극히 최근의 일이며 그보다 훨씬 더 오랜 기간 사냥과 채집으로 생존을 해왔기 때문에 인간은 진화론적으로 곡물류에 적응되지 못하였다고 보고 있더군요. 당연히 만 년은 십만 년보다는 짧고 백만 년보다는 짧은 세월이죠. 그러나 만 년이라는 기간은 결코 만만한 세월이 아닙니다. 인간 번식주기를 20년으로 본다면 500세대가 번식 가능하였고 500세대면 진화론적으로, 특히 후성유전학적으로 충분히 적응 가능한 세월로 보는 것이 맞습니다. 곡류에 적응하지 못한 인간들은 2세를 낳을 때까지 생존할 가능성이 낮으며 곡류에 잘 적응한 인간들은 2세를 낳고 3세를 낳고 그렇게 500세대를 번식하게 되겠죠.

더불어 이 책이 가지고 있는 가장 큰 오류는 모든 곡물류를 동일한 탄수화물 식품으로 바라보고 있다는 것입니다. 특히 복합탄수화물이든 단순당이든 모두 당분자로 이루어져 있을 뿐이므로 아무런 차이가 없다는 주장은 너무 일차원적이라서 읽는 순간 당혹감까지 느껴졌는데요. 저자 마음속에 농업 자체에 대한 혐오감이 너무나 가득했기 때문에 이런 무리한 주장까지 나왔을 것이라고 생각합니다. 이러한 관점은 배우 김태희와 저를 분자수준으로 분해하면 나오는 최종산물이 C, H, O 등으로 똑같기 때문에 이 두 사람의 이 사회에서 효용가치가 동일하다는 의미와 똑같다. 뭐 이 정도로 비유할 수 있겠네요. 제가 김태희처럼 생겼었더라면 이 나이까지 살면서 겪었던 고난의 99%는 피할 수 있었을 것입니다. 복합탄수화물은 결코 단순당과 동일하지 않습니다. 복합탄수화물은 저자가 책에 기술한 단순당이 야기하는 건강상 문제의 99%를 피해갈 수 있으며 단순당이 공장에서 수백 번 둔갑을 해도 결코 주지 못할 많은 건강상 유익함이 있습니다.

저자의 주장 중 또 하나의 중요한 오류는 식물성 식품에 포함된 섬유소는 사람이 소화시킬 수 없는 성분이므로 아무 쓸모가 없으며 이러한 성분을 소화시킬 수 없다는 것은 궁극적으로 이러한 성분이 포함된 식물성 식품들이 인간에게 맞지 않음을 의미한다고 주장하고 있다는 점입니다. 음식의 성분 속에서는 소화되어 우리 몸에 들어가서야 제대로 빛을 발하는 성분이 있는 반면 우리 몸 밖으로 제대로 나와야만 제 역할을 하는 성분이 있습니다. 섬유소가 바로 후자의 경우로 섬유소는 몸 밖으로 빨리 배출해야 하는 성분들을 제대로 빨리 몸 밖으로 배출하는데 매우 중요한 역할을 하게 됩니다. 건강을 위해서는 우리 몸에 필요한 것을 제때 공급하는 것만큼이나 필요하지 않은 것 혹은 나쁜 것들을 제때 배출하는 것도 중요하죠. 아니 사실 후자가 우선순위가 훨씬 더 높은 작업이죠. 만찬이 시작되기 전 쓰레기로 가득 뒤 덮인 식탁을 먼저 치우는 것이 순리가 아닌가요?

또한 저자는 인류탄생이래 가장 초단기간에 모든 방면에서 가장 큰 변화를 가져온 20세기가 원래 식품들이 가지고 있었던 그 본질을 어떻게 변화시켜 버렸는지에 대하여서는 그리 관심이 없었던 것 같더군요. 저자는 그 지역의 원래 자연환경에 적합하게 자라던 동물들이 되돌아오게 해서 그 동물성 식품들을 먹자는 주장을 최종적으로 펴고 있는데요. 소가 자라기 좋은 지역에서는 소를 먹고, 쥐가 자라기 좋은 지역에서는 쥐를 먹고? 그러한 주장이 과연 현실적으로 가능한가는 논외로 하고 기도만 하면 소가 저절로 자라고 쥐가 저절로 자라든가요? 이들도 풀을 먹든 뭐를 먹든 먹어야 하고 물을 마셔야 하고 숨을 쉬어야 살 수 있습니다. 그 과정 속에서 20세기 인류가 환경 속에 내질러 놓은 수많은 화학물질들이 생명체에 서서히 농축이 된다는 사실을 간과하면 안 됩니다.

그나저나 이 책은 아마 우리 큰 아들이 제일 반길 듯 하네요. 몸짱이 일생일대의 가장 큰 목표가 되어버려 몸 만든다고 고기만을 탐닉하는 놈, 그래서 방학때 집에만 오면 저랑 살벌한 언쟁과 신경전을 벌이지만 결국은 언제나처럼 제가 먼저 포기해 버린 놈, 조만간 저한테 이 책을 선물로 보내줄 듯 합니다.

내 장 속에서는 어떤 일이

의대 과정에서 배우는 대부분 과목들은 끊임없는 암기를 요구합니다. 명민한 암기력을 가진 어떤 사람에게는 누워서 떡먹기로 쉬운 것이겠지만 가끔씩은 집 전화번호나 본인 주민등록번호도 잊어버리는 저같이 평균보다 한참 아래의 암기력을 가진 학생들에게 의대공부는 정말 맞지 않는 분야였어요. 그 중에 백미는 해부학과 더불어 미생물학입니다. 그 끝도 없이 이어지는 발음도 제대로 할 수 없는 균 이름들... 균 이름을 적을 때 삐딱하게 적는지라 미생물학을 배우면서 가지게 된 이탤릭체에 대한 혐오감은 지금도 여전합니다.

최근 전 세계가 우리 몸에 살고 있는 온갖 미생물에 대한 연구에 천문학적인 연구비를 쏟아 부으면서 연구하는 것이 붐이더군요. 예전에는 기초적인 단계에서만 하던 미생물에 대한 분석이 유전자 수준에서 분석하고 정량하는 기술이 나날이 발달한 덕분에 이러한 미생물들의 유전적 실체를 밝히겠다고 수많은 연구자들이 출사표를 던졌고 이미 상당한 연구결과들이 발표되고 있습니다.

이 중에서 연구자들이 특히 많은 관심을 가지고 있는 분야가 우리 소화기관내에 살고 있는 장내 미생물입니다. 이 미생물들은 우리 몸의 면역체계의 기본을 구성하는데 매우 중요한 역할을 한다고 아주 잘 알려져 있죠. 제가 늘 말씀드렸다시피 우리 몸이 자체적으로 가지고 있는 면역체계라는 것은 이 세상의 그 어떤 것보다 건강에 중요합니다. 따라서 장내 미생물이 우리 건강에 무지하게 중요하다는 데는 두 말이 필요 없습니다.

그런데 보통 연구자들은 장내 미생물을 우리 몸에 좋은 미생물과 나쁜 미생물로 딱 나눠놓고 좋은 미생물들이 우리 장내에 많이 살면 우리 면역체계도 튼튼해지고 건강해진다고 이야기합니다. 이런 이런 놈들은 좋은 놈들, 저런 저런 놈들은 나쁜 놈들. 인터넷 검색해보시면 아주 일목요연하게 정리해놓은 것들 많습니다. 인간 세상이든, 어느 세상이든, 좋은 놈 많이 사는 곳이 나쁜 놈 많이 사는 곳보다는 뭔가 더 나은 세상 같으니 언뜻 들어보면 아주 당연한 말 같습니다만 태생적으로 반사회적 기질이 농후한 저는 이런 말에서조차 거부감이 스물 스물 기어오르더군요.

우리 몸에 살고 있는 미생물을 좋은 놈과 나쁜 놈으로 편가르자고 드는 것은 이 지구상의 모든 사람들을 줄 세워 놓고 좋은 사람과 나쁜 사람의 두 편으로 가르고자 하는 것만큼이나 우스꽝스러운 짓이 아닐까 싶은, 좋은 놈은 과연 영원한 좋은 놈이고 나쁜 놈은 과연 영원한 나쁜 놈일까 싶은, 하루에 열두 번도 더 좋은 놈과 나쁜 놈 사이를 오고 가는 다중 인격체인 저 같은 사람이 미생물의 세계라고 없을까 싶은, 좋은 놈 말고 나쁜 놈 말고 이상한 놈은 없을까 싶은, 진짜 저는 병이예요... 병.

어쨌건, 오늘도 연구자들은 열심히 편가르기를 해서 좋은 놈으로 밝혀지면 이 놈들을 집중 배양해서 캡슐에 수억 마리씩 넣어서 우리 몸에 집어넣을 궁리를 합니다. 프로바이오틱스probiotics라고 많이 들어보셨죠? 떠오르는 건강보조식품 시장의 총아죠. 그런데요, 단기적으로는 이런 프로바이오틱스가 얼마간 효과가 있을지언정 우리 장이라는 그 엄청난 생태계에서 외부에서 인위적으로 얼마 더 넣어준다고 해서 얼마나 생태계의 본질을 바꿀 수 있을까요?

모든 생명체 서식의 기본은 먹이의 존재에 따라서 결정됩니다. 바퀴벌레가 많은 곳에는 바퀴벌레가 좋아하는 먹이가 많기 때문이고 꿀벌이 많은 곳에는 꿀벌이 좋아하는 먹이가 많기 때문입니다. 바퀴벌레가 먹고 살 거리가 없는 곳에서는 아무리 바퀴벌레 수억 마리를 풀어놓아도 곧 다 사라져버릴 겁니다. 미생물도 마찬가지로 수 억 마리가 아니라 수 조 마리를 풀어놓아도 그 놈들이 먹고 살 수 있는 먹이가 충분히 없으면 밑 빠진 독에 하염없이 물 붓기입니다. 장내 미생물은 우리가 날이면 날마다 먹는 음식을 먹고 사는 생명체입니다. 그렇기 때문에 내가 무엇을 먹느냐가 이러한 장 내 미생물의 문제를 접근하는데 훨씬 더 효율적이고 근본적인 대책이 될 수 밖에 없습니다. 좋은 미생물들을 많이 살게 하기 위해서는 좋은 미생물들을 직접 배양하여 캡슐 안에 넣어 아침 저녁으로 약 같이 입 속으로 털어 넣는 것이 답이 아니고 좋은 미생물들이 좋아하는 먹이를 지속적으로 공급하는 것이 바로 답입니다. 좋은 미생물들이 좋아하는 먹이가 바로 식물성 식품 안에 듬뿍 들어있는 식이섬유라고 하죠. 현미채식을 꾸준히 하시면 자연스럽게 우리 장내 미생물은 바람직한 방향으로 아주 크게 궤도 수정을 하기 시작하고 그 흐름은 거스를 수가 없다고 생각합니다.

그러나 먹는 것 외에도 장내 미생물에 영향을 미치는 매우 중요한 요소가 있습니다. 또 POPs 이야기를 꺼내지 않을 수 없네요. 2005년경 처음 이 POPs라는 물질의 실체를 알고 나서는 한 사람의 인간으로서 참 공포스럽더군요. 그렇게나 분해가 안 되는 독한 화학물질이 지구상의 온 먹이사슬을 다 오염시켰다니 정말 인류는 이제 끝이구나 싶은 절망감에 일상에서는 내 한 몸도 제대로 건사하지 못하는 주제에 인류의 미래를 걱정하느라 우울증에 빠져있었던 시절도 있었어요.

어느 날 정신을 차려서 이 문제를 어떻게 좀 해결을 할 수 있는 방법이 없을까를 두고 온갖 분야 연구결과들을 닥치는 대로 읽어 가던 중, 생물적 환경정화Bioremediation라고 토양이 화학물질로 극심하게 오염이 되었을 때 미생물을 이용하여 이 오염물질을 분해하는 분야가 있다는 사실을 알게 되었죠. 이 중 아키아Archaea라고 보통 고세균 혹은 극한 미생물이라고 일컫는 종류에 관심을 가지게 되었어요. 왜냐하면 이 아키아들을 토양을 오염시킨 POPs 물질들을 분해하는 목적으로 사용한다는 사실을 알게 되었거든요.

지구상에 있는 모든 생명체는 크게 3군으로 분류됩니다. 진핵생물, 박테리아, 그리고 아키아입니다. 진핵생물 군에 우리가 아는 모든 동물, 식물, 곰팡이... 뭐 우리 눈에 보이는 생명체라고 불리우는 것들 다 들어가고요, 그리고 박테리아 군이 존재하고 마지막으로 아키아입니다. 그 만큼 독특한 특성을 가진 생명체군이라는 겁니다. 이 아키아 종류들은 통상적으로 생명체가 살 수 없다고 생각하는 곳에서 주로 번식합니다. 펄펄 끓는 화산, 염도가 상상을 초월하는 짠 물, pH가 1보다 낮은 지역 등등.

아키아를 이용해서 토양의 POPs 오염 문제를 해결하듯이 인체의 POPs 오염 문제를 해결해 볼 수는 없을까 하는 고민을 하던 중 우연하게 비만한 사람의 장내에 이 아키아들이 많이 산다는 연구논문을 보게 되었어요[1]. 이 아키아들이 왜 비만을 일으킬 수 있는지 분자생물학적인 기전은 대충 밝혀져 있어요. 그렇지만 이러한 사실은 보다 넓은 생태학적인 관점에서 이 장내 미생물의 문제를 바라보는 계기가 되었죠.

자연에서 청정토양과 기름에 오염된 토양을 비교해보면 거기에 서식하는 미생물들의 분포는 판이하게 다릅니다. 오염이 안 된 청정토양이 어느 날 갑자기 사고로 기름에 오염이 되어 버리면 그 지역에는 저절로 그 기름을 분해하여 먹고 사는 미생물들의 수가 폭발적으로 증가합니다. 그러면서 서서히 오염원이 분해되고 시간은 걸리겠지만 자연은 원래의 상태로 돌아가게 됩니다. 자연이 가지고 있는 놀라운 정화 능력이죠. 인간인 우리가 보기에는 자연의 기적이지만 미생물의 입장에서는 아주 단순합니다. 내가 먹고 살 것이 그 곳에 많으니까 그 곳에 가서 번식을 하는 것뿐이죠.

똑같은 일이 우리 장내에서도 발생하고 있다고 볼 수 있습니다. POPs라는 물질은 우리의 지방조직에 저장되어 있는 물질이지만 끊임없이 담즙을 통하여 그리고 대장의 점막을 통하여 우리의 소화관으로 쏟아져 나옵니다. 그러니까 당연히 이 POPs를 분해해서 먹고 사는 미생물 종류들이 우리의 장내에 존재할 수밖에 없습니다. 아키아도 그 중 하나이고요. 그러니까 장내에 POPs 물질이 많으면 이들을 먹고 사는 아키아 군이 증가하게 되는데요. 아키아의 증가는 다른 장내 미생물의 분포에 연쇄적으로 영향을 미치게 되면서 전체적으로 장내 미생물이라는 거대한 생태계에 영향을 주게 되고 결국은 이런 저런 기전으로 대장에서 미생물이 만들어내는 칼로리의 양이 증가하면서 비만 발생에 기여를 하게 됩니다. POPs, 아키아, 비만을 하나의 스토리라인으로 엮어서 2010년도에 논문으로 발표했었죠[2].

그러면 과연 이 아키아는 좋은 놈일까요? 나쁜 놈일까요? 아 닙 이상한 놈일까요? 우리 장내로 매일 나오는 POPs는 가능한 한 빨리 몸 밖으로 배출하거나 분해를 해 주어야 합니다. 그런 측면에 서 볼 때는 좋은 놈일 것 같지만 이러한 생명체의 존재가 다른 미 생물의 존재에 이차, 삼차로 파급효과를 미치기 때문에 마냥 좋은 놈은 아닐지도 모른다는 생각도 듭니다. 그렇기 때문에 아키아한 테만 POPs의 분해를 맡겨두기보다는 다른 방법이 있다면 다른 방 법을 강구해보는 것이 더욱 안전할 겁니다. 앞서 좋은 미생물들이 좋아하는 먹이가 바로 식물성 식품이라고 했습니다만 장내로 쏟아 져 나온 이 POPs를 몸 밖으로 배출하는데도 식물성 식품 속에 들 어있는 식이섬유 만한 것이 없습니다. 지구에 존재하는 모든 먹이 사슬이 온통 POPs로 오염된 암울한 21세기를 사는 우리 인간들이 매 끼니마다 식이섬유가 풍부한 식물성 식품의 섭취량을 대량으로 늘려주어야 할 이유가 여기에 있습니다.

참고문헌

1. Zhang H, et al. Human gut microbiota in obesity and after gastric bypass. Proc Natl Acad Sci U S A. 2009;106(7):2365-70.
2. Lee HS, et al. Associations among organochlorine pesticides, Methanobacteriales, and obesity in Korean women. PLoS One. 2011;6(11): e27773.

소금, 과연 적게 먹으면
먹을수록 좋은 것일까?

한참 정신 없이 바쁘던 시절, 저한테 정말 필요한 것은 남편이 아니라 아내가 아닐까 하는 생각을 했던 시간들이 있었어요. 보통의 여자들이 하는 일보다는 보통의 남자들이 하는 일들을 제가 더 잘 할 것 같았거든요. 그렇다고 저의 성적 정체성을 의심하실 필요는 없고요. 남자 아이 둘을 이 세상에 내질러 저의 성염색체가 anatomically, functionally, socially 확실한 XX임을 온 몸으로 증명한 바가 있는 고로.

제가 아내로서의 자리가 어울리지 않는다고 생각했던 이유는 수십 가지도 족히 넘지만 그 중 하나가 요리에 별반 취미가 없다는 점이었어요. 선천적으로 저는 그리 민감한 미각을 타고 나지를 못했어요. 지금도 커피 점에 가면 예민한 후각과 미각으로 원두의 원산지까지 딱딱 맞추는 사람들을 보면 경이롭기까지 하죠. 제가 느끼는 커피 맛의 차이는 "뜨겁다" 혹은 "식었다" 그 정도.

이렇게 타고난 감각이 평균 이하면 자신의 한계를 겸허히 인정하고 남들이 만들어놓은 레시피를 존중하고 충실히 따라줘야 하는데 저는 표준화, 획일화에 필요 이상의 거부감을 가지고 있는 성향이 있는지라 음식도 나름 창의적으로 한다고 애쓰다 만드는 족족 쓰레기통으로 직행하는 일이 반복되고 말았죠. 그러다가 그만 요리라는 분야와 점점 멀어지게 됐고요. 그러던 제가 한 1년 전부터 우연한 계기로 요리를 배우기 시작했어요. 한 달에 한두 번 정도 가는데요. 지금은 제가 받는 월급 중 요리선생님한테 갖다 드리는 수업료가 가장 보람 있게 사용하는 돈이라고 생각할 정도로 요리가 너무 재미있어졌어요. 제가 학교 다닐 때 수업시간에 거의 노트필기를 하고 있지 않다가 시험 때만 되면 다른 친구들의 노트를 복사해서 공부하던 그런 불량학생이었는데 요리선생님이 가르쳐주는 레시피는 숨소리까지 다 받아 적는 경지에 이르게 되었다니까요.

그런데 제가 요리를 배우면서 그리고 요리를 직접 하면서 진짜 세상의 빛과 소금이라는 말이 그냥 있는 말이 아니라는 걸 실감하게 되었어요. 세상에서 하도 싱겁게 먹어라 싱겁게 먹어라 노래를 해서 레시피에 있는 소금 양을 조금 줄여보면 음식 맛이 뭔가 2% 부족해지면서 만들어 놓은 음식이 별로 당기지가 않아요. 그렇지만 거기에다 아주 약간의 소금만 살짝 더 넣어주면 맛이 너무나 풍부해지는 경험을 여러 번 하게 됩니다. 세상의 그 어떤 조미료보다 소금의 양은 음식 맛을 결정짓는데 절대적인 역할을 하더군요.

2012년 우리나라 보건복지부와 식약청에서 공동으로 "나트륨 줄이기 운동본부"라는 것을 발족했더군요. 믿거나 말거나 식약청에서 발표하기를 우리나라 일인당 나트륨 섭취량을 3000mg으로 낮추면 의료비용 3조원을 비롯하여 13조원의 사회 경제적 이득이 있답니다. 시절이 하수상한지라 별 시답잖은 관 주도의 운동본부도 다 생긴다 싶었지만 그 당시에는 제 관심영역이 아닌지라 신경 끄고 살았는데요. 그 이후 돌아가는 모양새를 보아하니 전국의 각 보건소에서는 싱겁게 먹기 운동이 금연운동을 이은 최고의 주력사업이 되었고 먹거리와 관련하여 짠 음식이 전 국가적 '이지메' 대상쯤 되어 있더군요.

모든 인류의 건강이 존재 이유라는 세계보건기구라는 기관에서 만들어놓은 기준에 의하면 나트륨^{Na}은 하루 2000mg이하로 섭취해야 한다고 합니다. 이것을 우리가 실제로 먹는 소금^{NaCl} 양으로 환산하면 5000mg, 즉 5g 정도 되고요. 내가 하루 종일 먹을 수 있는 소금 양이 1티스푼 하나 정도라니, 제 책꽂이에 차곡차곡 쌓여가고 있는 주옥 같은 레시피들을 보고 있자니 갑자기 이 세상의 기준에 의문이 생기더군요. 도대체 왜 온 세상사람이 다 5g이냐고요?

지금 우리나라 사람들의 평균 소금 섭취량은 한 12~13g 정도 된다고 합니다. 권장량보다 2배 반 정도 더 많이 먹습니다. 평균이 그 정도지 그 안에는 아주 짜게 먹어야 직성이 풀리는 사람부터 소금이 청산가리보다 더 무서운 줄 아는 사람까지 별별 사람들이 다 섞여 있습니다. 제가 이해하는 바, 전문가들이 싱겁게 먹어야 하는 이유로 주장하는 논리는 다음과 같은 삼단논법 때문인 것 같습니다.

- 나트륨(소금)을 많이 먹으면 혈압이 올라간다.

- 혈압이 높으면 뇌졸중이나 심장병과 같은 심각한 심혈관계 질환에 걸릴 위험이 증가한다.
- 그러므로 나트륨(소금)을 많이 먹으면 심혈관계 질환에 걸릴 위험이 증가할 것이다.

삼단논법에서 마지막 결론이 참이기 위하여서는 첫 번째 명제와 두 번째 명제가 참이라야만 합니다. 먼저 두 번째 명제는 불만 없습니다. 혈압이 높으면 심혈관계 질환의 발생이 증가한다는 것은 반론의 여지가 없습니다. 그러나 첫 번째 명제의 경우 최소한 제가 보기에는 현재 전문가들이 주장하는 것처럼 그렇게 명쾌한 진실은 아닌 것 같습니다. 나트륨이 혈압에 미치는 영향을 과학적으로 입증한 연구라고 일반적으로 믿고 있는 연구들을 좀 더 자세히 들여다 보니 이 정도 결과가 과연 전 인류가 소금을 하루 5g 이하로 섭취해야 하는 충분한 과학적 근거가 될 수 있을까? 하는 의문이 들더군요.

2013년에 나온 현재까지 연구들을 종합하여 발표한 논문 결과를 보니 고혈압을 이미 가지고 있는 사람들이 나트륨 섭취량을 줄이는 것은 최소한 혈압조절에 어느 정도는 도움이 되는 것은 맞는 것 같습니다[1]. 고혈압을 가지고 있는 사람들이 소금 일일 섭취량을 4주 동안 4.4g 줄이면 수축기 혈압은 약 5.39mmHg, 확장기 혈압은 약 2.82mmHg 정도 감소하네요. 그러나 혈압이 정상인 사람들의 경우 고혈압환자에서만큼 그리 뚜렷한 것 같지가 같더군요. 수축기 혈압 2.42mmHg, 확장기 혈압 1.00mmHg 정도 감소시키네요. 현재 우리가 알고 있는 것보다는 몇백 배는 더 똑똑할 것이 분명한 우리 몸이 알아서 필요한 만큼만 사용하고 필요 없는 것은 배설하는 조절기능을 가지고 있기 때문이죠.

일일 소금섭취량을 4.4g 줄인다는 거 결코 쉬운 일이 아닙니다. 그리고 혈압조절에는 음식의 맛을 희생해가면서 소금 섭취량을 줄이는 것보다 더 기분좋게 실천할 수 있는 많은 효과적인 방법들이 있습니다. 칼륨과 같은 다른 미량원소의 섭취를 늘이는 것, 운동을 열심히 하는 것, 체중을 줄이는 것 등과 같은 방법이죠. 소금을 줄이는 게 혈압을 낮추는 유일한 방법이라면 몰라도 그렇지 않다면 그리고 사람에 따라서 좀 더 현실적으로 접근 가능한 방법을 찾는 것이 맞지 않을까 싶은 생각이 들더군요.

그런데 백 번 양보하여 첫 번째 명제도 100% 참이라고 가정해봅시다. 그러면 위 삼단논법의 결론인 소금을 많이 먹으면 심혈관계 질환의 발생이 증가한다는 사실이 맞을까요? 소금이 우리 몸에서 하는 일이 단순히 혈압을 조절하는 일뿐이라면 이 삼단논법의 결론도 맞을 겁니다. 그러나 소금은 혈압 외에도 우리 체내에서 너무나 중요한 일을 많이 하는 미량원소입니다. 이러한 상황에서는 첫 번째, 두 번째 명제가 100% 참인 상황에서도 삼단논법의 마지막 결론은 결코 참이 아닐 수가 있습니다. 생명체가 가진 그 무한 복잡성 때문이죠.

　실제로 삼단논법의 최종 결론인 소금섭취와 심혈관계 질환 발생간의 관련성은 매우 모호합니다[2]. 소금섭취량이 높을수록 발생 위험이 증가한다는 논문들도 있지만 아무런 관련성이 없다는 논문들도 있고 심지어는 오히려 소금섭취량이 낮으면 발생위험이 높다는 논문들도 있습니다. 2011년 소금과 심혈관계 질환과의 관련성에 대한 연구 1편이 〈JAMA〉라는 유명한 학술지에 발표되는데요[3]. 이 연구에서 심혈관계질환 사망률이 제일 높은 군이 세계보건기구에서 권장하는 5g 이하를 먹는 사람들, 그리고 정말 너무 많은 소금을 먹는 사람들이었습니다. 가장 낮은 사망률을 보인 군은 10~15g 정도를 먹는 사람들이었고요. 즉, 너무 많은 것도 좋지 않지만 너무 작은 것도 좋지 않다는 U자 형태의 관련성을 보인다는 거죠. 이 연구결과를 두고 방법론적으로 맞니 틀리니 하며 또 열심히 연구자들끼리 싸우고 있는 현실이긴 하지만 위 삼단논법의 명쾌함에 비한다면 결과가 아주 뜻밖입니다.

　이러한 최근 연구결과들을 반영하여 2013년 5월 미국 국립의학학술원Institute of Medicine of National Academies, IOM에서는 현재 미국정부에서 권장하는 나트륨 섭취량이 너무 낮아서 오히려 건강에 해로울 수 있다는 의견을 공식적으로 내게 됩니다[4]. 이 의견에 대하여 소금의 유해성을 주장해왔던 기존의 전문가들은 크게 반발하고 미국내 식약청, 질병관리본부와 같은 공공기관에서는 다시 한번 기존의 입장을 강력하게 표명하게 되죠. 이 논란은 2013년 〈American Journal of Hypertension〉에서 특집으로 자세히 다루어지고 있습니다.

그간 소금섭취와 관련하여 벌어진 논쟁을 들여다 보니 그 대립구도가 선과 악의 대결 정도로 인식되고 있더군요. 인류의 건강이라는 숭고한 목적을 위하여 정직한 연구를 하는 순수한 연구자들과 소금을 만들어서 파는 기업체들과 관련된 단체에서 연구비를 받아서 이 기업들의 이권을 위하여 편파적인 연구를 하는 부도덕한 연구자들간의 싸움. 전자는 소금은 해롭다는 주장을 하고 후자는 소금은 아무 문제없다고 주장을 합니다. 미국 가공식품업계가 소금이 해롭다는 결과에 민감하게 반응한 이유는 미국인 소금섭취량 중 약 70%가 가공식품에서 오기 때문입니다. 가공식품의 경우 소금함유량을 일정 수준 이하로 낮추면 맛이 급격하게 저하되어 판매량에 아주 큰 영향을 준다고 합니다. 이러한 사실은 결국 사람들에게 경제적 이익에서 자유로운 전자의 주장이 더 신뢰할만한 것이라는 생각을 은연중에 하도록 만들어 버리죠.

가공식품이 나쁜 음식이라는 점은 소금이 많이 들어가든 적게 들어가든 변함없는 진실입니다. 단지 소금을 적게 넣는다고 가공식품이 결코 좋은 음식으로 바뀌는 것은 아니니까요. 그러니까 가공식품에 든 소금을 가지고 나쁘다 아니다 하면서 벌이는 논쟁에 우리가 신경 쓸 이유는 하나도 없습니다. 그러나 소금에 대한 논쟁은 결국 많은 전통발효식품에 대한 논쟁으로 번져가기 때문에 소금에 대한 진실을 좀 더 알고자 하는 노력이 필요합니다. 인류문명의 시작과 함께 각 민족은 식품을 장기간 저장하기 위한 방법들을 아주 다양하게 발전시켜왔고 그 상당수는 아주 짠 발효식품의 형태로 존재합니다. 우리나라 싱겁게 먹기 운동의 주된 공격대상 음식들도 역시 전통발효식품들이더군요.

싱겁게 먹기를 주장하는 전문가들의 의견 중 빠지지 않는 근거 중 하나가 구석기시대에 인류가 먹었던 소금양은 하루 1~3g 미만이었기 때문에 인간들은 유전적으로 이러한 정도의 소금만 먹는 것이 가장 적합하다는 것입니다. 이러한 주장은 『채식의 배신』에 나오는 곡류에 대한 비판과 매우 흡사한데요. 그 책의 저자는 인류가 농사를 짓기 시작한 것이 기원전 만 년 전 정도로 극히 최근의 일이며 그보다 훨씬 더 오랜 기간 사냥과 채집으로 생존을 해왔기 때문에 인간은 진화론적으로 곡물류에 적응되지 못하였다고 주장했었죠. 저는 "『채식의 배신』을 읽은 나름의 짧은 소감"이라는 글에서 십만 년보다 짧고 백만 년보다 짧지만 만 년이라는 기간은 진화론적으로 충분히 적응 가능한 세월로 보는 것이 적절하다고 반론을 편 적이 있습니다.

소금도 마찬가지라고 생각합니다. 비록 수렵 채집으로 생존해가던 구석기시대에 인류가 먹었던 소금양은 극히 적었다 하더라도 기원전 만 년, 그때부터 인류가 농사를 짓고 정착생활을 시작하면서 음식을 장기간 보관하기 위한 다양한 방법들이 개발되었으며 이 중 하나가 소금을 이용한 식품 저장방법의 발전입니다. 만 년의 세월이라면 인간들은 충분히 후성유전학적 적응을 통하여 증가된 소금의 섭취량에 적절하게 우리의 유전자를, 우리의 세포를, 우리의 몸을 변화시킬 수 있다고 봅니다.

다양한 음식을 먹고 생존할 수 있었다는 점은 현생 인류의 생존에 결정적인 기여를 했다고 하죠. 사막, 밀림, 강가, 바닷가, 적도, 극지방 지구상에 인간들이 살지 않는 곳이라고는 없습니다. 산업화 이전에 그 사람들이 사는 환경이 제공할 수 있는 먹거리라는 것도 당연히 다를 수 밖에 없고 그 먹거리 안에 포함된 소위 개개 영양소라는 것은 극과 극을 달립니다. 하지만 그 수많은 영양소들 간의 조화로 인하여 수천 년 동안 그 환경이 제공하는 먹거리를 먹고 사는 사람들은 그것만 먹고서도 생존을 할 수 있도록 그렇게 진화를 했습니다. 따라서 소금 섭취량이라는 것도 국가마다 인종마다 식생활에 따라 그 문화적 배경에 따라 상당히 다양할 수 밖에 없습니다. 특히 주로 채식을 많이 하는 지역에서는 상대적으로 소금 섭취량이 많다고 합니다. 채식의 경우 육식보다 칼륨 섭취량이 많기 때문에 칼륨과 나트륨의 비比가 중요한 생리 기능상 소금섭취량이 많아질 수밖에 없다고 하네요. 그걸 21세기에 와서 갑자기 지구상의 모든 사람은 소금을 하루 5g 이하로 먹어야 한다고 정하는 것, 정말 우스꽝스러운 일 아닌가요?

그런데 제가 소금에 대하여 조사를 하다가 그 동안 몰랐던 중요한 사실 하나를 알게 되었어요. 바로 소금에 제가 지금 평생을 걸고 연구하고 있는 POPs 중 가장 유명한 그 다이옥신류들이 초극미량이긴 하지만 검출이 되더군요[5]. 다이옥신이라는 물질은 다양한 유기물에 열을 가할 때 염소가 존재하면 생성되는 부산물입니다. 그러니까 소금에 열을 사하는 과정에서 소금, 즉 NaCl 속에 포함된 염소로 인하여 다이옥신류들이 만들어지는거죠. 물론 어떠한 경우에도 현재 기준으로 당연히 허용한계 이내의 아주 엄청나게 낮은 농도이기 때문에 아무 문제없다는 것이 공식적인 입장이지만 POPs에 대한 저의 일관된 주장이 현재 허용한계 이내의 저농도 POPs에 대한 장기적 노출이 고농도 POPs보다 더 위험하다는 것이므로 소금에서 다이옥신류가 검출될 수 있다는 것이 예사롭지 않더군요.

제가 지금까지 POPs에 대하여 발표한 연구 논문이 꽤나 많지만 그 중 대부분은 유기염소계 농약과 PCBs에 초점이 맞춰져 있어요. 다이옥신류의 경우 일단 측정비용도 너무나 비싸고 (일인당 200만 원) 혈액양도 너무나 많이 필요해서 (일인당 약 100cc) 이 척박한 국내 연구환경에서 제가 제대로 연구해볼 수 있는 분야가 아니었죠. 그런데 그 와중에도 미국자료를 이용하여 다이옥신류에 대한 몇 가지 중요한 연구결과를 발표한 적이 있는데요. 그것이 바로 지질이상이나 혈당이상은 POPs 중에서도 유기염소계 농약이나 PCBs 종류와 관련성이 더 있는 것 같고 혈압이상은 다이옥신류와 더 관련성이 있다는 것이었어요[6, 7]. 동물실험에서도 다이옥신이 여러 가지 기전을 통하여 고혈압을 유발할 수 있다는 보고들이 있고요[8, 9]. 만약에 그렇다면 우리가 알고 있는 소금과 고혈압간의 관련성도 소금을 오염시킨 초극미량의 다이옥신이 어떠한 역할을 했었던 것은 아닐까 하는 생각이 지금 제 머리 속을 계속 맴돌고 있네요.

그러나 다이옥신이 소금에서 검출된다 한들, 그래서 전통적으로 소금을 많이 먹는 민족들의 혈압이 높아지는데 일정 부분 기여를 했다 한들, 지금에 와서는 이것을 따지는 것은 큰 의미 없는 논쟁입니다. 산업화 이전에는 소금에 들어가 있는 염소가 다이옥신의 생성에 어떤 역할을 했을지언정 20세기에 들어와서는 인간들이 만든 수많은 합성화학물질들 내에 존재하는 염소들이 소금 속에 포함된 염소와는 비교할 수도 없을 만큼 다이옥신의 생성에 중요한 역할을 하고 있거든요. 그리고 이러한 화학물질들로 만들어진 제품들을 소각하고 처리하는 과정에서 만들어진 다이옥신들이 지금 우리가 살고 있는 이 지구의 땅과 공기와 물을, 그리고 이 지구가 인간에게 제공하는 수많은 음식들을 오염시켜 버렸고요, 소금을 오염시켰다는 다이옥신은 여기에 비하면 조족지혈에 불과합니다.

그런데 이러한 경우 현재 싱겁게 먹기 운동의 주된 공격대상이 되는 전통발효식품을 다시 생각해봐야 합니다. 제가 "내 장 속에서는 어떤 일이?" 라는 글에서 POPs를 분해하는 미생물이야기를 적은 적이 있는데 기억하시나요? 당연히 다이옥신을 분해하는 미생물도 있습니다. 통상적인 발효과정에서 이러한 POPs 물질들이 분해가 얼마나 될지는 아직은 잘 모르겠습니다만 소금으로 만든 발효식품은 비록 엄청나게 짠 음식일지언정 우리가 상상하는 것보다 안전하고 건강한 식품일 가능성이 있습니다. 말씀드렸다시피 현대사회의 많은 음식들은 다양한 화학물질로 오염되어 버렸습니다. 그러나 발효과정에서 다양한 미생물들이 이러한 화학물질들을 분해하게 됨으로써 현대사회에서 발효식품은 우리 몸의 정상적인 생리작용을 위하여 반드시 필요한 나트륨을 비롯한 각종 영양성분을 보다 더 안전하게 섭취할 수 있는 식품원이 될 수도 있습니다. 이런 경이로운 미생물 덩어리인 발효식품을 가지고 단순히 얼마나 짜냐? 아니냐?로 좋은 음식과 나쁜 음식으로 구분하는 것은 정말 인간만이 감히 생각할 수 있는 어리석은 이분법입니다. 발효식품은 좀 짜도 좀 달아도 그 안의 미생물들이 가진 무한 능력과 그 음식을 먹으면서 진화해온 우리 몸의 적응력을 충분히 한번 믿어볼만 하다고 생각합니다.

소금에 대한 현재 저의 결론은 이렇습니다. 저의 수축기/확장기혈압은 110/70mmHg 정도이고 일일 소금섭취량은 우리나라 평균치와 유사한 12~13g 정도가 되지 않을까 추정합니다. 그렇지만 제가 소금섭취량을 하루 5g 이하로 감소시킬 어떠한 당위성도 저는 찾지 못했습니다. 앞으로도 그냥 살던 대로 살 생각입니다. 즉, 현재 혈압이 정상범위에 계시는 분들의 경우 평소 싱겁게 먹는 것이 입맛에 맞으면 그렇게 드시면 되고 조금 짭짤해야 입맛이 도시는 분은 또 그렇게 드시면 된다고 생각합니다. 그렇지만 현재 혈압이 높으신 분들은 짠 맛을 줄이시면 혈압조절에는 도움이 될 겁니다. 앞서 소개드린 논문들 때문에 소금섭취를 줄여서 할 수 있다는 그 혈압조절이 궁극적으로 좋은 건지 나쁜 건지는 모르겠습니다만.

마지막으로 한 말씀만 더 드리자면 혈압이 높거나 높지 않거나 모든 사람들에게 "싱거운 음식"보다 훨씬 더 중요한 것은 바로 "건강한 음식"입니다. 여태까지 제 글 읽어보신 분들은 제가 주장하는 건강한 음식이 뭔 줄은 이미 다 아실 테고, 정부에서 굳이 운동본부인지 뭔지를 차려보고 싶다면 "나트륨 줄이기 운동본부"이전에 "현미 먹기 운동본부"를 차리는 게 백 번 더 국민건강에 도움이 될 거라고 믿습니다.

참고문헌

1. He FJ, et al. Effect of longer term modest salt reduction on blood pressure: Cochrane systematic review and meta-analysis of randomised trials. BMJ. 2013 Apr 3;346:f1325.

2. Alderman MH. Reducing dietary sodium: the case of caution. JAMA 2010;303:448-9.

3. O'Donnell MJ, et al. Urinary sodium and potassium excretion and risk of cardiovascular events. JAMA. 2011;306(20):2229-38.

4. IOM (Institute of Medicine). Sodium intake in populations: Assessment of evidence. Washington, DC: The National Academies Press; 2013.

5. Yang JS, et al. Polychlorinated dibenzo-p-dioxins and dibenzofurans from food salt samples processed by heat treatment in Korea. Chemosphere. 2004 Mar;54(10):1451-7.

6. Lee DH, et al. Relationship between serum concentrations of persistent organic pollutants and the prevalence of metabolic syndrome among non-diabetic adults: results from the National Health and Nutrition Examination Survey 1999-2002. Diabetologia. 2007; 50(9):1841-51.

7. Ha MH, et al. Association between serum concentrations of persistent organic pollutants and prevalence of newly diagnosed hypertension: results from the National Health and Nutrition Examination Survey 1999-2002. J Hum Hypertens. 2009 Apr;23(4):274-86.

8. Kopf PG, et al. Hypertension, cardiac hypertrophy, and impaired vascular relaxation induced by 2, 3, 7, 8-tetrachlorodibenzo-p-dioxin are associated with increased superoxide. Cardiovascular Toxicology 2008; 8: 181-193.

9. Ilhan S et al. 2, 3, 7, 8-Tetrachlorodibenzo-p-dioxin-induced hypertension: the beneficial effects of melatonin. Toxicol Ind Health. 2015; 31: 298-303.

풀 먹인 동물성 식품이 보였던 기적

혹시 예전에 TV에서 방송한 〈옥수수의 습격〉이란 시사프로 그램을 보셨는지 모르겠습니다. 이 프로그램은 마이클 폴란이라는 뉴욕타임즈매거진 기자가 쓴 베스트셀러인『잡식동물의 딜레마』라는 책에 나오는 이야기를 기반으로 하고 있는데요, 안 보셨다면 일단 한 번 보시기를 추천 드립니다. 두께 때문에 좀 부담스럽긴 하겠지만 가능하다면 책을 직접 읽어보시면 좋습니다.

최근 채식에 대한 관심이 증가하면서 과연 무엇이 더 건강에 도움이 되는 식습관 인지를 두고 논란이 많은데요. 그 방송프로그램을 본 사람들에게는 건강을 위하여 채식이 중요하다는 사람들의 주장이 과학적 근거가 부족한, 편견에 가득 찬 극단주의자들의 허황한 사적인 견해 정도로 보일 지도 모르겠습니다. 이 프로그램에 보면 매일 버터를 거의 한 그릇씩 퍼 먹는 미국 사람, 고기, 치즈, 우유, 계란을 매일 먹는 프랑스 사람 등이 등장하죠. 그렇게 먹으면서도 체중, LDL콜레스테롤, 중성지방, 혈압이 기적같이 뚝 떨어지고 HDL콜레스테롤은 증가합니다. 동물성 식품을 그렇게나 먹어대는데도요.

이 프로그램을 보면 동물성 식품의 문제는 가축에게 옥수수사료를 먹이느냐? 풀을 먹이느냐?에 따라서 확연하게 다른 것으로 나옵니다. 위의 예에서 나온 사람들이 먹는 동물성 식품은 우리가 쉽게 슈퍼마켓에서 구입할 수 있는, 소위 곡물 사료를 주식으로 공장형 축산업을 통하여 생산된 동물성 식품이 아니라, 자연 그대로 방목이 되어 풀을 뜯으면서 자라는 가축에서 나온 동물성 식품이라는 큰 차이가 있습니다. 이러한 사료의 차이가 그 동물성 식품의 오메가 3와 오메가 6의 비율에 영향을 미치게 된다는 점에 초점을 맞춘 프로그램이죠.

오메가 3, 오메가 6 이런 용어가 낯선 분들을 위하여 먼저 기초적인 설명을 아주 약간만 해 드릴께요. 우리가 먹는 지방은 지방산과 글리세롤이 결합된 형태인데요. 이 지방산의 종류가 아주 많아요. 크게는 포화지방산과 불포화지방산으로 나눌 수 있고 불포화지방산은 또 다시 단일불포화지방산과 다중불포화지방산으로 나누어집니다. 오메가 3와 오메가 6는 둘 다 다중불포화지방산에 속하는 대표적인 종류입니다. 사람들에게 오메가 3 지방산에 대하여 어떻게 생각하느냐고 물으면 아마 100명이면 100명 다 건강에 좋은 지방이라고 답할 겁니다. 거기에 비하면 오메가 6 지방산에 대한 사람들의 인식은 부정적입니다. 즉, 오메가 3는 많으면 좋지만 오메가 6는 많으면 좋지 않다고 생각을 하죠. 그러나 생명체에서는 오메가 3만큼이나 오메가 6도 필요합니다. 중요한 것은 둘 사이의 균형입니다.

오메가 3, 오메가 6는 인체 내에서 합성을 하지 못합니다. 그렇기 때문에 먹는 음식을 통하여 공급받아야 하고 당연하게 무엇을 먹느냐에 의하여 우리 몸의 비율이 결정됩니다. 인류가 진화과정 중에 먹었던 음식들을 볼 때 사람들의 체내 오메가 6:오메가 3의 비율은 1:1 정도로 우리 몸이 진화했다고 합니다. 그런데 현재 우리 몸은 오메가 6가 많이 든 음식을 너무 많이 먹어서 거의 10:1~20:1 정도로 오메가 6의 비율이 급격하게 올라가 버렸다고 하네요. 그렇기 때문에 지금 시점에 오메가 3가 더 강조되는 것일 뿐이지 오메가 3나 오메가 6나 우리 몸에는 꼭 필요한 영양소입니다.

이 정도로 기본적인 설명을 드리고 다시 동물성 식품 이야기로 돌아가겠습니다. 원래 풀을 먹고 자란 동물은 사람과 유사하게 체내의 오메가 6와 오메가 3의 비율은 비슷하거나 혹은 오메가 6가 약간 더 높은 수준이었다고 합니다. 그런데 공장형 축산업이 도입되면서 이들을 주로 옥수수 사료로 키우기 시작하면서 이 가축들의 체내에 오메가 6가 급격하게 올라가 버렸습니다. 옥수수는 오메가 6:오메가 3의 비율이 60:1 정도로 오메가 6가 많이 함유된 전형적인 식품이거든요.

〈옥수수의 습격〉의 핵심적인 내용은 이렇게 요약할 수 있습니다. 옥수수 사료 때문에 동물성 식품의 오메가 6의 비율이 높아졌다. 이런 동물성 식품을 많이 먹으면 사람의 몸도 오메가 6의 비율이 증가하게 된다. 인체 내에서 오메가 3에 비하여 오메가 6의 비중이 상대적으로 높아지면 여러 가지 질병들의 발생 위험이 증가한다. 따라서 자연 그대로 풀을 먹이면서 키운 가축에서 나온 동물성 식품을 먹으면 이러한 문제를 해결할 수 있다.

앞서 글에서도 여러 번 밝혔듯이 저는 동물성식품이 본질적으로 건강에 나쁘다고 생각하지 않습니다. 현대인이 가진 만성퇴행성질환이 거의 없는 원시부족들을 보면 동물성 식품이 주된 에너지원인 경우가 매우 많습니다. 〈옥수수의 습격〉이라는 프로그램에서도 여름철에는 유제품으로, 겨울철에는 육류로 평생 동안 거의 대부분을 동물성 식품만 먹지만 혈압, 지질, 혈당 등에 아무런 문제 없는 매우 건강한 몽골의 한 부족이야기가 나옵니다. 그렇지만 그 프로그램은 여전히 저를 불편하게 만드는 뭔가가 있었죠. 자연 그대로 방목하면서 풀을 먹인 가축에서 나온 동물성 식품이 공장형 축산업을 통하여 옥수수사료와 각종 성장호르몬과 항생제로 범벅을 해서 키운 가축에서 나온 동물성 식품보다 월등하게 나을 것은 의심할 여지가 없지만 이미 인간이 반 세기 동안 인류가 진화과정 중에 경험하지 못했던 수많은 화학물질들로 공기, 물, 토양을 오염시켰기 때문에 현 시점에서 자연에서 풀을 뜯으면서 키운다고 해도 동물성 식품은 어쩔 수 없이 먹이사슬 위에 있는 음식이며 따라서 화학물질의 축적이라는 측면에서는 그래도 경계해야 할 식품이라는 점은 변함없다는 생각을 가지고 있거든요.

그렇기 때문에 사실 〈옥수수의 습격〉에 등장하였던 풀을 먹는 가축에서 나온 동물성 식품을 주로 먹었던 사람들의 사례가 얼마나 신뢰성이 있는 것인지, 대표성이 있는 것인지 프로그램을 보면서 매우 궁금했었습니다. 생각날 때마다 논문으로 발표되는지를 나름 모니터링을 하고 있었고요.

그러다가 이 주제로 발표된 논문 2편을 보게 되었죠. 하나는 아일랜드의 연구팀에서 2011년 1월 〈British Journal of Nutrition〉에 발표한 것이고,[1] 다른 하나는 〈옥수수의 습격〉에 직접 출연했었던 프랑스의 연구자 슈미츠Schmitt 박사팀에서 2010년 〈Lipids〉에 발표한 것입니다[2].

먼저 아일랜드 팀에서 발표한 연구입니다. 연구디자인은 특별히 건강상 문제가 없는 자원자 40명을 대상으로 1달 동안 시행된 임상시험입니다. 무작위로 두 군으로 나눈 후 한 군은 풀을 먹은 소고기와 양고기를, 다른 한 군은 사료를 먹은 소고기와 양고기를 제공했으며 주당 평균 섭취량은 약 469g 정도였다고 합니다. 먹는 사람들은 자신이 먹는 것이 풀을 먹은 소고기인지 사료를 먹은 소고기인지 모르는 상태에서 실험이 진행 되었고요.

연구결과를 보니 확실하게 풀을 먹은 소고기와 양고기를 먹은 사람들의 혈액과 혈소판의 오메가 3 수치가 뚜렷하게 증가했네요. 사료를 먹은 고기를 먹은 사람들에서는 큰 변화가 없었고요. 그런데 혈액과 혈소판의 오메가 3 수치가 증가했음에도 불구하고 우리가 궁극적으로 관심을 가지는 건강관련 지표들인 지질이나 혈압의 변화 같은 것은 사료를 먹인 육류를 먹은 군하고 차이가 없는 것으로 나옵니다. 〈옥수수 습격〉에 등장했었던 그 사례들만을 생각한다면 풀을 먹은 육류를 먹은 사람들에게 뭔가 아주 뚜렷한 변화가 있어야 할 것 같은데 말입니다.

결론적으로 이 논문의 결과는 풀을 먹인 가축의 오메가 3가 많은 동물성 식품을 먹음으로써 오메가 3 자체는 체내에서 증가하더라도 이로 인하여 기대되는 건강상 이득은 관찰할 수 없었다라고 요약할 수 있을 것 같습니다. 연구자들은 이러한 결과가 나온 이유로 연구대상자들이 먹은 오메가 3 절대량이 그렇게 많지 않고, 연구대상자들이 건강한 사람들이고, 연구기간이 짧기 때문에 지질이나 혈압은 차이가 없는 것으로 나왔을 것이라고 해석하고 있었습니다.

한편 프랑스의 슈미츠 박사팀의 연구의 경우 160명의 비만자를 대상으로 3달 동안 시행된 임상시험이기 때문에 아일랜드 연구팀에서 뚜렷하게 건강관련지표들의 차이를 보이지 않은 이유로 언급한 것들이 과연 진짜 이유가 될 수 있는지를 판단할 수 있는 기회를 제공할 수 있을 것 같습니다. 앞서 소개한 아일랜드팀의 연구와 비교했을 때 연구대상자가 비만자로 구성이 되어 있고 그 수는 4배 정도 많으며 연구기간은 3배 정도 길다는 장점이 있습니다.

그리고 이 연구에서는 오메가 6와 오메가 3뿐만 아니라 다중불포화지방산과 포화지방산간의 비율에도 관심을 가지고 조절을 했네요. 오메가 6와 오메가 3의 비율 못지 않게 다중불포화지방산과 포화지방산의 비율도 중요한데 사람들이 보통 나쁘다고 생각하는 동물성 지방에 많이 포함된 포화지방보다는 식물성 지방에 많이 포함된 다중 불포화지방인 오메가 6가 건강에 더 좋지 않을 것이라고 가설을 세웠어요. 현재 우리가 일상적으로 먹는 음식 중 오메가 6가 많이 든 음식은 옥수수 사료로 키운 동물성 식품이 아니라 음식을 볶을 때, 부침할 때, 튀김할 때 흔하게 사용하는 콩기름, 옥수수기름, 해바라기기름과 같은 식물성 기름이거든요.

이 연구에서 실험군에 속한 사람들은 식물성 기름은 줄이고 아마씨를 먹여서 키운 가축에서 나온 동물성 식품을 주로 먹습니다. 아마씨는 우리나라의 들깨같이 식물성 식품 중에서 오메가 3가 듬뿍 들어있는 음식으로 아주 유명한데요. 그렇기 때문에 이 연구에서 아마씨를 먹인 가축이란 앞서 소개한 아일랜드 연구에서 풀을 먹인 가축과 동일한 의미를 가졌다고 생각하시면 됩니다. 그에 비하여 대조군에 속한 사람들은 옥수수 사료로 키운 가축에서 나온 동물성 식품과 함께 식물성 기름을 넉넉하게 먹습니다.

연구결과입니다. 앞서 아일랜드 연구팀의 연구결과와 마찬가지로 아마씨를 먹인 동물성 식품을 먹은 실험군에서 유의하게 혈중 오메가 3가 올라갑니다. 오메가 3가 많이 든 음식을 먹으면 체내 오메가 3 수치가 올라간다. 이건 의문의 여지가 없습니다. 다음은 비만과 혈청 지질치에 대한 결과입니다. 과연 아일랜드팀의 주장처럼 비만자들을 대상으로 좀 더 오랫동안 실험을 하면 오메가 3가 많은 동물성식품을 먹은 사람들의 건강이 좋아졌을까요?

일단 실험군과 대조군 모두에서 3달 후 체중감소가 발생하는데요. 그 체중감소의 정도가 두 군 사이에 비슷합니다. 이 연구는 두 군 모두 섭취하는 총 열량을 일정수준으로 줄였기 때문에 체중감소가 어느 정도 발생하리라는 것은 충분히 예상할 수 있었는데요. 연구자들은 아마씨를 먹여서 오메가 3 지방산이 많이 든 동물성 식품을 먹은 군에서 더 뚜렷한 체중감소가 발생할 것이라고 처음에 기대한 것 같습니다. 그러나 연구결과가 그렇게 나오지 않았어요.

그런데 정말 황당한 것은 두 군 모두에서 3달 동안 LDL^{Low Density Lipoprotein}콜레스테롤과 중성지질이 유의하게 증가해버리고 HDL^{High Density Lipoprotein}콜레스테롤은 감소해버립니다. 보통 체중이 감소하면 이러한 지질치는 호전되는 쪽으로 나오는 경우가 대부분인데 이 연구에서는 체내 오메가 3도 증가하고 체중은 감소했음에도 불구하고 그만 기대와는 정반대의 결과가 나와 버린 거죠. 연구자들도 이런 자신들의 결과를 "Surprisingly"라고 부르고 있네요. 논문을 읽어 보면 연구자들은 이런 서런 이유들을 들어가면서 자신들의 연구결과를 합리화 시키려고 노력했지만 〈옥수수의 습격〉에 출연했었던 그 드라마틱한 사례들을 기억해보면 이런 연구자들의 주장이 억지스러운 감이 있습니다.

〈옥수수의 습격〉이라는 프로그램에서는 오메가 3라는 영양소는 건강에 좋으므로 오메가 3가 많은 음식을 많이 먹으면 오메가 3

가 체내에 많아져서 건강해질 것이다라는 매우 단순 명쾌한 메시지를 대중들에게 던져주고 있죠. 그러나 〈옥수수의 습격〉에서 출연했던 몇몇 사람들이 보여준 풀 먹인 동물성 식품의 놀라운 기적과는 달리 제가 이 두 편의 논문을 읽어본 최종 소감은 "오메가 3가 많이 함유된 동물성 식품을 먹으면 인체의 오메가 3 수치는 올라갈지언정 이로 인하여 건강해진다는 증거는 아무리 찾아봐도 못 찾겠다." 입니다. 아니 좀 더 정확하게 이야기하자면 "오메가 3 수치는 올라가는데도 불구하고 건강은 더 나빠지는 것 같다." 입니다.

우리는 현재 어떤 음식의 유용성을 특정 영양소만으로는 판단할 수 없는 그런 우울한 시대에 살고 있죠. 오메가 3 지방산이 제아무리 건강에 좋다 한들 그 오메가 3가 많은 음식 안에 건강에 더 나쁜 무엇인가 함께 포함되어 있다면 결국 그 음식이 가진 전체 가치는 부정적인 것일 수밖에 없을 것입니다. 저는 풀을 먹인 동물성 식품 안에 같이 포함된 건강에 더 나쁜 무엇인가의 실체가 먹이사슬을 통하여 축적된 화학물질이라고 생각하고요. 국어를 100점 받아도 수학이 0점이면 평균점수는 50점인 겁니다.

그런 관점에서 볼 때 우리 주위에 가장 우려할 만한 음식은 오메가 3 지방산이 많이 함유되어 있다는 생선들입니다[3]. 소위 등푸른 생선이라고 이런 생선들은 먹이사슬의 상층부위에 있어서 POPs와 같은 화학물질의 함량이 매우 높은 식품입니다. 생선구이는 저도 매우 즐기는 음식입니다만 생선을 드실 때도 가능한 한 기름은 뺄 수 있는 조리법을 선택하시는 것이 현명할 것이라고 생각합니다. 물론 이때 POPs와 함께 오메가 3 지방산이 같이 빠집니다만 오메가 3 지방산은 들기름, 들깨, 아마씨와 같은 식물성 식품에서 보충을 하고자 노력하는 것이 더 현명한 방법이 아닐까 싶습니다.

이제 더 이상 영양소 하나 하나를 두고 이건 좋다, 이건 나쁘다, 얼마까지는 먹으면 좋다, 얼마 이상은 먹으면 나쁘다, 이 비율은 좋다, 저 비율은 나쁘다, 이렇게 접근하는 일은 정말 그만 두면 좋겠어요. 무엇을 어떻게 먹느냐는 문제를 두고 전체 그림을 보기보다는 하나 하나의 영양소에 초점을 맞추게 되면 배가 산으로 가게 되는 결과가 초래됩니다. 현재 유수한 학술지에 발표되고 있는 식품 관련 연구들을 보면 대부분 쪼개고 쪼개고 더 쪼개서 문제를 찾아 해결하겠다는 전형적인 환원주의론적 접근방법을 사용하는 연구들이죠. 하지만 이런 방식으로는 문제의 본질을 파악할 수도 없고 더 나아가 문제를 해결할 수도 없습니다. 먹는 것에 대한 연구야말로 생태학을 기본으로 깔고 가장 서시적으로 접근해야 할 대표적인 학문이 되어야 합니다.

참고문헌

1. McAfee AJ, et al. Red meat from animals offered a grass diet in-

creases plasma and platelet n-3 PUFA in healthy consumers. Br J Nutr. 2011;105:80-9.

2. Legrand P, et al. The consumption of food products from linseed-fed animals maintains erythrocyte omega-3 fatty acids in obese humans. Lipids. 2010;45:11-9.

3. Lee DH et al. Inconsistent epidemiological findings on fish consumption may be indirect evidence of harmful contaminants in fish. J Epidemiol Community Health. 2010;64:190-2.

이 비극의 시대, 모유를 먹이는 방법

저는 첫 아이를 1992년, 둘째는 1996년에 낳았습니다. 모유의 중요성을 교과서적인 지식으로만 알고 있었던 때였어요. 직장생활 초년병시절이었고 그 당시 여자의사들에게 주어지는 산후휴가가 고작 1달 정도에 불과했었기 때문에 모유로 아기를 키워야겠다는 생각을 그렇게 치열하게 하지는 못했어요. 모유를 주면 좋겠지만 사정이 있으면 분유가 충분히 모유를 대신할 수 있다고 생각했었던 시절이었죠.

그래도 첫 아이는 출산휴가 기간이었던 1달 동안 모유로 키웠는데요, 그 시간 동안 저는 나름 아주 행복했었답니다. 교과서에는 엄마가 아기를 품에 안고 젖을 빨리는 행위가 아기의 정서적 안정에 많은 도움을 준다고 나오지만 그 당시 저는 아기가 어떻게 느끼는지에 대하여는 별 관심이 없었고 모유 수유를 하면서 제 스스로 느끼는 충만감과 안정감에 아주 황홀해 했었죠. 둘째 아이를 출산한 후에도 이러한 행복감을 다시 맛보고 싶었지만 임신 내내 입덧을 너무 심하게 한 탓인지 아무리 노력해도 젖이 잘 나오지 않아서 아쉬워하면서 결국 포기하고 말았습니다.

시간이 가면서 모유의 중요성을 지식적으로 좀 더 자세히 알게 됩니다. 그때서야 색깔과 냄새가 비슷하다고 동물이 만든 젖이 인간이 만든 젖을 대신할 수 있다고 생각했던 어리석은 제 자신을 많이 후회했지만 이미 지나간 일이었죠. 그렇게 알고 나면 누구나 당연히 될 수 밖에 없는 모유 예찬론자가 되었습니다.

그런데 모유에 대한 이러한 생각은 POPs 연구를 하면서 아주 큰 위기를 맞게 됩니다. POPs란 물질은 환경내에서 분해가 되지 않고 먹이사슬을 통하여 농축된다는 아주 중요한 특성을 가진 화학물질들의 통칭이죠. 인간이 스스로 만들어 내는 유일한 먹거리가 바로 모유인데요. 그렇기 때문에 모유는 현존하는 먹이사슬의 최고점을 차지하고 있는 식품입니다. 그러니 모유에는 다른 식품에 비하여 POPs의 농도가 높을 수 밖에 없고 모유를 통하여 상당량의 POPs가 아기들한테 직접 전달됩니다. 체내 POPs 농도가 높은 아이들은 주로 모유를 장기간 섭취한 아이들입니다[1, 2]. 혹자는 그러면 분유나 우유도 마찬가지 아니냐? 라고 물을 수도 있지만 최소한 20~30년간 잡식동물로 살아왔던 사람들이 만들어내는 젖은 기껏해야 몇 년간 초식동물로 살아왔던 소들이 만들어내는 젖보다 POPs 농도가 더 높습니다. 물론 그 소들이 먹는 가축용 사료를 재배할 때 흔하게 사용되는 몇몇 특정화학물질 성분은 소젖에서 더 높을 수 있습니다만, POPs 연구 초창기 시절 POPs에 대한 해결법은 POPs에 대한 노출을 피하는 것뿐 이라고 믿었기 때문에 이 사실에 아주 절망했었죠.

앞에도 인용했지만, 테오 콜반이 쓴『도둑맞은 미래』라는 책을 보면 "엄마가 체내의 POPs의 배출을 가장 효과적으로 할 수 있는 방법은 바로 모유를 통하여 자신의 아기한테 전달하는 것이다. 여기에 바로 우리 인류의 비극이 있다" 이런 단락이 나옵니다. POPs 연구를 하면서 다시 꺼내 읽어본 이 책에서 이 문장을 보는 순간 저는 온 몸을 훑고 지나가는 전율을 느꼈어요. 제가 왜 POPs 연구를 하면서 몇 년 동안 우울증에 시달렸는지 이해가 가시죠?

일반적으로 모유로 큰 아기들은 분유로 큰 아기들보다 잔병치레를 덜 한다고 합니다. 모유 자체가 가진 다양한 면역성분은 분명히 아기들이 직접적으로 감염성 질환을 이겨나가는데 도움이 될 겁니다. 그리고 모유는 지능발달도 돕고 여러 가지 질병들도 예방한다고 합니다. 모유는 티끌 하나라도 도저히 나쁠 수가 없는 신이 주신 지상 최고의 선물이라고 생각을 합니다. 현재까지 학술지에 발표된 대부분의 논문들은 모유를 먹고 큰 아기들이 분유를 먹고 큰 아기들보다 정신적으로나 신체적으로나 건강하다고 보고하고 있습니다. 그러나 아쉽게도 모든 연구논문이 그런 것은 아닙니다.

2002년 〈Lancet〉에 뉴질랜드 연구팀에서 반갑지 않은 연구결과 하나를 발표합니다[3]. 1970년대에 태어난 약 1,000명의 아이들을 3살 때부터 시작해서 그 아이들이 9세에서 26세가 될 때까지 장기간 추적 관찰한 연구인데요. 모유를 4주 이상 먹은 아이들에게서 그렇지 않은 아이들에 비하여 나중에 아토피나 천식과 같은 알레르기성 질환이 더 많이 발생을 했다고 보고를 하죠. 이 연구 결과는 역시 매우 많은 논쟁을 불러일으켰습니다. 다른 연구자들은 이런저런 이유 때문에 이 연구결과를 인정할 수 없다고 반박합니다. 세상의 상식에 반하는 연구결과들은 늘 이런 과정을 겪기 마련이죠.

일반적으로 모유수유를 하면 알레르기성 질환의 위험이 줄어든다고 알려져 있습니다. 그러나 실제 연구결과들을 들여다 보면 꼭 그렇지가 않습니다. 이 뉴질랜드 연구팀의 발표 전에도 모유수유와 알레르기성 질환간의 관련성에 대한 꽤 많은 연구들이 발표되었는데요. 알레르기성 질환이 모유수유를 하면 감소한다는 연구도 있지만 오히려 증가한다는 연구들도 만만찮게 있습니다. 개인적으로 이 연구들에 관심을 가지고 한 번 검토해 보았는데요, 연구들 간에 큰 차이 하나가 발견되더군요. 즉, 모유수유가 알레르기성 질환의 위험을 감소시킨다는 연구결과는 주로 초등학교 입학 전의 어린 아이들을 대상으로 한 연구이고 모유수유가 알레르기성 질환의 위험을 증가시킨다는 연구결과는 주로 좀 큰 아이들을 대상으로 한 연구라는 차이였습니다.

　왜 이런 상반된 연구결과들이 나왔을까요? 알레르기성 질환을 증가시킨다는 연구는 전부 잘못된 연구의 결과이고 감소시킨다는 연구만이 진실을 반영할까요? 과연 모유는 알레르기성 질환과 어떤 관련성이 있는 걸까요? 이러한 상반된 연구결과들은 모유와 관련되어서만 있는 것이 아니고 식품과 관련되어서 시행한 연구들에서 흔하게 볼 수 있습니다. 현대 사회의 식품은 원래부터 있었던 좋은 것과 20세기에 들어와서 사용하기 시작한 나쁜 화학물질들이 뒤섞여서 존재하고 있기 때문입니다. 어떤 사람에게는 좋은 것의 역할이 더 뚜렷하고 어떤 사람에게는 나쁜 것의 역할이 더 뚜렷하게 나타날 수 있습니다. 모유라고 예외일 수는 없습니다. 모유와 알레르기성 질환간의 관련성이 연령대에 따라서 다르게 나타난 이유는 모유가 가진 장점은 즉각적이고 아이들이 어릴수록 더 뚜렷하게 보이지만 모유를 오염시킨 화학물질의 문제점은 아이들이 커감에 따라서 서서히 나타날 가능성이 크기 때문으로 해석할 수 있습니다.

　세계보건기구에서는 이렇게 화학물질들이 모유를 오염시켰다고 한들 그 농도가 허용기준보다 훨씬 낮으니 문제가 없다고 이야기합니다. 그러나 제가 2부에서 자세히 설명드렸듯이 개개 화학물질의 허용기준이라는 것은 믿을 것이 못됩니다. 제가 그동안 POPs에 대한 세미나를 할 때 가장 많이 받은 질문 중 하나가 본인이 혹은 가족이 현재 임신 중인데 나중에 아기한테 모유를 먹여도 되는가? 라는 질문이었어요. 참 난감하더군요. 한참을 망설이다 그래도 대안이 없으니 먹일 수 밖에는 없을 것 같다고 끝을 흐리고 나면 제가 뭘 크게 잘못하고 있는 듯한 죄책감까지 들더군요. 모유에 대한 뾰족한 대책은 없이 연구들을 계속해나갑니다.

그 와중에 POPs에 대한 제 생각이 조금씩 방향을 바꾸기 시작합니다. 저농도 POPs에 대한 만성적 노출이 해롭다는 사실은 여전히 달라질 바가 없으나 POPs에 대한 노출 그 자체를 원천적으로 피하는 것보다 인체에 존재하는 POPs의 배출을 위하여 노력하는 것이 훨씬 더 현실적이며 의미 있는 접근이라는 생각을 하게 되죠. 왜냐하면 이미 상당량의 POPs가 인체 내 지방조직에 존재하기 때문에 외부의 노출원을 피한다는 것이 기대한 만큼의 의미를 가지는 것은 아니겠다 싶더군요. 그러면서 현미의 중요성과 파이토케미칼의 힘에 주목하게 됩니다. 식물성 식품 안에만 포함되어 있는 이 성분들은 모두 인체내의 POPs를 포함한 중금속 등 유해화학물질들을 체외로 배출하는데 아주 도움이 됩니다.

그리고 2010년경 또 하나 중요한 인식의 전환이 이루어지는데요, 바로 지방조직의 존재이유를 화학물질의 관점에서 보게 된다는 겁니다. 현대인에게서 우리 인체의 지방은 몸매를 망가뜨리고 자신감을 잃게 하고 각종 질병을 가져오는 그런 암적인 존재죠. 그러나 POPs와 같은 지용성이 높은 화학물질에게 있어 지방의 존재는 완전히 다른 의미를 가집니다. 우리 인체는 아주 서서히 POPs를 배출시킬 수 있는 능력밖에는 가지고 있지 않기 때문이죠. 노출이 안 되었다면 몰라도 일단 POPs가 우리 몸에 들어오면 배출되기 전까지 어딘가에는 머무를 곳이 필요합니다. 우리 몸 안에서 이 물질이 어디에 있는 것이 그나마 가장 안전할까요? 그렇죠. 바로 지방조직입니다. 그런 의미에서 지방조직은 일종의 다른 주요장기를 보호하는 역할을 한다고 볼 수 있습니다. 최근 저농도 화학물질에 노출되면 비만을 야기하는 것으로 보고되고 있는데요. 이 역시 생명체가 가진 일종의 적응반응으로 볼 수 있습니다. 이러한 화학물질의 저장장소를 미리 인체가 알아서 만들어둔다는 의미죠. 그런 상황에서 별 조치없이 지방조직양만 단순히 줄어들면 지방조직에 그나마 안전하게 보관되어 있던 POPs가 혈중으로 흘러나와 각종 주요장기에 도달할 가능성이 높아지는 상황이 발생합니다.

이렇게 POPs에 대한 인식전환을 하면서 다시금 모유의 문제를 되돌아보게 되었죠. 사람들이 지금 바로 이 시간 현실에서 마주치고 있는 가장 중요한 문제 중 하나이니까요. POPs에 대한 인식이 바뀌었다고 해도 모유가 POPs를 포함한 수많은 화학물질에 오염된 먹거리라는 것은 변함없습니다. 그러나 우리가 처해있는 이 비극적 현실 내에서 아기를 모유로 키우고자 원하는 아기 엄마들에게 줄 수 있는 몇 가지 실질적인 조언을 생각해볼 수 있더군요.

일반적으로 화학물질이 태아와 영유아에 미치는 영향에 대하여 연구하는 연구자들이 주는 흔한 조언들이 있습니다. 플라스틱 용기 쓰지 마라, 샴푸 린스도 쓰지 마라, 화장품도 쓰지 마라, 온통 쓰지 말고 피하라는 내용 뿐인데요. 이렇게 사는 것이 전혀 스트레스 없고 마음이 편하신 분들은 그렇게 사시는 것, 나쁘지 않습니다. 하지만 이러한 것들을 피했기 때문에 내 모유가 좀 더 깨끗하고 내 아기가 좀 건강할 것이라는 기대는 하지 않는 것이 좋습니다. 그 외에도 수없이 많은 화학물질의 노출원이 우리 주위 그리고 내 몸 안 곳곳에 존재하기 때문이죠.

그리고 어떤 사람들에게는 그렇게 살고자 노력을 한다는 것 자체가 아주 큰 스트레스입니다. 이걸 피하니 저게 신경 쓰이고 저걸 피하니 또 다른 게 신경 쓰입니다. 숨쉬고 마시고 먹고 바르고, 우리 주위에 화학물질 피해서 할 수 있는 것은 아무 것도 없어요. 그러다 보니 내가 뭘 잘못하고 있는 것 같은 불안감과 죄책감에 늘 시달립니다. 현대사회에서 화학물질을 완벽하게 피하면서 살 수 있는 방법은 당연히 없습니다.

그보다는 화학물질의 혼합체, 특히 지용성이 높은 화학물질의 혼합체를 피하고자 노력하는 것이 훨씬 의미 있는 접근법입니다. 왜냐하면 현대사회에서 화학물질 노출로 인한 건강상 문제는 한두 가지 특정화학물질들에 대한 과도한 노출 때문에 발생하는 것이 아니라 아주 낮은 농도의 화학물질의 복합체로 인하여 발생하는 문제라고 보는 것이 더 타당하거든요. 그 중에서도 지용성이 높은 화학물질들은 특히 모유에서 흔하게 검출되는 종류들이자 여러 가지 건강상 문제를 가져올 수 있는 대표적인 화학물질들입니다. 따라서 지금부터 지용성이 높은 화학물질의 혼합체가 가능한 한 모유로 가는 것을 줄이는데 도움이 될 수 있는 몇 가지 조언을 드리고자 합니다.

첫째, 모유수유 기간 동안에는 단 일초도 하루 빨리 출산 전의 그 몸매로 돌아가야겠다는 생각은 하지 마세요. 유명 연예인들이 출산 후 한 달만 되면 내가 언제 애기란 걸 낳아 본 적이 있었더냐 싶은 몸매로 나타나다 보니 일반인들도 출산 후 몸매관리에 관심들이 아주 많습니다. 출산 직후부터 온갖 다이어트로 지방 조직 양을 팍팍 단기간에 줄여나가면서 변해가는 본인의 몸매에 흐뭇해합니다. 그러나 내 몸이 환상적으로 바뀌어져 가고 있는 바로 그 시간, 본인의 지방조직에서 흘러나온 그 수많은 화학물질들이 고스란히 모유를 통하여 내 사랑하는 아기한테 듬뿍듬뿍 전해진다고 생각하시면 됩니다. 이러한 적극적인 다이어트 의사가 없다 하더라도 수유 기간 동안 충분한 양의 식사를 하지 않으면 쉽게 살이 빠집니다. 수유 기간 동안은 임신 때보다 더 잘 드셔야 합니다.

가장 좋지 않은 시나리오는 임신 때는 아무런 경계심 없이 살을 무작정 찌우다가 출산 후 급격하게 살을 빼는 경우입니다. 보통 동양인의 경우 임신 때 체중증가는 10~12kg 정도가 적절하다고 보고 있는데요. 요즘 주위에 보면 20kg 이상씩 체중이 증가하는 임산부들도 많습니다. 처녀시절에는 차마 손이 안 가던 칼로리 높은 음식들을 임신을 핑계로 마음껏 먹기 시작합니다. 내가 먹고 싶어서 먹는 것이 아니라 내 뱃속의 아기가 원하는 것이라고… 그렇게 먹다 보면 아주 쉽게 15kg, 20kg을 넘어가게 됩니다. 그런데 아기를 낳고 나면 하루 아침에 핑계거리가 사라지죠. 그때부터는 온갖 다이어트 돌입입니다. 그러나 임신 기간 동안 살이 많이 찌면 외부에서 들어온 화학물질들이 상대적으로 더 쉽게 더 많이 지방조직에 축적이 되기 때문에 출산 후 급격한 체중감소가 더 좋지 않습니다.

둘째, 먹는 것이 매우 매우 중요합니다. 임신과 수유기에 먹는 것이 중요하다는 것은 이미 너무 잘 알려져 있지만 지금은 어떤 음식에 어떤 영양소들이 얼마나 들어있느냐? 혹은 그 음식 안의 영양소가 얼마나 소화흡수가 잘 되느냐?와 같은 영양소의 관점에서만 음식을 평가하고 있죠. 이러한 전통적인 영양학의 접근법은 큰 맹점이 있습니다. 모유가 그렇듯이 엄마들이 먹는 음식도 지구상에 존재하는 먹이사슬의 어느 지점인가에 위치한 음식이라는 것을 간과히는 기죠. 21세기 음식선택의 기준은 결코 그 음식 안에 포함된 영양소에만 근거할 수가 없습니다. 그 음식이 먹이 사슬의 어느 지점에 위치해있느냐? 그리고 그 음식에 과연 체내에 존재하는 화학물질의 배출에 도움이 되는 성분이 있느냐? 등이 포괄적으로 고려되어야만 합니다. 모유는 대안이 없지만 음식은 대안이 있습니다. 그리고 엄마들이 선택하여 먹는 그 음식들은 궁극적으로 그 대안이 없는 모유의 성분에 영향을 미치게 되죠.

　그런 측면에서 볼 때, 할 수 있다면 임신 전부터 하면 좋겠지만 최소한 임신기간 동안 그리고 모유 수유기간 동안은 현미밥 꼭꼭 많이 씹어서 드시고 빨주노초파남보 과일채소 껍질째 끼니때마다 많이많이 드세요. 현미 안에 들어있는 식이섬유와 컬러푸드 안에 들어있는 아주 다양한 파이토케미칼이 엄마 몸 속에 이미 들어와있는 다양한 화학물질들의 배출을 도와줍니다. 엄마 몸에서 배출이 증가하면 모유도 덩달아 깨끗해질 가능성이 높아집니다. 그리고 우리 인체의 여러 가지 생리적인 기능들을 향상시켜 이러한 화학물질로 인하여 발생하는 문제들을 세포수준에서 상쇄시켜주는데도 도움이 되고요, 가공식품 피하시고 다양한 영양소와 미량원소가 풍부하게 든 자연식품으로 골고루 충분히 드셔야 합니다. 유기농이면 더 좋겠지만, 꼭 그러지 않아도 됩니다.

　이러한 미량원소가 충분히 포함된 건강한 식습관은 강력한 지용성 성분인 POPs뿐만 아니라 납과 같은 중금속에 대한 노출을 줄이는데도 중요한 역할을 합니다. 예를 들어 임신과 수유기간 동안은 산모의 뼈 상태에 변화가 발생하는데요. 이때 뼈 속에 축적되어 있던 납과 같은 중금속이 혈중으로 빠져 나오게 됩니다. 혈중농도가 높아지면 모유에서의 농도도 당연히 높아지고요. 임산과 수유기간 동안 칼슘성분이 많은 음식을 충분히 먹으면 역시 이를 어느 정도는 예방할 수 있습니다.

동물성 식품을 드실 때는 가능한 한 기름 없는 부위를 선택하시고, 내장부위는 피하시고, 한 번 뜨거운 물에 데친 상태로 요리하시기를 권합니다. 기름이 빠지는 찌고 삶는 음식 조리법이 좋다는 사실은 이미 잘 알려져 있는데요. 사람들은 보통 동물성 식품의 콜레스테롤이, 혹은 포화지방이 문제라고 생각하지만 진짜 범인은 바로 그 동물의 지방 안에 농축되어 들어있는 화학물질들입니다. 모유 안에 들어있는 화학물질 성분들과 별반 다르지 않아요. 생선에 포함된 기름도 마찬가지입니다. 보통 생선기름은 뇌 발달에 도움이 된다는 오메가 3 지방산이 많이 함유된 건강에 좋은 불포화 지방성분으로 알려져 있지만 다른 동물성 지방보다 다양한 지용성 화학물질들의 농도가 더욱 더 높아요. 먹이사슬 더 높이 위치해있는 음식이거든요. 오메가 3 지방산은 들기름과 같은 식물성 기름으로 충분히 섭취하시면 됩니다. 들기름은 생으로 그냥 먹을 수 있기 때문에 조리과정을 거쳐야 하는 생선기름보다 영양적인 측면에서도 훨씬 좋습니다.

그리고 먹는 것이 아니라 이상하게 늘릴 수도 있지만 꾸준한 운동도 빼놓지 마세요. 헬스클럽 가서 몸매교정용 PT같은 것은 나중에 차차 받으시고 햇빛아래서 하는 약간 속도감 있는 산책은 우리 몸에서 이러한 화학물질의 배출을 증가시키는데 역시 도움이 됩니다. 아기 때문에 밖에 나가기가 힘들면 집에서 아기 잘 때 잠시 잠시 시간내어 하는 스트레칭이나 요가 같은 것들도 참 좋죠. 중요한 것은 나의 뼈, 근육, 혈관에 끊임없이 자극을 주는 것입니다. 살을 빼기 위한 운동이 아닙니다.

마지막으로 이 문제는 모유 수유를 어떻게 하느냐로 끝나는 것이 아닙니다. 더 중요한 것은 그 아기가 자랄 때 앞서 2부에서 이야기 드렸던 화학물질의 배출과 호메시스 작동을 할 수 있도록 노력해 주셔야 합니다. 아무리 앞서 제가 얘기했던 내용을 지킨다 하더라도 모유를 통하여 건너가는 화학물질을 완벽하게 피할 방법은 없으니까요.

모유의 문제는 21세기 인류가 처한 딜레마를 그대로 반영한다고 볼 수 있습니다. 많은 사람들은 내가 몸담고 살아가고 있는 이 지구가 아무리 나날이 피폐해져 간다 하더라도 자신만은 정갈한 집에서 공기청정기 사용해 가면서 유기농 제품으로 먹고 입으면서 살면 별 문제가 없을 것이라고 생각하죠. 하지만 그런 일은 결코 없습니다. 우리 스스로가 지구라는 큰 자궁 내에서 지구가 주는 모든 것에 의존해서 살 수 밖에 없는 태아의 존재이기 때문이죠. 다만 시간이 좀 걸릴 뿐 지구의 문제는 종국에는 나의 문제 우리 아이의 문제로 귀결이 됩니다.

그러나 모유가 오염되었다고 해서 모유가 아닌 분유가 대안이 될 수는 없습니다. 제가 지금 다시 아기를 가진다 하더라도 모유를 선택할 수밖에는 없을 겁니다. 모유에는 소젖이 실험실에서 수십 번, 수백 번 둔갑을 해도 절대로 따라 오지 못할 아기의 성장과 발달에 꼭 필요한 중요한 성분들이 포함되어 있으니까요. 제가 앞서 현미와 채소와 과일을 껍질째 먹는 것이 중요하다고 적었는데요, 화학물질의 오염만으로만 판단하면 현미의 농약 함유량은 백미보다 더 높고 과일의 껍질에는 그보다 더 많은 농약이 축적되어 있습니다. 하지만 이러한 식품 안에 포함된 식이섬유와 파이토케미칼 때문에 현미나 과일 껍질에 농약이 있다 한들 현재 우리가 현미를 먹어야 하고 과일을 껍질째 먹어야 하는 이유가 됩니다. 모유와 분유 중 무엇이 나은 선택인가?도 이와 동일한 관점에서 판단하시면 됩니다. 하지만 적어도 위에 적어둔 몇 가지 방법들은 일상에서 꾸준히 실천해 가시면서, 내 곁을 찾아온 이 경이로운 새로운 생명체와의 교감을 평화롭게 시작하시기 바랍니다.

⚜ 참고문헌

1. Lackmann GM et al. Organochlorine compounds in breast-fed vs. bottle-fed infants: preliminary results at six weeks of age. Sci Total Environ. 2004 Aug 15;329(1-3):289-93.

2. Karmaus W et al. Early childhood determinants of organochlorine concentrations in school-aged children. Pediatr Res. 2001 Sep;50(3):331-6.

3. Sears MR et al. Long-term relation between breastfeeding and development of atopy and asthma in children and young adults: a longitudinal study. Lancet. 2002 Sep 21;360(9337):901-7.

그렇다면, 우유는 순결한 음식인가?

바로 앞의 "이 비극의 시대 모유를 먹이는 방법"이라는 글은 2015년 3월 EBS 하나뿐인 지구에서 방영한 〈모유잔혹사〉라는 방송이 나간 후 프로그램 홈페이지 시청자 게시판에 올렸던 글입니다. 어찌하다 보니 제가 이 프로그램의 주 자문교수로 출연을 했었는데요. 이 방송이 나간 후 아기 엄마들이 주로 찾는 몇몇 대규모 인터넷 사이트, 블로그, 카페들이 난리가 났었어요. 제가 봤던 댓글 중 가장 기억에 남는 글은 "재수없게 생긴 여자가 나와서 모유가 먹이사슬 최상층에 있다고 진짜 재수 없게도 얘기하는데, 어쩌구 저쩌구…" 그래서 제가 주위에 물어봤죠. 내가 정말 그렇게 재수없게 생겼냐고요.

그 당시 아기 엄마들이 가장 많이 한 분노에 찬 질문이 그럼 분유가 모유보다 낫단 말이야? 였는데요. 거기에 대한 답은 앞서 글에서 다 드렸기 때문에 다시 할 필요는 없을 것 같습니다. 그런데 우리가 좀 더 생각해봐야 할 것은 분유보다 바로 우유입니다. 분유란 모유를 줄 수 없는 상황에 처해있는 엄마들이 모유를 대신하여 주는 것이므로 다른 음식과 대체가 불가능합니다. 그러나 우유는 이미 다른 대체 먹거리가 존재하는 상황에서 아이들에게 키 크라고, 칼슘 많다고, 건강에 좋으라고 일부러 사서 주는 음식이기 때문입니다.

모유가 완전식품의 대명사이듯이 우유는 한때 아무도 시비를 걸 수 없는 대표적인 좋은 식품이었어요. 사람에 따라서 우유 안에 든 유당분해 효소가 부족한 경우가 있는데 그럴 경우에는 우유가 큰 의미가 없을지라도 우유 그 자체는 항상 좋은 식품으로 교과서에 등장하죠. 그런데 언제부터인가 우유에 대하여 시비를 거는 사람들이 늘어나고 있습니다. 우유의 역습, 우유 절대로 마시지 마라, 우유의 독, 이런 제목들의 책들이 서점가에 나타나기 시작합니다. 뽀얀 빛깔의 부티나는 자태를 가진 대표적인 식품인 우유에 대한 논란은 왜 계속 되는 걸까요?

　　우유를 둘러싸고 건강에 좋다는 측은 우유 안에 넉넉히 들어있다는 각종 필수 영양소들을 언급합니다. 대표적인 것이 뼈의 건강에 좋다는 영양소인 칼슘, 인, 비타민 D입니다. 더구나 우유에 포함된 칼슘은 그 어떤 다른 식품에 포함된 칼슘보다 인체로 흡수가 잘 된다니 전통 영양학에서 우유는 골다공증 예방에 가장 좋은 식품이라는 인식을 가지고 있습니다. 그러나 이상하게도 칼슘의 보고리는 우유를 많이 먹는다고 골다공증이 예방된다는 증거는 상당히 빈약합니다[1]. 전통적으로 유제품을 잘 먹지 않으면서 영양학에서 정해놓은 1일 권장량에 못 미치는 칼슘(800mg 정도로 보죠)을 섭취하는 아시아 국가들에 비하여 유제품을 많이 먹으면서 칼슘섭취량이 높은 서구에서 골다공증으로 인한 골절이 오히려 더 흔하죠[2].

　　이러한 견해에 대하여 우유를 옹호하는 측에서는 골다공증이 많은 나라와 적은 나라는 우유 섭취량 외에도 유전적 차이, 다른 식습관의 차이, 생활습관의 차이 등 너무나 많은 변수들이 있는데 이런 기본도 되지 않는 자료를 가져와서 우유와 골다공증을 논하다니 어불성설이라고 받아칩니다. 맞습니다. 이러한 국가간의 비교자료를 가지고 특정 음식을 좋고 나쁨을 평가한다는 것은 어불성설이죠. 하지만 이렇게 허술한 자료를 가지고도 우리가 할 수 있는 합리적인 추론 하나는 가능한데요. 최소한 우유를 먹지 않아도, 그리고 현대 영양학에서 정해놓은 일일 권장량에 못 미치는 칼슘 섭취량을 가지고도 건강한 뼈를 가지고 사는 민족들이 많다는 것입니다. 골다공증 외에도 우유를 많이 먹으면 일부 암 발생 위험이 높아진다는 연구결과도 있습니다만 그렇지 않다는 연구결과도 있고 오히려 어떤 암은 발생 위험이 낮아진다는 연구보고도 있습니다. 심장병 발생위험도 마찬가지로 이렇다는 연구, 저렇다는 연구 오락가락합니다.

　우유가 좋지 않다면 왜 좋지 않냐를 두고도 여러 의견들이 존재합니다. 우유가 좋지 않다고 주장하는 쪽에서 가장 많이 예로 드는 이유는 우유에 포함된 과다한 동물성 단백질이 뼈를 약하게 만든다는 겁니다. 동물성 단백질은 혈액을 산성화시키는 부작용을 일으키는데 우리 몸이 이런 사태를 막기 위하여 뼈 속에 있는 칼슘을 빼내서 혈액 산성화를 중화시키는 쪽으로 반응한다고 하네요. 산성화된 혈액을 그냥 두면 신장에 여러 가지 문제를 일으킬 수 있는데 생존의 관점에서 보면 뼈보다는 신장이 훨씬 더 우선순위가 높기 때문에 뼈를 희생하고 신장을 구하는 쪽으로 우리 몸이 반응을 한다는 거죠. 그렇기 때문에 장기적으로 우유를 많이 먹으면 아무리 칼슘이 많이 들었다고 하더라도 오히려 뼈가 약해진다고 주장합니다. 그러나 이러한 관점에서 본다면 우유를 마시냐 안 마시냐 그것이 중요한 것이 아니라 동물성 단백질을 과다하게 섭취하느냐 하지 않느냐가 핵심이죠. 우유를 전혀 마시지 않더라도 에킨스 다이어트, 일명 황제 다이어트라고 알려진 고단백 저탄수화물 식사를 할 경우 위와 같은 반응을 일으킬 수 있습니다[3].

어떤 쪽에서는 우유의 D-갈락토즈라는 성분이 너무 많아서 문제라고 합니다. 이 성분을 가지고 세포실험을 해보고 동물실험을 해보니 이렇게 나쁘고 저렇게 나쁘다고 주장합니다. 그런데 우유 안에 있는 이 성분만 따로 추출해서 먹지 않는 바에야 이런 실험이 도대체 어떤 의미가 있는 건지 모르겠어요. 우리가 매일 먹는 쌀 안에 들어 있는 수많은 성분들 중 하나만 분리해서 세포실험이나 동물실험 해보면 아마 십중팔구 발암물질로 나올 거예요. 또 다른 쪽에서는 칼슘을 너무 많이 섭취하면 장기적으로 오히려 우리 몸이 칼슘대사를 조절하는 기능이 문제가 생겨서 골다공증이 더 많이 생긴다고 하고 또 어떤 연구자들은 우유가 인슐린유사 성장인자를 올리기 때문에 문제라고도 이야기합니다.

저는 우유가 왜 나쁠 수도 있는가를 설명하기 위해서 시행하는 그 복잡한 기전에 대한 연구들에는 전혀 관심이 없습니다. 저한테 중요한 것은 역사적으로 우유를 먹지 않고도 건강하게 산 민족이 있다는 이 단순한 사실 하나입니다.

2014년에 〈British Medical Journal〉에 스웨덴에 사는 약 10만 명의 사람들을 수십 년간 추적 조사한 논문 하나가 발표되면서 우유에 대한 논란은 또 다시 시작되었습니다[4]. 이 연구에서도 역시 그 동안의 상식과는 달리 우유를 많이 마시던 사람들이 심장병이나 암으로 죽을 가능성이 더 높고 골다공증이 중요한 원인인 골절의 위험이 더 높았다고 보고합니다. 이 연구결과를 두고 또 치열한 갑론을박이 벌어졌죠. 우리나라 영양학자들은 이 연구결과를 보고 이렇게 말합니다. 이 연구들은 육식을 주로 하는 국가에서 한 연구이기 때문에 탄수화물 위주로 식사를 하는 우리나라에는 맞지 않다. 우리나라 국민들은 우유를 지금보다 더 열심히 마셔야 한다고요.

우유와 건강과의 관련성에 대한 연구결과들은 전형적인 역학 연구, 제가 전공하는 분야에서 나오는 연구 결과들입니다. 오랜 시간을 두고 우유를 많이 먹는 사람들이 적게 먹는 사람들에 비하여 어떤 질병이 많이 생기고 어떤 질병이 적게 생기는지를 쭉 추적관찰 하는 거죠. 그런데 연구 결과들을 보면 상당히 일관성이 떨어지는데요. 이건 사람들을 가지고 하는 역학연구의 어쩔 수 없는 한계이기도 합니다. 우리는 우유만 먹고 살지 않기 때문이죠. 보통 이런 연구를 하는 사람들은 다른 식습관이 미치는 영향을 "통계적으로" 배제했다고 주장하지만 이건 통계라는 학문 자체에 대한 심각한 과신입니다.

그러나 제가 이런 연구결과를 크게 신뢰하지 않는 가장 큰 이유는 따로 있습니다. 현대 사회의 우유라는 것은 신석기시대 인간들이 가축을 처음 기르면서 먹던 그 우유와 이름은 동일하되 실상은 다른 음식이기 때문이죠. 당연히 원래 우유가 가진 성분 외에도 산업화와 함께 도입된 여러 가지 나쁜 성분들이 같이 포함되어 있습니다. 우유에 포함된 나쁜 성분 중 젖소를 기를 때 준다는 성장호르몬과 과다한 항생제 정도는 비교적 잘 알려져 있습니다. 그러나 어떠한 연구자도 우유를 오염시키고 있는 POPs와 같이 분해가 잘 되지 않고 반감기가 긴 수많은 지용성 화학물질들의 존재에 대하여서는 관심을 두지 않습니다. 엄마 몸에 있는 이러한 화학물질이 모유로 전달되듯, 젖소 몸에 있는 이러한 화학물질 역시 우유로 전달됩니다. 이러한 점들을 연구에서 고려하지 못한다면 사실 사람들을 대상으로 한 연구를 가지고 그 어떤 해석을 타당성있게 하는 것은 불가능하다고 봅니다. 증거가 있니 없니 논란을 벌이는 것도 무의미하고요.

정말 우유는 본질적으로 해로운 것일까요? 여태까지 우유회사의 사기극에 우리 모두가 속아넘어간 것일까요? 사실 우유로 인한 문제는 동물성 식품으로 인한 논란과 크게 다를 바가 없습니다.

저는 인간은 동물성 식품을 먹도록 진화해왔다는 입장이어서 우유 그 자체가 원래 나쁜 것이라고는 생각하지 않습니다. 우유를 소화시키는 효소가 없는 사람들이라면 몰라도 소화시킬 수 있는 효소가 작용하는 사람들은 진화 과정 중에 적응을 했다고 봐야 합니다. 2013년 〈Nature〉지에 인간이 어떻게 우유에 적응해 왔는가를 고고학적으로 설명한 논문 한 편이 실렸죠[5]. 논문에서는 전 세계 성인 인구의 약 1/3 정도는 우유 소화효소를 진화 과정 중에 습득한 것으로 되어 있습니다.

하지만 제가 늘 이야기하는 것이지만 21세기에 식품 속에 들은 영양소만을 가지고 그 식품을 이야기하는 것은 절반의 진실일 뿐이고 절반의 진실은 본인이 의도하든 의도하지 않든 종종 엄청난 거짓말이 되기도 합니다. 연구결과니 뭐니 하는 것은 다 접고, 그냥 한번 생각해 보세요. 모유와 분유가 화학물질의 오염문제로 다투고 있는 현실에서 우유는 순결한 음식이며 나를 더 건강하게 만들어 줄 음식이라고 생각하는 자체가 사실 넌센스 아닌가요?

하지만 저는 우유에 아무리 나쁜 것이 들어 있다 하더라도 이걸 완전히 포기하면서 살 생각은 별로 없는 사람이예요. 우유가 꼭 어울리는 음식이 있거든요. 예를 들어 시리얼에 각종 과일과 견과류를 넣어서 차가운 우유에 말아먹는 것, 제가 좋아하는 아침 메뉴죠. 우유를 안 넣겠다면 대신 보리차에 말아 먹겠습니까? 냉커피에 말아 먹겠습니까? 우유가 들어가야만 제 맛이 납니다. 다만 우유가 내 뼈를 튼튼하게 해 주고, 내 건강에 도움이 될 것이라고 생각해서 일부러 찾아서 먹지는 않는다는 거죠. 그러니까 먹고 싶을 때는 이렇게 먹어 주고, 호메시스와 배출에 집중하면서 또 그렇게 사는 거죠.

참고문헌

1. Hegsted DM. Fractures, calcium, and the modern diet. Am J Clinical Nutrition 2001;74:571-3.
2. Hegsted DM. Calcium and osteoporosis. J Nutr 1986;116(11):2316-9.
3. Reddy ST, et al. Effect of low-carbohydrate high-protein diets on acid-base balance, stone-forming propensity, and calcium metabolism. Am J Kidney Dis. 2002 Aug;40(2):265-74.
4. Michaëlsson K, et al. Milk intake and risk of mortality and fractures in women and men: cohort studies. BMJ. 2014 Oct 28;349:g6015. doi: 10.1136/bmj.g6015.
5. Curry A. Archaeology: The milk revolution. Nature. 2013;500(7460): 20-2.

MSG 단상

아이들을 키울 때 제 사소한 고민거리 중 하나가 "이 아이들은 도대체 왜 이리 채소를 먹지 않는가?" 였어요. 우리 집 아이들은 채소를 초식동물용 사료 정도로 생각합니다. 그런데 자세히 관찰해보니 이건 집에서 만들어주었을 때의 반응이었고, 외식을 하러 식당에 가면 거기서 나오는 채소 반찬들은 맛있다고 또 곧잘 먹는다는 걸 알게 되었죠. 저야 그 이유를 알죠. 비결은 바로 '미원'이라는 특정상품명으로 종종 불리우는 MSG라는 걸.

대한민국의 많은 주부들은 본인이 만드는 음식의 맛을 MSG로 낸다는 것은 도저히 용납할 수 없는, 주부로서 심각한 결격 사유 정도로 간주합니다. 저도 그런 사람 중 하나였죠. 그런데 가정에서 MSG를 사용하지 않고 맛을 낼 수 있는 대체제로 흔히 사용되는 것은 바로 멸치다시마 육수입니다. 슈퍼에서 집어오기만 하면 되는 MSG와는 비교 자체를 거부하는, 내장을 제거한 잘 말린 멸치, 북어머리, 다시마, 파뿌리 등 몇 단계의 정성 어린 손길을 거친 후에서야 완성되는 멸치다시마 육수… 그 맛이 어떠냐에 따라서 그 집에서 만든 음식의 맛이 좌우됩니다. 저희 집에도 냉장고를 열면 잘 우려낸 멸치다시마 육수가 늘 준비되어 있었죠.

그러나 POPs 연구를 하면서 새로운 고민이 시작됩니다. 바로 육수를 내는 과정에서 흘러나올 것이 분명한 POPs 때문이죠. 과연 POPs보다 MSG가 더 나쁜 것이라고 할 수 있는 것인가? 북어머리를 넣으면 육수 맛이 더 풍부해지는데 POPs치는 얼마나 더 올라가는 걸까? 이걸 먹느니 차라리 MSG를 사용하는 것이 더 나은 것은 아닐까? 등등. 직장에서는 연구자로 교수로 살지만 퇴근하면 엄마로 아내로 사는 저에게 POPs라는 것은 컴퓨터를 끄고 논문을 덮으면 잊어버릴 수 있는 그런 주제가 아니었어요. 1년 365일 하루 종일 저의 모든 일상을 지배하는 그런 것이었죠.

MSG는 monosodium glutamate의 약자입니다. 단백질을 구성하는 아미노산 중 하나에 나트륨 이온 하나가 붙은 화학구조를 가지고 있습니다. 우리나라 주부들의 MSG에 대한 공포감은 아주 대단합니다. 주부들이 주로 찾는 인터넷 사이트에 MSG에 대한 글이 올라오면 그 어떤 정치, 사회, 종교와 관련된 사안보다 더 논란이 뜨겁습니다. MSG 정말 먹어도 괜찮을까요? 정도의 단순한 불안감을 나타내는 짧은 몇 줄의 글 아래에 처음에는 몇몇 개인적인 의견들이 달리다가 나중에 보면 관련 직종에 일하신다고 생각되는 전문가 분들까지 가세해서 전문가 조언, 미국 식약청 조언, 각종 연구 결과까지 해서 댓글이 무려 수백 개씩 달립니다. 인터넷 게시판에서 논란이 되는 글들이 종종 그렇듯이 나중에는 서로 반말에 속어, 비어까지 등장하면서 그야말로 화려한 싸움판이 벌어지죠.

MSG는 매우 안전하므로 섭취 허용 한계량에도 제한이 없다는 정부기관의 공식적인 견해에도 불구하고 여전히 많은 사람들은 의구심을 가지고 있습니다. 정말 MSG는 해로운 것일까요? 해롭다면 얼마나 해로운 것일까요? MSG가 해로울 것이라고 믿는 사람들은 상당수 자신의 경험에 근거하여 그렇게 믿습니다. 사람에 따라서 MSG가 많이 든 음식을 먹으면 금방 신호가 온다고 느끼는 사람들이 있습니다. 어지럽고 미식거리고 가슴이 두근거리는 등 해롭지 않다면 어떻게 이렇게 반응이 올 수가 있느냐고 생각을 합니다.

1968년 미국의 한 의사가 뉴욕에 있는 한 중국 음식점에서 식사를 하고 나면 목, 등, 팔이 저리고 마비되는 듯 하며 심장이 갑자기 뛰고 노곤해지는 듯한 증상을 느끼다가 1시간 정도가 지나면 없어지는 것 같다고 자신의 경험을 짧은 편지 형식으로 〈NEJM〉이라는 아주 유명한 학술지에 보고한 적이 있습니다[1]. 그때부터 중국레스토랑증후군Chinese Restaurant Syndrome이라는 이름이 사용되기 시작하는데요. MSG는 이때 의심되었던 원인 중 하나입니다. 이 의사는 자기가 생각하기에는 간장, 포도주, 소금, 아니면 MSG 4가지 중에 하나인 것 같다고 의견을 덧붙였죠. 그 후 MSG가 그 의사가 경험한 중국레스토랑증후군의 실제 범인인지에 대한 연구들이 있었습니다만 아직까지 범인이 확실히 잡힌 것 같지는 않아 보입니다.

MSG를 대상으로 한 세포나 동물실험 연구결과들도 많은데요. 이러한 실험들은 정말 엄청난 양을 가지고 한 실험들이라서 그 결과가 사람에게도 동일하게 적용될 것이라고 생각할 수는 없습니다. 물도 많이 먹으면 죽을 수 있고, 밥도 많이 먹으면 죽는걸요. 그렇기 때문에 저야 MSG가 해롭다는 실험결과를 봐도 그래서? 혹은 안전하다는 실험결과를 봐도 그래서? 할 것 같습니다.

그런데 MSG는 물에 잘 녹고 기름에 녹지 않는 특성을 가진, POPs와는 정반대의 성격을 가진 화학물질입니다. 그러므로 체외로 아주 쉽게 배설이 되죠. 반감기가 한 30분 정도에 불과하고요. 우리가 일상생활 속에서 노출되는 화학물질들의 수는 상상불가로 많은데요. 이 중에서 우리가 일차적으로 관심을 가져야 하는 놈들은 우리 몸에 들어가서 축적되는 놈들, 지용성이 강해서 틈만 나면 세포를 들락날락할 수 있는 놈들입니다. 이런 놈들은 아주 장기간에 걸쳐 우리가 눈치채지 못하게 서서히 우리의 세포를 진정으로 병들게 만들죠. 그렇지만 이렇게 정작 진짜 나쁜 놈들에게는 아무도 눈길을 주지 않아요. 그런 관점에서 볼 때 대중들이 MSG에만 그렇게 민감한 반응을 보이는 것은 아이러니하기도 합니다. 세상만사가 다 그렇지만 우리는 늘 당장 내 눈에 보이는 것, 나한테 직접적으로 피해가 올 수 있는 것에만 흥분하고 분노합니다.

그런데 MSG로 인한 논란은 가공식품 업계에서 MSG를 빼고 대신에 새로운 첨가물질을 사용하는 방향으로 진행되고 있다는 점에서 우려가 되는 부분이 있어요. 이때 선전을 MSG 무첨가로만 하지, 새롭게 첨가된 종류에 대하여서는 입을 닫습니다. 소비자들은 MSG만 들어있지 않으면 만사형통이라고 생각하니까요. 하지만 그 새로운 식품첨가물은 하늘에서 떨어진 건가요? 시간만 가면 이것도 역시 해로울 수 있다는 논란이 또 나올 겁니다. 그러면 식품업계에서는 이를 대체하는 새로운 식품첨가물을 또 만들고요. 끊임없이 이러한 일이 반복되는 것, 이것이 우리가 살고 있는 현대사회의 현실이죠.

이러한 논란은 대표적인 환경호르몬으로 회자되는 비스페놀 A[BPA]에서도 유사하게 있었습니다. 플라스틱제품을 만들 때 사용되는 비스페놀 A가 환경호르몬이라고 무지 해롭다고 하니 비스페놀 A를 대체하는 새로운 화학물질로 비스페놀 S라는 것이 개발됩니다. 그리고 BPA-free라고 선전을 하죠. 대신에 비스페놀 S가 들어가 있는 것은 아무도 이야기하지 않습니다. 이에 소비자들은 기존에 사용하고 있던 비스페놀 A가 포함된 생활 용품들을 모두 BPA-free 제품으로 바꿉니다. 당연히 후자는 전자보다 가격도 비쌉니다. 그런데 시간이 지나고 보니 비스페놀 S도 비스페놀 A와 별반 차이가 없는 환경호르몬이라는 연구결과들이 발표됩니다[2]. 즉, 우리를 둘러싸고 있는 수 백 가지, 수 천 가지 화학물질들 중 한 두 개를 선택하여 이 사회에서 퇴출시켜 본들, 우리가 살고 있는 이 세상의 본질은 전혀 변화가 없다는 것입니다.

결론적으로 MSG가 많이 든 음식을 먹으면 본인이 어떠한 불쾌한 증상을 느끼시는 분들은 이 화학물질에 예민한 분들이므로 당연히 피하는 것이 맞습니다. 그러나 MSG가 든 음식을 먹어도 별 느낌이 없는 사람들도 또 많습니다. 이러신 분들은 MSG보다 문제가 많은 화학물질들이 세상에 널리고 또 널렸으니 그리 큰 고민 없이 사셔도 될 듯 합니다. 제가 보기에 현대사회에서 MSG는 퍽치기 정도의 범죄로 연쇄살인범의 형량을 받은 것은 아닐까 싶습니다.

참고문헌

1. Kwok RH. Chinese-restaurant syndrome. N Engl J Med. 1968 Apr 4;278(14):796.
2. Bittner GD, et al. Estrogenic chemicals often leach from BPA-free plastic products that are replacements for BPA-containing polycarbonate products. Environ Health. 2014;13:41.

감염성 질환에 대처하는 우리의 자세

다들 기억하시겠지만 2009년도인가 신종플루(인플루엔자A H1N1) 때문에 온 나라가 난리가 난 적이 있었죠. 그 즈음에 우리 둘째가 중학생이었는데요, 학교에서 단체로 신종플루 백신을 접종한다면서 원하지 않을 경우에는 부모 동의서와 사유서인가를 제출하라고 하더군요. 그 당시 저는 신종플루를 두고 벌어지는 사회분위기가 못마땅했던지라 그리고 그 시점에서 백신은 답이 아니라고 생각했기 때문에 우리 아이는 맞히지 않겠다고 서명을 해서 학교로 보냈어요. 같은 반의 모든 아이들은 백신을 맞는데 우리 아이만 맞지 않아서 담임선생님이 아주 의아해 했다는 이야기를 전해 들었습니다. 저 집 부모는 배울 만큼 배운 사람들인데 왜 저런 어리석은 선택을 했을까? 라는.

그렇다고 제가 백신이 가지는 순기능을 부정하는 것은 아니고요. 그 당시 만들어진 신종플루 백신에 대하여서는 일단 의구심을 가지고 있었고 언론에서 어제 1명, 오늘 2명 해가면서 매일같이 사망자 숫자를 업데이트하고 전 국가적인 공포 분위기를 조성하고 있었지만 신종플루라는 병이 건강한 면역체계를 가지고 있는 보통 사람에게는 그렇게 위험한 병이 아닐 것이라는 나름의 생각 때문이었습니다.

우리나라에서 각종 이유로 죽는 사람이 하루 평균 약 700명입니다. 전체 사망원인 중 감염성 질환, 그 중에서 폐렴으로 죽는 사람이 한 3% 정도인데요. 그러면 그 숫자가 하루 $700 \times 0.03 = 21$명입니다. 원래부터 있던 인플루엔자로 인한 직간접적인 사망수가 연간 약 2,000명이고요. 저는 과연 신종플루라는 질병이 기존에 이미 우리 사회에 만연해있는 다른 감염성 질환에 비하여 그렇게나 언론에서 밤낮으로 떠들 만큼 위험한 것인지 정말 이해가 가지 않았어요. 이렇게나 호들갑을 떨 때는 뭔가 정말 중요한 다른 것으로부터 국민의 시선을 돌리기 위해서가 아닐까 하는 불순한 의심까지 했었죠.

우리나라 주부 대상 아침 TV 프로그램에서 소재고갈로 허덕일 때 꼭 한 번씩 다뤄주는 단골 소재가 있습니다. 부엌에서 사용하는 도마, 행주에 현미경을 들여다 대고 얼마나 많은 미생물이 살고 있는지 보여주는 거죠. 비교 화면은 예외 없이 늘 화장실 변기입니다. 그리고 그 결과도 예외 없이 늘 부엌에서 사용하는 물건에 화장실 변기보다 훨씬 더 많은 미생물이 살고 있죠. 그 프로그램을 본 대한민국 열혈 주부들, 경악을 금치 못하면서 그때부터 락스니 항균세제니 항균비누니 뭐니 하면서 미생물보다 열 배 백 배는 더 해로울 화학제품으로 매일같이 부엌을 대청소해대는 거죠. 부엌이 음식을 만드는 곳이니 얼마나 박테리아가 먹고 살 거리가 많겠어요. 당연히 박테리아가 많이 살 수 밖에 없고 이런 박테리아를 음식하고 같이 먹어도 거의 대부분은 아무런 문제가 없습니다.

감염성 질환의 경우 당연히 그 미생물 자체가 가진 독성이나 전염성 정도에 따라서 대처방법에 차이는 있겠지만 많은 경우 이러한 감염성 질환에는 안 걸리는 것이 가장 좋은 것이 아니고 모든 감염성 질환을 백신으로 해결하겠다고 하는 것도 현명한 선택이 아닙니다. 견딜 만한 감염성 질환은 내 몸 상태가 괜찮을 때 한 번 내 몸에 들어와서 나의 면역체계와 한 번 접촉할 수 있도록 기회를 주는 것이 장기적으로 내 몸에 바람직한 것이고 궁극적으로 인간을 포함한 이 생태계의 건강에도 가장 긍정적인 방향으로 작용합니다. 물론 그 와중에 불행하게도 그 미생물 때문에 죽는 사람들, 치유 불가능한 후유증을 가지게 되는 사람들도 있을 수 있습니다. 그것이 나의 일, 나의 가족의 일이 되면 더할 나위 없이 가슴 아픈 일이겠지만 인간도 생과 사를 한 몸에 가지고 사는 하나의 생명체로서 수많은 생명체에게 도움을 받으면서 도움을 주면서 살 수 밖에 없는 이 생태계 내에서 치뤄야 할 어쩔 수 없는 비용 같은 것입니다. 지구상에 살고 있는 그 모든 생명체에게 예외 없이 적용되는 공평한 비용이죠.

　감염성 질환에 대한 기본 접근방식은 우리 몸의 면역체계를 강화시키면서 서로 공존을 모색하는 것입니다. 우리는 인간에게 질병을 일으키는 미생물들을 병원균이라고 이름 붙이고 항상 전투 모드로 살고 있습니다만 이런 미생물들의 존재 목적은 단 하나 밖에 없습니다. 자신들의 종을 번식시키는 거죠. 지구환경 파괴의 공적인 이 사악한 인간들을 의도적으로 괴롭혀야 하겠다는 불순한 의도는 단 한 순간도 없었을 겁니다. 자신들의 종을 번식시키는 와중에 우연히 인간이 걸려 드는 것일 뿐이죠. 인간이 죽어버리면 이 미생물한테는 좋을 것이 하나도 없어요. 인간들이 멀쩡하게 돌아다니면서 자기를 여기저기 퍼트려 줘야 종을 번식시키죠. 죽어버리고 아파서 운신도 못하고 하면 결국 이 미생물도 그 안에서 같이 죽어 가는 거죠. 미생물이 이러한 상황을 반복적으로 경험하면 서서히 상황인식이 되기 시작합니다. 찍어 먹어봐야 똥인 줄 된장인 줄 구분이 가는 애들이거든요. "야~ 인간들을 죽여 버리면 안 되는구나. 최소한 겉으로 보기에는 큰 문제가 없도록 살수 있도록 만드는 것이 우리 종의 번식에 절대적으로 도움이 되는 거구나." 그러면서 독성을 서서히 낮추면서 미생물 스스로도 공존의 방법을 찾아가게 됩니다[1]. 이것이 바로 진화의 법칙입니다.

　20세기 중반에 와서 개발된 항생제는 서양의학의 꽃이라고 불릴 수 있을 만한 대단한 업적을 남겼습니다. 그렇지만 반세기도 채 지나지 않아 미생물들이 항생제에 대항하는 방법을 스스로 획득함에 따라서 이러한 항생제의 효과는 점차 무력화되고 있습니다. 현재 연구자들은 또 이러한 내성 미생물들에게 사용할 새로운 항생제 개발에 여념이 없죠. 개발해서 얼마간은 효과를 보겠지만 미생물들은 이러한 신무기에 대항하는 방법도 종국에는 획득할 겁니다.

HIV라고 아시죠? 20세기 흑사병이라 불리는 에이즈Acquired Immunodeficiency Syndrome, AIDS의 원인 바이러스입니다. HIV 감염이 되면 바로 AIDS가 발생하는 것은 아니고 인체의 면역기능이 저하되어 증상이 나타날 때까지는 보통 몇 년이 걸립니다. 현재 HIV 보균자가 발견되면 가능한 한 빨리 다양한 약제들을 한꺼번에 섞어서 칵테일요법을 이용하여 치료하는 것이 교과서적인 치료방법입니다. 그런데 에이즈는 Acquired Immunodeficiency Syndrome이라는 약자인데요. 우리말로 풀면 후천적으로 면역이 결핍되어 나타나는 여러 가지 증상들 혹은 질병들이라는 의미입니다. 그렇게 보면 사실 우리 수위에는 수많은 에이즈환자가 있어요. 저도 한 일주일 논문 마무리한다고 무리했더니만 어제까지만 해도 심각한 에이즈환자였다가 오늘에서야 겨우 회복되었죠. 얼굴 여기저기 돋기 시작하는 뾰루지가 저한테는 에이즈의 초기증상이예요.

2008년도에 노벨생리의학상 수상자 중 한 명이 에이즈 원인 바이러스인 HIV를 발견한 연구자입니다. 뤽 몽타그니에Luc Montagnier

박사라고 프랑스의 파스퇴르 연구소 소속이고요. 이 연구자는 기존 과학계의 심기를 불편하게 만든 발언들을 많이 했는데요, 한 인터뷰에서 HIV 감염에 대하여 이런 말을 하더군요. "우리 인체가 건강한 면역체계를 갖추고 있다면 우리 몸에 HIV가 들어오더라도 우리 몸은 이 바이러스를 자연적으로 제거할 수 있다"고요[2]. 물론 이 주장에 반발하는 의견들도 많습니다. 저야 HIV 전문가가 아닌지라 이렇게 상반된 전문가들의 의견에 대하여 어떻게 구체적인 코멘트를 하지는 못하겠는데요. 약과 백신의 개발만이 문제 해결의 모든 것이라고 모든 사람들이 믿고 있는 이 현실에서 HIV 발견으로 노벨상을 수상한 연구자가 한 발언치고는 놀랍지 않나요?

특히 아프리카와 같은 저개발국의 HIV 감염은 아주 큰 사회적 문제인데요. 이런 국가에서 HIV 감염자들에게 칵테일요법을 사용하기는 여러 가지로 어렵습니다. 일단은 약이 고가라는 비용상의 문제가 있고, 두 번째는 이 칵테일 요법은 양과 시간을 정확하게 지켜서 복용하는 것이 중요하다고 합니다. 그렇지 않으면 오히려 내성이 생겨서 더 문제가 되는 상황이 벌어질 수 있고요. 그런데 이러한 국가에서는 HIV 감염보다 더 현실적인 문제가 있습니다. 바로 만성적인 식량부족이죠. 생존을 위하여 반드시 필요한 영양분이 부족하면 가장 기본적인 인체 면역력이 낮아질 수 밖에 없습니다. 그런 관점에서 보았을 때 이러한 저개발국의 HIV 감염자들의 삶에 더 도움이 되는 것은 그 비싸다는 제약회사에서 만든 항바이러스 제제들이 아니고 면역체계의 활성화를 도와줄 수 있는 음식물의 제공일지 모릅니다.

앞으로 각종 신종 전염병이 창궐할 것이라는 우울한 전망이 많습니다. 인간들이 저질러 놓은 환경파괴로 인한 당연한 결과물이죠. 그때마다 신종플루 유행 때처럼 그 난리를 칠 건가요? 지금부터라도 집집마다 있는 항균비누, 항균세제, 항균 뭐시기 뭐시기 붙은 것들 다 폐기처분하시고 평소 튼튼한 면역체계를 위하여 노력하는 것이 언제 어디서 어떤 모습으로 우리에게 닥칠지 모르는 미지의 신종 전염병을 대비하는 최선의 방법이라고 믿습니다. 물론여기서 면역체계에 손상을 줄 수 있는 기존 질병들을 가지고 있는 사람들, 어떤 이유든 면역체계가 그리 건강하지 않은 사람들, 이런 사람들에게는 미생물의 감염이 치명적인 결과를 초래할 수 있으므로 당연히 예외이고 특별한 관리가 필요합니다.

우리 같은 보통 사람들이 튼튼한 면역체계를 가지는 가장 좋은 방법은? 아시죠? 호메시스, 즉, 운동과 일상에서 제대로 된 먹거리가 최고입니다. 특히 햇빛 아래서 하는 운동이 중요한데요. 이 이야기는 "메르스건 코르스건"에서 다시 나옵니다.

참고문헌

1. Thomas L. Germs. N Engl J Med. 1972;287:553-5.
2. https://www.youtube.com/watch?v=ET0cgvo7UnM.

메르스건 코르스건

2015년에 온 나라가 메르스로 또 난리가 났네요. 제가 앞서 올린 "감염성질환에 대처하는 우리의 자세"에 나오는 신종플루를 메르스로 바꿔서 읽으니까 아무런 문제없이 술술 읽히는지라 굳이 메르스에 대하여 따로 글을 쓸 필요가 있을까 생각했었어요. 사스나 신종플루나 메르스나 디테일은 다소 차이가 있을지언정 기본은 다 같거든요. 그런데 신종플루와 메르스의 차이점 하나 때문에 쓰기로 맘 먹었어요. 무슨 차이냐? 신종플루는 백신이야기로 제가 글을 시작했는데요. 메르스는 백신이 없다죠.

메르스 때문에 고생하셨나요? 그러나 메르스건 코르스건 이건 시작일 뿐입니다. 환경의 파괴, 기후의 변화, 항생제의 남용이 몰고 오는 새로운 감염성 질병들은 앞으로도 무궁무진일 겁니다. 감염성 질환의 초기단계 대응은 국가적인 차원에서 과하다고 할 정도로 할 필요가 있습니다. 그러나 그 초기 단계를 놓쳐버리면 그 모든 대응들이 큰 의미가 없는 시점이 옵니다. 저절로 유행이 잦아들기를 기다릴 수밖에 없죠.

어쨌든 감염성 질환을 유행 초기 단계에서 잡는 것을 놓치면 그때부터 중요한 것은 그 인구집단을 구성하는 개개인이 가지고 있는 면역력입니다. 실제로 메르스의 본산지 사우디아라비아에서 2012년 12월부터 2013년 12월까지 1년 동안 "건강한 사람들" 약 만 명을 대상으로 메르스 바이러스 항체검사를 해보았더니만 15명, 즉 0.15%에서 항체가 검출되었고 낙타와 접촉하는 직업을 가진 사람들은 2.3~3.6% 정도의 항체가 검출되었다는 보고가 있습니다[1]. 이 숫자를 사우디아라비아 전체 국민수에 대입을 해보면 약 4만 5천 명 정도의 항체 양성자가 존재할 것으로 예상되고요. 즉, 이 사람들은 본인도 모르는 사이 메르스 바이러스가 체내로 들어와서 자신의 몸에 항체를 만들고 사라졌다고 생각하면 되겠죠. 이렇게 바이러스에 노출이 되어도 본인이 느낄 만한 증상이 없었던 가장 큰 이유는 그 사람이 평소 가지고 있던 면역력이었을 겁니다.

메르스와 같은 경우는 현재까지 자료에 근거해 볼 때 불특정 다수들이 감염되는 상황, 즉 지역사회감염의 가능성은 상당히 낮다고 합니다. 그러나 메르스뿐만 아니라 우리가 목숨을 부지하면서 사는 동안은 앞으로도 끊임없이 찾아올 신종감염병에 대하여 우리가 일상생활 속에서 뭘 할 수 있을까를 한 번 진지하게 생각해 볼 필요가 있습니다. 사실 메르스는 증상이 발생하고 난 후에 전파력이 있다든지 비교적 가까운 거리에 있어야만 전파된다든지 하는 특성을 가지고 있어서 우리나라에서 실패를 해서 그렇지 상대적으로 대적하기가 쉬운 전염성질환입니다. 그러나 증상이 발생하기 전부터 전파력이 있다든지, 먼 거리까지 공기를 타고 전파된다든지 하는 특성을 가진 감염성질환이 등장하는 날에는 이건 제아무리 난다 긴다 하는 정부가 존재한다 하더라도 속수무책이죠.

당장 메르스 예방에 사용할 수 있는 백신이 없다니 면역력을 강조하는 글들이 인터넷상으로도 여기저기 보이기 시작하더군요. 그런데 이런 글들의 특징이 잘 나가다가 끝에 가서는 특정상품의 광고로 이어집니다. 면역력 2배 강화는 약과고 어떤 상품은 10배, 20배까지 올려준답니다. 사기는 어차피 치려면 통 크게 치는 편이 유리한가 봅니다. 보통 면역력을 강화시키라는 신문기사의 끝은 "잘 먹고 잘 자고" 이런 물에 물 탄 듯, 술에 술 탄 듯한 말로 마무리됩니다. 그 "잘"이라는 부사가 진정으로 의미하는 바가 무엇 인지에 대하여서는 여전히 의문으로 남겨둔 채로요.

평소 면역력을 높이기 위해서는 일차적으로 호메시스를 자극시켜 주고 화학물질의 배출에 노력해야 합니다. POPs와 같은 화학물질들은 우리의 면역체계를 혼란에 빠트리고 호메시스는 면역세포를 건강하게 만들어줍니다. 운동과 빨주노초파남보 파이토케미칼이 풍부하게 든 먹거리는 제가 이 책 내내 줄기차게 강조하는 면역력 강화의 첫 단계 생활습관입니다. 거기에 더하여 좀 더 구체적인 면역력강화에 매우 효과적인, 그리고 돈 한 푼 안 드는 방법 하나를 추천드리고자 합니다.

감염성 질환이 유행하기 시작하면 사람들은 칩거생활에 들어갑니다. 꼭 필요한 일이 아니면 밖에 나가지 않으며 침침한 방 안에서만 머물고 있으면서 유행이 잦아지기를 기다립니다. 실제 메르스가 유행할 때 소위 접촉자 관리라고 해서 환자와 접촉했을 가능성이 있으나 현재는 증상이 없는 사람들을 최대 잠복기 14일간 자택격리를 시켰죠. 그 숫자가 전국적으로 수천 명에 이르렀는데요 이러한 결정은 특별한 문제가 없는 보통 사람들까지 유행이 끝날 때까지 바깥 출입은 가능한 한 하지 않는 것이 바람직하다는 생각을 하도록 만들어 버렸어요. 하지만 저는 메르스와 같은 경우 이와 같은 '자가 격리'와 '칩거 생활'이 정말 얼마나 큰 의미가 있는지 궁금했어요. 오히려 마스크 착용, 손 씻기, 사람들이 많이 모이는 장소를 피하기 등과 같은 기본적인 생활수칙은 지키는 상태에서 밖에서 햇빛을 쬐면서 활동을 하도록 사람들을 교육시키는 것이 더 중요한 것이 아닌가 하는 생각이 계속 머리를 맴돌았죠. 왜냐구요? 바로 햇빛이 우리 몸에 만들어 주는 비타민 D가 가진 힘과 메르스와 같이 지역사회감염이 잘 되지 않는 병원체는 햇빛에 약하다는 특성을 가지고 있기 때문이죠. '나는 강하게, 병원체는 약하게 만들어주는 것이 햇빛인데 어둡고 침침한 방 안에서 시간이 가기만 기다리는 것이 정말 최선인가?'에 대한 의문이 끊이지를 않았어요. 그 사이 가뜩이나 사건 사고가 끊이지 않는 우리 사회는 점점 우울해지고 활기를 잃어 가더군요. 그래도 이런 생각은 혼자만 하고 있어야 했는데, 참지 못하고 이런 이야기를 전문가들이 모인 자리에서 한 번 꺼냈다가 살짝 정신 나간 사람 취급을 받았습니다만...

박테리아나 바이러스에 대항하는 생명체의 면역은 크게 두 가지로 나눕니다. 자연면역과 획득면역이죠. 먼저 획득면역은 특정 감염성질환에 걸리거나 혹은 백신을 맞거나 하면 그 질병에 대하여 면역력을 가지게 되는 것을 말합니다. 거기에 비하여 자연면역은 박테리아나 바이러스의 종류에 관계없이 외부에서 이러한 미생물들이 침입하면 일차적으로 작동하는 우리 몸의 방어기전입니다. 그렇기 때문에 여태까지 경험한 적이 없는 새로운 미생물이 우리를 찾아올 경우 이 자연면역의 역할은 매우 중요합니다.

최근 이러한 면역체계에 있어서 비타민 D의 역할에 대한 많은 연구결과들이 보고되고 있죠. 특히 우리 인체 내에는 대식세포라고 불리는 놈이 있는데요. 다양한 면역세포들의 사령탑 역할을 합니다. 메르스 바이러스가 침입하는 폐에도 당연히 매우 많이 존재하고요. 이 세포가 하는 일 중 하나가 박테리아, 바이러스 같은 것들이 우리 몸에 들어오면 종류 불문하고 닥치는 대로 세포 내로 끌어들여서 먹어버리는 것인데요. 바로 비타민 D는 대식세포가 이러한 역할을 신속히, 제대로 할 수 있도록 하는데 중요한 작용을 합니다.

즉, 비타민 D가 충분히 존재하는 상태에서 결핵균, 인플루엔

자균 같은 것들이 체내에 들어오면 이 대식세포가 재빨리 활성화 되어서 이놈들을 먹어 치우게 됩니다. 노출이 되어도 큰 문제가 없이 지나가게 되고 우리 몸에는 항체라는 흔적만 남겨둡니다. 그러나 비타민 D가 부족한 상태에서는 대식세포의 이런 기능이 떨어지게 되고 그렇게 주춤대는 사이에 바이러스와 박테리아가 급속도로 복제를 하기 시작합니다. 국가의 방역시스템과 마찬가지로 우리 인체도 초기에 잡지 못하면 어려워집니다. 이러한 사람들은 시간이 지남에 따라 증상을 나타내게 될 가능성이 높으며 일단 질병이 발생한 후의 예후도 안 좋을 가능성이 높아집니다. 비타민 D와 메르스간의 직접적인 관련성에 대한 연구결과는 당연히 없습니다만 메르스도 예외일 이유는 없습니다.

현재 우리나라 사람들의 비타민 D 혈중농도는 전반적으로 매우 낮습니다. 그렇기 때문에 비타민 D 혈중농도를 높이기 위한 노력이 필요한데요. 이 말을 지금 당장 약국에 가서 비타민 D 보충제 사먹으라는 이야기로 받아 들이시면 곤란합니다. 제가 앞서 비타민 D 이야기에서 상세히 적었듯이 비타민 D는 이름이 비타민이라서 그렇지 호르몬입니다. 호르몬이라는 것은 높으면 높을수록 좋은 것이 아닙니다. 적정농도라는 것이 있으며 너무 높이 올라가면 세포들이 반응을 하지 않아요. 제가 추천하는 방법은 비타민 D 보충제 사먹기가 아니라 일상 생활 속에서 햇빛쬐기입니다. 우리가 할 일은 햇빛의 자외선이 자연스럽게 충분한 자극을 우리 피부에

게 전달할 수 있도록 해주면서 얼마만큼의 비타민 양을 만드는가
는 우리 몸에게 맡기는 겁니다.

평소 비타민 D 결핍을 예방하기 위해 일주일에 적어도 2번 이
상, 오전 10시부터 오후 3시 사이에 팔, 다리에 5~30분 정도 자외
선 차단제를 바르지 않고 실외에서 햇빛을 쬐라고 합니다[2]. 그러나
제가 앞서 비타민 D이야기에 적어두었듯이 각종 화학물질에 오염
된 현대 사회에서는 그것으로는 부족합니다. 좀 더 자주, 좀 더 오
랫동안 쬐어 주어야 할 겁니다. 우리나라 정도의 위도에 있는 지역
의 경우 겨울철의 햇빛은 충분한 비타민 D를 합성하기에 부족합니
다만 봄, 여름, 가을의 햇빛은 비타민 D를 합성하기에 최적입니다.

메르스는 시작일 뿐이고 신종 감염성 질환은 향후에도 우리를
끊임없이 찾아올 것이 분명합니다. 아무리 언론에서 1명, 2명 헤아
려 가면서 공포 분위기 조성한다고 하더라도 칩거생활 하시지 마시
고 노출시킬 수 있는 부분은 햇빛에 가능한 한 많이 노출시키면서
밖으로 나가세요. 칙칙한 실내에서 컴퓨터만 들여다 보고 있는 것
보다 아마 기분도 훨씬 좋아지실 것이고 비타민 D가 아니래도 면역
력도 덩달아 올라갈 겁니다. 비타민 D의 중요성을 잘 기억하시면
서 평상시에 햇빛을 가능한 한 가까이 두시면서 생활하셔야만 이러
한 감염성질환들이 불시에 찾아왔을 때 잘 이겨내실 수 있습니다.

참고문헌

1. Müller MA et al. Presence of Middle East respiratory syndrome coronavirus antibodies in Saudi Arabia: a nationwide, cross-sectional, serological study. Lancet Infect Dis. 2015 May;15(5):559-64.
2. Michael F. et al. Vitamin D Deficiency. N Engl J Med 2007; 357:266-28.

너무 일찍 발견한 암이라는 것이 있을까?

2014년 초에 갑상선암 검진 때문에 전문가들 사이에 한판 논쟁이 벌어진 일 다들 잘 알고 계시죠? 최근 10년간 우리나라 갑상선암이 전 세계에서 가장 빠른 속도로 증가하고 있는데 이것은 무분별하게 초음파로 조기 진단을 해서 생긴 일이다. 꼭 그런 건 아니다. 빨리 발견해서 일찍 치료하면 좋은 일 아니냐? 천만의 말씀이다. 아주 말도 많고 탈도 많습니다. 지금도 여전히 논쟁 중이고 아마 향후에도 모든 전문가가 동의하는 결론이 나오기는 힘들 겁니다. 그런데 사실 갑상선암의 경우 우리나라의 특수상황에 가깝고, 전 세계적으로 암 검진과 관련하여 가장 큰 논란이 있는 암은 갑상선이 아닌 유방암과 전립선암과 같은 암들입니다.

일단 갑상선암보다는 훨씬 무게감이 있는 암들이죠. 그렇게나 예후가 좋다는 갑상선암이라면 몰라도 유방암, 전립선암 정도라면 조기에 진단하여 초기단계에서 일찍 절제수술하고 화학요법이든 방사선요법이든 받으면 완치할 수 있는데 이것이 왜 논란이 될 수 있는가? 의아하게 생각하실 분들이 많을 줄 압니다. 갑상선암의 경우 외국에서는 어떤 증상이나 특별히 만져지는 것이 없으면 조기 진단을 위한 검사자체를 하지 않는 경우가 대부분이므로 논란이 발생할 소지가 없었죠. 하지만 유방암과 전립선암은 각각 유방촬영과 전립선특이항원Prostate Specific Antigen, PSA검사를 이용하여 암을 조기에 진단하기 위한 검진 프로그램이 매우 널리 사용되었기 때문이죠. 지금부터 이 논란의 실체를 한 번 살펴보죠.

그런데 본론에 들어가기 전, 먼저 개인 신상발언을 좀 하겠습니다. 2015년에 본의 아니게 방송을 두어 차례 타면서 일반인들에게 전화를 꽤 많이 받았어요. 개인적인 상담이 많았지만 많은 분들이 제가 평소에 주로 무엇을 먹고 어떻게 건강관리를 하느냐를 아주 궁금해하더군요. 교묘한 카메라 조작 덕분에 화면상으로는 꽤나 건강해 보였는가 봅니다. 하지만 그런 질문을 받은 저는 아주 난감했죠. 고민 끝에 만들어 놓은 제 답은 늘 똑같습니다. 뭐냐구요? 골초 의사가 금연 교육하면서 쓰는 유명한 말 있죠? 의사가 하는 대로 하지 말고 시키는 대로 하라고요.

건강하게 사는 방법이라면서 글로는, 말로는 열심히 떠들고 있지만 현실에서는 그렇지 못합니다. 저는 먹는 것, 일하는 거, 쉬는 거, 자는 거, 생활 그 자체가 아주 불량합니다. 충동적이고 일탈을 즐기는 성향이 강하거든요. 그래서 언젠가부터 내가 큰 병에 덜컥 걸려버리면 주위 사람들이 그 동안 내가 했던 말들, 썼던 글들이 모두 믿지 못할 말이라고 생각하면 어쩌나 싶은 걱정이 되기 시작했어요. 만에 하나 혹시나 그런 불행한 일이 생긴다 하더라도 제가 그 동안 썼던 글의 진실과는 아무런 관계가 없는, 저 인간 사는 꼴 보아하니 그럴 줄 알았다고 가볍게 생각해 주시길 바라고...

불규칙하고 무절제한 생활습관에 더하여 제가 어느 날 갑자기 큰 병에 덜컥 걸려 버릴 수 있다고 생각하는 이유 중 또 하나는 제가 규칙적인 건강검진이라는 걸 받지 않고 있기 때문입니다. 아주 가끔 매우 심각한 신호가 내 몸에서 느껴진다 싶으면 내시경도 해보고, 피검사도 해보고 합니다만 규칙적인 건강검진은 받지 않습니다. 뭐 대단한 신념이 있어서 그런 것은 아니예요. 단지 귀찮아서였죠. 제가 철분 이야기를 하면서 임신했을 때 산전진찰도 귀찮아서 받지 않았다는 이야기를 쓴 적이 있는데요. 저 같은 성향을 가진 사람들은 발생할지 안 할지 모르는 일을 사전에 예방하기 위해서 하는 어떤 규칙적인 행위들을 매우 번거롭게 생각하는 경향이 있죠. 그런데 처음에는 단지 귀찮아서 하지 않았던 일들이었는데요. 몇 년 전부터 이 문제에 대하여 관심을 가지기 시작하면서 좀 더 적극적인 의미에서 건강검진의 의미에 대하여 고민을 하기 시작했죠.

교과서적으로 증상이 없는 사람들을 대상으로 하는 검진은 개인의 이익과 공공의 이익에 동시에 부합되는 매우 바람직한 의료

행위로 나와 있습니다. 전문가나 일반인들도 다 그렇게 생각합니다. 1년에 한번이든, 2년에 한번이든 규칙적인 건강검진을 해서 아무 이상이 없다면 더할 나위 없이 좋은 일이고 이상이 나오더라도 그 동안 증상이 없어서 모르고 있었던 병을 조기에 진단하고 그러면 조기에 치료를 할 수 있게 되니 이 또한 아주 다행스러운 일이라고 생각합니다. 아무런 이상이 없었는데 건강검진 중 암을 우연히 조기에 발견한 사람들은 스스로 매우 운이 좋다고 생각하죠.

그런데, 고혈압이나 당뇨병과 같은 질병의 조기진단과 암의 조기진단은 근본적으로 좀 다른 의미를 가지고 있습니다. 고혈압과 당뇨병을 조기에 진단받으면 굳이 약물치료를 하지 않아도 식생활을 바꾸고 운동 열심히 하면 좋아질 여지가 매우 많습니다. 실제로 조기진단의 목적을 단순한 질병의 진단이 아닌 이러한 생활습관의 변화에 대한 교육에 맞춰야 합니다. 그러나 암의 경우 일단 진단받으면 아무리 초기 단계라 하더라도 모든 사람이 공격적인 치료를 선택할 수 밖에 없다는 점에서 좀 더 심각하게 고민해봐야 할 다른 측면이 있죠.

현재 특정 질병을 조기에 간편하게 예측하거나 진단할 수 있는 생물학적 지표를 개발하는 것은 매우 인기있는 연구 주제입니다. 피 한 방울로 당신의 암을 진단한다든지 하는 뭐 이런 이야기죠. 연구자들은 이러한 연구가 가져올 의학적, 사회적, 경제적 파급효과가 얼마나 굉장한지에 대하여 이야기하며 정부에서는 21세기 국가를 먹여 살릴 창조경제로 상상하며 연구비를 팍팍 밀어줍니다. 암에 공포감을 가진 많은 사람들은 가능한 한 빨리 본인들이 이러한 신기술의 혜택을 받을 수 있는 날이 오기를 희망합니다. 그러나 만에 하나 그런 비슷한 검사가 대중에게 널리 사용되는 그런 날이 실제로 오게 된다면 그때부터 우리들은 그 누구도 해결해 줄 수 없는 딜레마에 빠지게 될 수도 있을 것이라고 예상합니다.

많은 사람들이 자신의 몸에 단 하나의 암세포라도 있으면 안 된다고 생각합니다. 사람들이 하나의 암세포에도 두려움을 가지는 이유는 이것을 그냥 두면 100% 진행되어 나중에는 돌이킬 수 없는 말기 암환자가 될 것이라고 생각하기 때문입니다. 이것은 흡사 19세기 후반 미생물의 존재가 현미경을 통하여 처음 두 눈으로 확인되면서 성스러운 인간의 몸에는 결코 전염병이나 일으키는 하찮은 미생물이라는 것이 같이 존재하면 안 된다고 생각해서 벌어졌던 웃지 못할 해프닝과 비슷합니다.

현재 논쟁 중인 갑상선암의 경우 1cm 이상은 수술하는 것으로, 0.5cm 이하는 지켜보는 것으로, 그 사이는 개인 사정에 따라서 대충 이렇게 정리가 되는 것 같습니다. 그런데 0.1mm 크기의 종양은 약 천 개의 암세포가 필요하고 1mm 크기의 종양은 약 백만 개, 1cm 크기의 종양이 되려면 약 10억 개의 암세포가 필요합니다. 그러니까 0.5cm라면 벌써 아주 많은 수의 암세포가 존재하는 상황이죠. 뭔가 찝찝하지 않으신가요? 내 몸에 암세포가 그렇게 많은데 그냥 두고 보자니... 이런 상황을 보고 어떤 사람들은 이런 생각을 합니다. 그 어안이 벙벙해지는 각종 정부사업들에 천문학적인 돈을 사용해버린 탓에 만만한 의료비를 아끼기 위해서 불쌍한 국민들을 사지에 내몰고 있다고요. 그러나 제 생각으로는 앞 구절은 100% 맞는 말, 뒤 구절은 오해입니다.

2004년 〈Nature〉에 "Cancer without disease"라는 제목으로 한 페이지짜리 짧은 에세이 논문이 실린 적이 있습니다[1]. 저자는 쥬다 포크만Judah Folkman이라는 아주 유명한 유대인 의사이자 연구자입니다. 하버드 의대를 졸업하고 역시 오랫동안 하버드에서 교수생활을 했고 지금은 작고한 분입니다.

이 논문은 이런 이야기로 시작하죠. 살아 생전 본인이 암으로 진단받은 적이 없으면서 우연한 사고로 죽은 사람들의 각종 장기를 촘촘하게 잘라서 보면 많은 사람들이 암을 가지고 있는데 40~50대 여자의 3분의 1은 유방암을, 50~70대 대부분은 갑상선암을 가지고 있고 40~50대 남자의 절반은 전립선암을, 70~80대가 넘어가면 거의 대부분 전립선암을 가지고 있다는 이야기입니다. 실제로 현실에서 그 연령대의 사람들 중에서 암으로 진단받는 사람은 1%도 안 되는데 말입니다.

물론 여기서 발견된 암은 대부분 상피내암으로 아직은 주변 조직에는 침투하지 않고 상피 세포층에만 국한되어 있는 상태입니다. 이러한 상피내암을 임상적으로 암으로 봐야 하느냐에 대하여서는 논란이 있습니다만 암세포의 존재라는 관점에서 본다면 엄연히 암인 상황입니다. 보통 병원에서는 0기암으로 부르고 진단되면 그 부분은 수술로 절제하죠. 경우에 따라서 방사선치료를 하기도 하고요.

　이 논문에서는 신생혈관의 존재유무가 이러한 상피내암이 실제 암으로 진행하느냐 마느냐를 결정짓는 핵심적인 기전으로 보고 여기에 대한 연구를 강조하고 있습니다. 포크만 교수 연구실에서 주로 했던 일, 뭔지 상상이 가시죠? 바로 신생혈관의 생성에 대한 분자생물학적 기전을 완벽하게 이해함으로써 궁극적으로는 "신생혈관형성을 억제하는 신약"을 개발하여 항암제로 사용하고자 하는 거죠.

　그런데 제가 보기에 포크만 교수의 논문에서 가장 중요한 정보는 신생혈관 어쩌고저쩌고 하는 부분이 아니고요. 상피내암이라는 존재가 그렇게나 사람들에게 흔하게 있다는 매우 단순한 사실입니다. 우리는 누구나 암세포와 함께 살고 있다는 사실을 액면가 그대로 보여주는 것이거든요. 하루에도 수천 개의 암세포가 생겼다 없어졌다 합니다. 그리고 포크만 교수의 논문에서 보듯이 아주 작은 크기의 암은 나이가 들면 누구나 곳곳에 가지고 있다고 생각해야 합니다. 이걸 먼저 인정을 해야 합니다. 그러나 인정은 인정이고, 여기에는 아주 판단이 어려운 현실적인 문제가 있습니다. 바로 이렇게 작은 크기의 암을 가진 사람들 중에서는 계속 진행되는 사람도 있고 진행되지 않는 사람도 있고 심지어는 줄어들거나 사라지는 사람들도 있을 수 있다는 거죠.

최악의 딜레마는 본인이 이렇게 아주 작은 크기의 암을 가지고 있다는 것을 우연히 알게 되면 내가 장차 어디에 속할지는 의사도 모르고 나도 모르고 내가 믿는다는 신도 모른다는 겁니다. 그러니 모르면 몰라도 일단 알고 나면 가장 나쁜 시나리오가 나의 경우라고 가정하고 누구나 치료받을 수 밖에는 없습니다. 그 치료라는 것이 아스피린 한 알 삼키는 것과 같이 간편한 것이라면 가벼운 마음으로 받으면 되겠지만 다 아시다시피 현대의학의 암 치료라는 것이 아무리 조기라 하더라도 그렇게 만만한 것이 아니죠.

예를 들어, 한 중년남자가 아무런 증상 없이 아주 건강하게 살다가 전립선특이항원검사에서 우연히 전립선암을 발견합니다. 비교적 초기에 발견해서 수술과 방사선치료도 성공적으로 끝냈고요. 그런데 치료 후 소변은 시도 때도 없이 새고 그렇게 좋아하던 밤일도 영 시원찮고 하면 참 난감한 노릇 아니겠습니까? 이런 경우 대부분은 그래도 시기를 놓쳐서 말기암 환자 되는 것보다는 훨씬 다행한 일이라고 스스로를 위로하며 살아갑니다.

물론 그럴 수도 있겠죠. 그러나 그렇지 않을 수도 있었다는 생각이 들면 심경이 아주 복잡해집니다. 진짜로 그냥 모르고 살다가 포크만 박사의 논문에 나오는 이야기처럼 다른 병이나 노환으로 죽을 수도 있거든요. 어떤 암 조기 진단을 위한 프로그램이 사회적으로 널리 사용되게 되면 그 중에는 그 진단으로 분명히 도움을 받는 사람들이 있습니다. 그러나 그냥 가지고 살아도 아무런 문제가 없는데 치료를 하면서 발생 가능한 부작용 때문에 오히려 삶의 질이 나빠지는 사람들도 있습니다. 비용 문제는 접어두죠. 목숨 이야기하는데 돈 이야기하면 격이 떨어져 보이니까요. 조기 진단시 많이 사용하는 방사선의 위험 같은 것도 일단은 접어둡시다.

그렇다면 그 비율은 어느 정도 될까요? 100명 중 99명은 그 진단이 실제로 도움이 되고 1명 정도 그냥 가지고 살아도 아무 문제가 없었던 경우라면 사실 별 고민거리도 아닙니다. 문제는 그렇지가 않다는데 있죠. 다소 논란은 있습니다만 현재 유방암의 경우 어떤 증상이 없는데 유방 촬영을 통하여 조기진단 받은 환자의 1/3 정도는 그냥 가지고 살아도 아무런 문제가 없을 사람들, 즉 과도한 진단Overdiagnosis으로 보고 있습니다[2]. 전립선암은 연령대와 조기진단 시 사용하는 검사결과 수치에 따라서 아주 다양하긴 한데 3~88%까지 추정되고 있고요[3]. 심지어는 폐암과 같이 진행 속도가 빠르고 예후가 좋지 않은 암에서도 이러한 논란이 있습니다[4,5].

폐암에서조차 이런 논란이 있다는 것은 과도한 진단이 모든 암에 보편적으로 존재하는 현상일 가능성을 강하게 시사합니다. 이러한 문제점들 때문에 현재의 암검진 프로그램을 재검토해야 한다는 주장을 실은 논문들이 최근 〈JAMA〉, 〈Lancet〉, 〈NEJM〉, 〈BMJ〉과 같은 주요 전문학술지에 계속 발표되고 있는데요[6-9], 충분히 예상할 수 있듯이 이런 주장을 하는 논문들이 발표되고 나면 연구자들 사이에 아주 격렬한 논쟁이 벌어지죠.

여기까지 읽고 나면 누구나 현 시점에 가장 시급한 연구 주제란 바로 작은 크기의 암을 가진 사람들 중 어떤 사람은 진행되고 어떤 사람은 진행되지 않는지에 대하여 정확하게 예측할 수 있는 방법을 찾는 것이겠구나 싶은 생각이 들 겁니다. 이 분야에 관심을 가지고 연구하는 연구자들이 한 둘이 아니니 곧 이런 방법을 찾을 수 있을 것이라고 많은 사람들이 기대를 가지고 있습니다만, 저는 이 역시 회의적입니다. 왜냐하면 사전 결정된 인자에 의한 일방통행이 아니고 매우 다이나믹한 상황일 가능성이 크거든요. 지금 상황에서는 진행할 것 같다가, 암을 둘러싼 주위 환경이 좀 바뀌면 진행하지 않을 것 같다가, 이렇게 계속 오락가락 하면 실제로 사람에게 신뢰성 있게 사용할 수 있는 뭔가를 개발하는 것은 아주 어렵습니다.

자~ 현실은 그렇고요. 그렇다면 당장 우리는 어떻게 해야 할까요? 솔직히 말씀드리자면 정답은 없습니다. 대단한 비법을 기대하신 분들에게는 너무 김빠지는 이야기인가요? 뭔가 이상이 느껴지면 가능한 한 빨리 검사를 받아봐야 하는 것은 불변의 진리입니다. 뭔가 만져지고 어떤 증상이 있다면 사실 이건 조기 진단과는 아무런 관계가 없습니다. 내 몸이 이상하니 의사를 찾아가서 검사를 해봐야 하는 거죠.

우리에게 당면한 문제는 내가 느끼는 특별한 이상이 없는 경우에도 암을 조기에 진단받기 위하여 주기적으로 뭔가를 해야 하는가? 이겠죠. 누가 뭐래도 본인이 하고 싶다면 해야 합니다. 가족력이 있다면 역시 규칙적으로 하는 것이 바람직하고요. 그리고 소위 고위험군에 속하는 사람들도 당연히 마찬가지입니다. 이것저것 다 신경쓰기 귀찮으면 나의 과거와 현재, 그리고 주변가족에 대하여서도 잘 알고 있는 단골의사를 평소에 만들어 두시고 이 의사의 조언을 따르는 것도 매우 좋은 방법이겠죠. 그리고 나이 많으신 분들은 모르는 게 약이 될 가능성이 크고 또 저 같은 사람은 살던 대로 살다 죽는 거고요.

하지만 최소한 지금과 같이 전 국가적인 차원에서 암조기진단만이 모든 사람에게 최고의 선이라는 전제하에서 벌어지는 많은 일들은 다시 생각해볼 필요가 있습니다. 처음부터 모르면 몰라도 일단 알게 되면 아무리 작은 암이라도 그냥 지켜볼 수 있는 배짱을 가진 사람은 흔하지 않을 겁니다. 의사도 마찬가지입니다. 한번 지켜보고자 했다가 갑자기 진행되면 아주 곤란해지니까요. 현실에서 암검진이 가진 딜레마는 결코 사소한 문제가 아니며 과학기술의 발전과 함께 점점 더 작은 크기의 암을 발견할 수 있는 능력을 우리 인간이 가지게 되면 될수록 그 딜레마는 걷잡을 수 없이 더 커지게 됩니다.

마지막으로 빠트리면 섭섭한 이야기가 있죠. 암검진은 그렇다

치고, 여러분들이 이미 그 중요성을 너무 잘 알고 계시는 생활습관들. 즉 소식, 간헐적 단식, 운동, 식물성 식품 안에만 든 파이토케미컬 등은 아주 초기단계의 암세포를 없애주고, 암세포들이 더 자라지 못하도록 하는데 매우 중요한 역할을 한다는 겁니다. 이렇게 두루뭉술하게 이야기하면 전문성과 과학성이 결여된 개인적 견해로 우습게 생각하는 사람들도 있겠지만 깊이 들어가보면 이러한 생활습관은 앞서 이야기한 신생혈관이니 p53유전자 조절이니 하는 것들과 모두 다 분자생물학적인 기전으로 아주 촘촘히 연결되어 있습니다. 다만 이러한 기전들의 완벽한 이해를 통하여 이 기전에 우리가 직접 개입하여 조절해 보겠다는 기대는 언감생심 가지지 않고 우리는 외부에서 적절한 자극만을 우리 세포에 전해줄 뿐이고 궁극적인 일은 세포가 다 알아서 하도록 놔둔다는 차이가 있을 뿐입니다. 사실 저는 이 정도만이 인간이 할 수 있는 최선이며 더 이상의 정교한 개입은 실험실에서는 가능할지 몰라도 현실에서는 불가능하다고 봅니다.

물론 이런 방법들이라고 당연히 100%를 보장하는 것은 아닙니다. 하지만 이런 생활 습관을 가진 사람들이 하지 않는 사람들에 비하여 상대적으로 암 발생률이 낮다는 것은 이미 아주 잘 알려져 있죠. 어차피 100%라는 것은 없는 세계입니다. 확률적으로 낮은 방법이 불확실성의 현실 세계를 살아가는 우리의 선택일 수밖에는 없죠. 평소 움직이는 걸 귀찮아 하고, 빨주노초파남보 과일과 채소를 충분히 드시지 않고, 식사 늘 허리띠 풀어가면서 하시고, 하루 온종일 스트레스에 쌓여있으면 우리 몸 곳곳에 숨어있던 0.01mm, 0.1mm의 암들이 서서히 자라기 시작합니다.

그리고 또 제 필생의 연구주제인 POPs와 같은 화학물질도 역시 아주 중요한 역할을 합니다. 보통 화학물질들을 두고 평가할 때 직접 유전자를 공격하여 유전자 변이를 초래할 수 있는 능력을 가진 화학물질들은 강력한 발암물질로 보지만 이러한 능력이 부족한 화학물질들은 상대적으로 발암성이 낮다고 생각하는 경향이 있습니다. 그러나 저는 그렇게 생각하지 않습니다. 유전자변이는 외부의 발암물질이 없어도 우리 인체 내에서 계속 발생하는 현상이며 인체 내에서 더 중요한 의미를 가지는 것은 이러한 돌연변이가 일어난 세포들이 계속 번식하고 자라게 해주는 토양을 제공하는 화학물질들입니다. 씨는 누구나 가지고 있는 것이고 밭이 중요하다는 의미죠. 이 이야기는 다음 글에서 더 자세히 나옵니다.

진짜 마지막으로, 혹시 몇 해 전에 국립암센터에서 홍서범, 조갑경 커플이 나오는 공익광고를 만들어 한참 동안 공중파에서 방송한 적이 있는데 기억나시는 분들 있으신가요? 저는 이 광고를 보고 아주 어이가 없었는데요. 그 공익광고에서는 암 조기검진을 홍보하기 위하여 운동하기, 좋은 음식 먹기와 같은 일들을 대놓고 폄하합니다. 아무리 운동 열심히 하고 좋은 음식 먹어봐야 암검진하지 않으면 소용없다. 이게 그 광고의 핵심 메시지입니다. 열 받았죠. 피 같은 국민의 세금으로 이런 광고를 만들어서 공중파 방송에 밤낮으로 틀어대다니… 이거 아니래도 작금의 언론매체는 안 듣고 안 읽고 안 보는 것이 건강한 정신세계를 지키는 길이자 암세포들의 번식을 억제하는 지름길입니다만…

참고문헌

1. Folkman J, et al. Cancer without disease. Nature. 2004 Feb 26;427(6977): 787.

2. Jørgensen KJ, et al. Overdiagnosis in publicly organised mammography screening programmes: systematic review of incidence trends. BMJ. 2009;339:b2587.

3. Gulatin R, et al. Individualized estimates of overdiagnosis in screen-detected prostate cancer. J Natl Cancer Inst. 2014 Feb;106(2):djt367.

4. Veronesi G, et al. Estimating overdiagnosis in low-dose computed tomography screening for lung cancer: a cohort study. Ann Intern Med. 2012;157:776-84.

5. Patz EJ Jr, et al. overdiagnosis in low-dose computed tomography screening for lung cancer. JAMA Intern Med. 2014;174(2):269-74.

6. Esserman LJ, et al. Rethinking screening for breast cancer and prostate cancer. JAMA. 2009 Oct 21;302(15):1685-92.

7. Esserman LJ, et al. Addressing overdiagnosis and overtreatment in cancer: a prescription for change. Lancet Oncol. 2014 May;15(6):e234-42. doi: 10.1016/S1470-2045(13)70598-9.

8. Independent UK Panel on Breast Cancer Screening. The benefits and harms of breast cancer screening: an independent review. Lancet. 2012 Nov 17;380(9855):1778-86.

9.   Bleyer A et al. Effect of three decades of screening mammography on breast-cancer incidence. N Engl J Med. 2012 Nov 22;367(21):1998-2005.

발암물질??
더 중요한 것은 씨가 아니고 밭입니다

제가 이 글을 적고 있는 날짜가 2015년 6월 4일인데요. 지난 1년 동안 발암물질이 검출되었다는 기사가 얼마나 되는지 뉴스검색을 한 번 해봤어요. 한 신문사 홈페이지에 들어가서 "발암"을 키워드로 넣으니 92건의 기사가 뜨네요. 미세먼지, 가정용 살충제, 인조잔디, 치약, 속눈썹 연장술 접착제, 중국산 가자미, 전자담배, 시멘트, 물티슈, 직화구이 삼겹살, 참기름, 전자파 등등... 어디 이것뿐이겠습니까? 하루가 멀다 하고 발암물질, 더구나 1급 발암물질이 검출되었다는 뉴스는 우리를 찾아옵니다. 암을 일으킨다는 발암물질, 공포스러우신가요?

발암물질에도 급이 있다고 하죠. 예를 들어 세계보건기구에 소속된 국제암연구소라는 곳에서는 1급, 2A급, 2B급 등으로 나누는데요. 1급은 사람에게서 암을 일으키는 것으로 "확인"된 종류들, 2A급은 사람에게 암을 일으키는 것으로 "추정"되는 종류들, 2B급은 사람에서 암을 일으키는 것이 "가능"한 종류들입니다. 영어로는 각각 "confirm" "probable" "possible"이라고 부르고요. 1급으로 분류된 것에는 100여 종 정도이고 2A급과 2B급은 종류가 훨씬 더 많습니다. 몇 급인지 따져볼 증거조차 없는 화학물질들은 더 엄청나게 많고요. 사람들은 당연히 1급을 제일 두려워하고 2급으로 떨어지면 상당히 경계심이 낮아지며 급수가 없는 것들은 전혀 관심이 없습니다. 정말 1급은 1등으로 해롭고 2급은 2등으로 해로운 종류들인 걸까요?

먼저 이론적인 이야기 아주 잠깐만 하겠습니다. 암이 발생하는 과정으로 현재 널리 알려진 이론은 소위 "다단계 모델"입니다. 주로 3단계로 나누는데요. 간단하게 설명 드리자면요. 먼저 건강한 세포의 유전자에 돌연변이가 발생합니다. 이를 "개시단계"라고 부릅니다. 다음은 돌연변이가 발생한 세포가 계속 늘어가는 단계입니다. "촉진단계"라고 부르는 과정입니다. 마지막으로 다른 유전자의 변이가 추가적으로 발생하고 세포수도 계속 늘어 결국은 우리가 진단받는 암으로 발전하는 단계입니다. 이를 "진행단계"라고 하고요.

이쯤에서 질문 하나 드려볼까요? 이야기를 쉽게 풀어가기 위하여 우리가 살면서 노출되는 화학물질이 "갑", "을" 이렇게 딱 2가지 밖에 없다는 말도 안 되는 가정부터 일단 할게요. 그리고 "갑"이라는 화학물질은 "개시단계"에서 작용하고 "을"이라는 화학물질은 "촉진단계"나 "진행단계"에서 작용하는 발암물질이라고 칩시다. 자애로우신 하나님이 그동안 인간들이 보여준 충성심에 감동하여 이 두 가지 중 하나만 완벽히 없애주겠다고 약속을 한다면 어떤 것을 없애달라고 할 것 같으세요? 힌트를 드린다면 현재 패러다임하에서 "갑"과 같이 "개시단계"에서 작용하는 것은 1급발암물질로 분류될 가능성이 높고요, "을"과 같이 그 이후에 작용하는 것은 2급발암물질로 분류될 가능성이 높습니다.

선택하셨나요? 아마도 대부분 사람들은 1급인 "갑"을 선택하지 않을까 싶은데요. 저는 2급인 "을"을 선택할 것 같아요. 왜냐고요? 많은 사람들이 선택하는 것은 무조건 선택하지 않는다라는 그놈의 시도 때도 가리지 않는 반사회적 기질 때문일까요? 설마 그럴 리가 있겠습니까? 제가 2급인 "을"을 선택한 이유는 다음 3가지입니다. 첫째, 저는 1급 발암물질은 사람에게 해롭다는 확실한 증거가 있고 2급 발암물질은 그 증거가 부족하다는 현재의 패러다임을 믿지 않습니다. 둘째, 1급인 "갑"이 혼자 저지른 나쁜 일 정도는 내가 처리할 수 있는 방법이 있습니다. 셋째, 1급은 바쁘신 하나님이 등상하지 않아도 내가 피해볼 수 있는 여지가 있습니다만 2급은 그렇지 않습니다.

먼저, 제가 1급 발암물질은 사람에게 해롭다는 확실한 증거가 있고 2급 발암물질은 증거가 부족하다는 현재의 패러다임을 믿지 않는 이유를 설명드릴게요. 현재의 패러다임상 사람들에게 암을 일으키는 증거가 되기 위해서는, 즉 1급 발암물질이 되기 위해서는 노출농도가 높을수록 암 발생위험이 올라가는 현상이 사람들에게서 확인되어야 합니다. 이러한 현상이 관찰되지 않으면 아무리 동물실험에서 암을 일으킨다 하더라도 사람에게 암을 일으킨다는 증거는 불충분한 것으로 결론을 내리죠. 즉 2급으로 떨어진다는 겁니다.

제가 현재 암을 비롯하여 만병의 근원으로 의심하고 있는 POPs와 같은 물질들의 경우, 다이옥신을 제외하고는 수십 년 동안 공식적으로는 모두 2A급 혹은 2B급으로 분류되어 있었어요. 동물에서는 암을 일으키는 것 같지만 사람에서는 그렇게 보기가 힘들다는 거죠. POPs 중 PCBs는 2013년에 와서 다시 1급으로 재분류 되긴 했는데요. 여전히 기존 패러다임의 관점에서 본다면 다이옥신이든 PCBs든 사람에게서 충분한 증거가 있다고 보기는 힘들어요. 실제로 보고서를 보면 노출농도가 높을수록 암 발생위험이 올라가는 현상이 나타나지 않기 때문에 사람에게서 증거가 충분하다고 볼 수 없지만 기전적으로 워낙 발암의 근거가 강력하기 때문에 1급으로 분류한 것으로 나오죠. 저는 WHO가 1급으로 분류하든지, 2급으로 분류하든지 10급으로 분류하든지 관계없이 모든 POPs가 확실히 사람에게 암을 일으키는 발암물질이라고 봅니다. 노출농도가 높을수록 암 발생위험이 올라가는 현상이 있어야만 사람에게서 확실한 발암물질이라는 현 패러다임을 믿지 않기 때문이죠.

제가 앞서 2부에서 낮은 농도가 높은 농도보다 해로울 수 있다는 이야기를 한참 동안 했었는데 기억나시나요? "촉진단계"나 "진행단계"에서 작용하는 화학물질들이 바로 무작정 높은 농도가 아닌 적절한 낮은 농도가 필요한 종류들입니다. 즉, 노출농도가 높을수록 암세포가 더 잘 자라는 것이 아니라는 거죠. 현재 패러다임 상 이러한 화학물질들은 사람들에게서 발암물질이라는 충분한 증거가 없다고 보고 여지없이 "2A급" 혹은 "2B급"으로 분류해버립니다. 그러나 절대로 1급은 1등으로 해롭고 2급은 2등으로 해로운 종류가 아닙니다.

두 번째 이유에 대한 설명입니다. 저는 인체에서 의미 있는 암이 발생하기 위해서는 "개시단계"에서 작용하는 "갑"이라는 화학물질보다 "촉진단계"나 "진행단계"에서 작용하는 "을" 화학물질들이 실제로 인체에 암이 발생하는 데 더 중요한 의미가 있다고 봅니다. "개시단계"에서 발생하는 세포의 돌연변이는 화학물질의 존재가 전혀 없더라도 쉴 새 없이 우리 몸에서 일어나기 때문이죠. 저절로 발생하는 돌연변이spontaneous mutation이라는 현상이 생명체에는 있거든요.

사실 우리가 몸에 좋다고 알고 있는 식물성 식품 안에 포함된 파이토케미칼도 실험실에서 검사해보면 고농도에서는 상당수가 유전자 돌연변이를 일으켜요. 그러나 이렇게 돌연변이가 발생한 정도의 초기 이상세포는 우리 인체가 가진 면역기능으로 쉽게 처리할 수가 있습니다. 즉, 우리 인체가 가진 면역기능만 제대로 돌아가는 상황이라면 "개시단계" 수준의 세포는 별 문제가 아니라는 겁니다. 문제는 우리 인체의 면역기능이 제대로 작동하지 못한다던가 혹은 면역기능이 제대로 작동하기는 하는데 면역세포가 처리할 수 있는 속도보다 "개시단계"의 세포가 훨씬 더 빨리 자라는 경우입니다. 바로 이러한 환경을 제공할 수 있는 것이 "을"이라는 놈입니다. 즉, 암이 암답게 자라가는 데는 씨보다는 밭이 더 중요하다는 의미죠.

마지막 이유에 대한 설명입니다. 노출농도가 높을수록 더 위험해지는 종류들은 그래도 현실에서 상대하기가 쉬운 상대입니다. 내가 피하고자 노력을 하는 만큼 의미가 있기 때문이죠. 그러나 그렇지 않은 종류들은 현실에서 나의 행동을 결정하기가 매우 어렵습니다. 절대 0으로 만들지 못하고 어설프게 피했다가는 더 위험해지는 일이 발생하기 때문이죠. 쿨하게 하나님이 둘 다 없애주시겠다면 더할 나위 없이 감사하겠지만 굳이 하나만 선택하라고 딜을 하시겠다면 1급은 인류 구원에 바쁘신 하나님이 굳이 등장하지 않아도 내가 뭔가 해볼 수 있는 여지가 있습니다만 2급은 하나님이 언감생심 도와주시겠다면 맘 변하기 전에 얼른 도움을 받아야 하는 이유입니다.

그리고 현대사회에는 "갑"도 아니고 "을"도 아님에도 불구하고 암의 발생 위험을 증가시키는 화학물질들도 상당히 많습니다. 바로 우리의 면역체계나 손상이 발생한 DNA를 재빨리 수선하는 기전들을 혼란에 빠트리는 "병"과 같은 화학물질들이죠. 어쩌면 "갑"보다도 "을"보다도 이 놈들이 현실에서는 더 문제일 수 있습니다. 그러나 모든 화학물질들이 그 단 하나만 존재한다는 비현실적인 상황을 가정해서 아주 나쁜 놈, 덜 나쁜 놈, 괜찮은 놈을 구분하는 현재의 패러다임하에서는 "병"과 같은 화학물질들은 발암물질로 간주되지 않습니다. 이 놈들을 단독으로 실험실에서 검사해보면 아무런 반응도 보이지 않거든요. 그렇지만 "갑"이라는 화학물질이 존재하는 상황에서는 "병"이라는 화학물질은 심각한 발암물질로 변해버립니다.

발암물질에 대한 뉴스는 오늘도 변함없이 우리를 찾아올 겁니다. 1급 발암물질이 여기서 나왔다 저기서 나왔다 떠들어대면 기분이야 썩 좋지 않겠지만 너무 신경 쓰실 필요도 없습니다. 우리 주위에는 수십 가지의 "갑"들과 수 백 가지의 "을"들과 그보다 더 많은 "병"들이 동시에 존재합니다. "갑"이든 "을"이든 "병"이든 피하는 것에 초점을 맞추기 시작하면 인생이 괴롭습니다. 자기 위로야 되겠지만 크게 의미도 없고요. 우리가 할 수 있는 일은 이 놈들이 내 몸에 들어와서 저지르고 있는 일들을 그때그때 처리하는데 집중하면서 즐겁게 사는 겁니다. 처리방법은 다들 잘 아시죠?

나의 삶이 유전됩니다

몇 년 전에 〈당신이 먹는 게 삼대를 간다〉라는 방송을 했었는데 보신 적 있으세요? 유전학의 코페르니쿠스적 혁명이라고 부르는 후성유전학epigenetics을 다룬 방송이었죠. 사실 후성유전학이라는 것이 그 자체로 보면 그냥 생명 현상이 나타내는 하나의 메커니즘일 뿐이죠. 생명체가 가진 유전자가 제대로 기능을 하기 위해서는 단순히 유전자의 존재만으로는 부족하고 그 유전자가 작동할수 있도록 스위치를 켜고 끄는 역할을 해주는 추가적인 뭔가가 필요하다는 의미입니다. 100% 동일한 유전자를 가지고 있다 하더라도 스위치 역할을 하는 그 추가적인 뭔가가 다르다면 나타나는 현상은 달라집니다.

전통적으로 후성유전학은 우리 몸의 발생과 관련하여 많은 연구가 된 분야입니다. 우리 몸은 정자와 난자가 만난 수정란, 즉 단하나의 세포로부터 시작해서 자궁 내에서 세포분열을 거듭하면서 사람의 형상으로 되어 간다는 것은 이미 잘 알고 계실 겁니다. 따라서 우리 몸을 구성하는 수십 조에 이르는 세포들은 모두 100% 동일한 유전자를 가지고 있습니다. 그런데 어떤 세포는 혈액을 만들고 어떤 세포는 눈을 만들고 어떤 세포는 근육을 만듭니다. 그 이유는 엄마의 자궁 내에서 자라나는 과정 중에 각 장기의 발달에 필요한 유전자들만 특정시기에 선택적으로 스위치가 켜져서 일을 하고 나머지 유전자들은 스위치가 꺼진 상태로 존재하기 때문에 가능한 이야기입니다. 뇌가 만들어질 때는 뇌를 만드는데 관여하는 유전자들만 스위치가 켜지고 근육을 만들 때는 근육을 만드는데 관여하는 유전자들만 스위치가 켜지고… 이러한 생명탄생 과정의 정교함이야 상상해보면 해볼수록 경이로움 그 자체죠.

연구자들이 한 때 인체의 모든 유전정보를 해독해서 유전자 지도를 작성하는 그날이 오면 생명체의 신비가 밝혀지고 수많은 질병들을 해결할 수 있을 것이라는 환상을 가진 적이 있습니다. 게놈프로젝트라고 많이 들어보셨죠? 유전자 지도를 완성한 지가 10년하고도 한참을 넘어가는 지금 시점, 이제 연구자들은 유전자 지도라는 것은 아무리 길고 복잡하다고 한들 언어의 알파벳, 음악의 음계에 불과하다는 것을 알게 되었죠. 알파벳 a, b, c, d를 안다고 우리의 폐부를 찌르는 글이 저절로 쓰여지는 것이 아니고 도, 레, 미, 파를 안다고 우리의 심금을 울리는 곡이 저절로 만들어 지는 것이 아닙니다. 유전자를 진정으로 생명체와 연결시킬 수 있는 고리는 바로 유전자의 스위치이고 그 스위치의 역할에 대하여 연구하는 분야가 바로 후성유전학이죠. 후성유전학은 전통유전학에서 다루는 유전자염기서열보다 훨씬 복잡하고 다이나믹한 분야입니다.

그런데 후성유전학이 단순히 과학자들의 연구주제가 아니라 일반인들에게 주요 관심분야로 등장하고 공중파 프로그램에서까지 다루어지게 된 배경에는 이 분야에서의 연구결과가 우리의 삶에 시사하는 바가 만만치 않기 때문입니다. 그 이유입니다. 첫째, 후성유전학적인 변화, 즉 유전자의 스위치를 켜고 끄는데 핵심적인 역할을 하는 인자가 바로 우리를 둘러싸고 있는 환경이라는 사실입니다. 여기에는 우리가 먹는 것, 우리가 움직이는 것, 우리가 생각하는 것, 우리가 노출되는 화학물질들까지 온갖 것들이 다 포함됩니다. 그리고 두 번째는 이러한 환경인자에 의하여 영향을 받은 유전자들의 스위치 작동 패턴이 다음 세대로 유전이 가능하다는 것이 알려졌기 때문입니다.

혹시 오래 전 생물시간에 배운 라마르크의 용불용설J.B. Lamarck, Theory of Use and Disuse이라는 것 기억하시나요? 자신이 자라면서 사용하지 않는 기관은 퇴화하고 계속 사용하는 기관은 발달하는데 이 속성이 다음 세대로 유전된다는 주장이죠. 아주 오랫동안 이 라마르크의 용불용성은 패자의 과학이었습니다. 멘델과 다윈으로부터 시작하여 20세기를 주도하던 유전자 결정론이 지배하던 시절, 유전자 그 자체가 아닌 우리가 자라면서 가지게 된 어떤 후천적 요인이 그 다음 세대로 유전이 된다는 주장은 어불성설이었죠. 그런데 말도 안 되는 급진적인 이론으로 폐기처분 되었던 이 라마르크의 용불용설이 후성유전학 덕분에 최근 재조명이 되기 시작합니다.

우리의 유전자 그 자체는 엄마의 난자와 아빠의 정자가 만나서 수정란이 되는 그 순간 결정됩니다. 그런데 이렇게 결정된 유전자의 발현은 그 생명체를 둘러싸고 있는 환경에 의하여 끊임없이 영향을 받습니다. 아무리 나쁜 유전자를 부모로부터 물려받았다 하더라도 발현 안 되면 그 뿐이고 아무리 좋은 유전자를 물려받았다 하더라도 마찬가지입니다.

태아 시절은 환경인자들이 가장 민감하게 유전자의 발현에 영향을 미치는 시기입니다. 태아 시절의 환경이라는 것은 바로 엄마의 자궁 안에서의 환경입니다. 즉, 엄마의 자궁 안에 있으면서 태아가 경험하는 모든 것들이 어떤 특정 유전자를 발현시킬 것인가? 아니면 발현시키지 않을 것인가?의 결정과정에 지속적으로 영향을 줍니다. 수정란이 되는 순간 결정된 유전자와 그 유전자가 태아로 성장하면서 자궁 내에서 경험했던 환경이 합쳐서 임신 10개월째 이 세상에 등장하는 한 생명체의 몸과 마음을 만들어내는 것입니다.

그러면 태아가 엄마의 자궁 안에서 경험하는 환경은 어떤 것들이 있을까요? 바로 엄마가 무엇을 먹는가? 어떤 화학물질에 노출되는가? 엄마가 어떤 생각을 하는가? 등등 엄마의 모든 것이 태아가 직간접으로 경험하는 환경이 되는 것입니다. 우리 전통인 태교의 중요성이 과학의 이름으로 입증되는 것이기도 하고요.

환경인자들이 유전자의 발현에 영향을 미치는 것은 태아시절 뿐만이 아닙니다. 태아가 일단 자궁 밖으로 나오면 그때부터 하나의 독립된 생명체로서 환경과 끊임없이 상호작용을 하고 성장과 발달을 하면서 역시 유전자의 발현이 영향을 받습니다. 예를 들어 일란성쌍둥이가 태어나면 태어나는 순간에는 모든 것이 동일합니다.

유전자가 100% 일치할 뿐더러 엄마의 자궁 속에서 경험하는 환경이 동일했으니까요. 그러나 태어난 후에 각자가 경험하는 환경이 달라지면 노화의 속도가 달라지고 성격도 달라지고 질병에 걸릴 위험도 달라지는데 여기에 관여하는 것이 유전자의 후성유전학적인 변화입니다. 출생 후 경험하는 이러한 후성유전학적인 변화조차 2세, 그리고 3세에게 전달이 된다면 이것이 바로 라마르크의 용불용설과 일맥상통하는 과학적 증거가 될 겁니다.

라마르크의 용불용설을 설명할 때 가장 많이 인용되는 사례가 목이 긴 기린 이야기입니다. 기린이 나무 아래 달린 잎들을 다 따먹고 점점 더 높은 곳의 잎들을 따먹기 위해 애써다 보니 목이 점점 길어졌고 이러한 신체적인 특성이 아래 세대에게 전해져서 기린의 목이 길어졌다는 전설이죠. 아무리 후성유전학이 각광을 받고 있다 하더라도 이러한 라마르크의 용불용설은 과장된 것으로 보는 시각이 많았습니다.

그런데 최근 이러한 라마르크의 용불용설을 뒷받침할 만한 연구결과가 하나 발표되었죠[1]. 수컷 쥐를 대상으로 벚꽃과 비슷한 냄새를 맡게 하면서 다리에 전기충격을 주는 경험을 반복시킵니다. 그러면 나중에는 이 냄새만 나도 쥐는 극도의 공포반응을 보입니다. 그리고는 이 쥐의 정자를 이용하여 임신을 시킨 후 태어나는 2세대에게 이 냄새를 맡게 합니다. 그러면 이 2세대 쥐는 한 번도 이 냄새를 맡은 경험도 전기충격을 받은 적도 없음에도 불구하고 이 냄새의 흔적만으로도 동일한 공포반응을 보인다는 겁니다. 이러한 결과는 3세대에서도 관찰되었고요. 이러한 행동양식이 후세대로 전달되는 기전을 후성유전학적 변화로 설명합니다. 이 냄새를 맡고 난 후 전기충격의 반복적 경험이 1세대 쥐의 후각세포에 존재하는 특정 유전자의 메칠화라는 후성유전학적 변화를 야기했고 이 변화가 정자를 통하여 2세대, 3세대로 전달된 것이라고 발표했죠. 바로 라마르크가 무덤에서 부활하는 신호탄입니다.

현재 이 후성유전학적인 변화를 야기하는 환경인자로 가장 많은 연구가 되고 있는 요인은 바로 먹는 것입니다. 제2차 세계 대전이 막바지로 치닫는 1944년 겨울, 독일은 네덜란드로 가는 식량 배급로를 완전히 차단해버립니다. 이 기간 동안 네덜란드에 사는 사람들은 극심한 굶주림을 경험하게 되는데요. 하루 식량 배급량이 700칼로리 정도였다고 합니다. 우리가 지금 하루에 먹는 양이 2000~2500칼로리 정도니까 1/3 정도의 양에 불과하죠. 그 중에는 임산부들도 상당수가 있었는데요. 이러한 역사적 시긴은 후에 후성유전학적으로 산모의 영양결핍이 태아에게 미치는 영향을 연구하는 매우 소중한 자료가 됩니다. 즉, 수십 년의 시간이 흐른 후 그 때 임산부가 낳은 아이들이, 그리고 그 손자손녀까지 성장한 후에 당뇨병과 심장질환과 같은 만성병에 걸릴 위험이 높아진다는 사실을 알게 되죠[2]. 이러한 임신 중 영양결핍의 결과는 향후 동물실험 연구를 통하여서도 유사하게 관찰이 되었고 인슐린 기능과 관련된 유전자의 후성유전학적인 변화가 주된 기전으로 밝혀지게 됩니다.

그런데 칼로리 결핍만이 이러한 후성유전학적인 변화를 초래하는 것은 아닙니다. 앞서 "엽산이야기"때 나왔던 엽산을 포함하여 여러 미량원소들의 섭취 정도도 다양한 후성유전학적인 변화에 영향을 미칩니다. 아직 연구조차 시도되지 않은, 우리가 현재 알지 못하는 먹는 것과 관련된 많은 요소들이 있을 것으로 예상합니다.

그리고 후성유전학적 변화를 일으키는 또 하나 중요한 환경인자가 화학물질들입니다. 우리 주위를 둘러싸고 있는 수많은 화학물질이 태반을 통과하여 태아에게 도달하게 되는데요. 그 화학물질들은 또한 다양한 후성유전학적인 변화를 초래합니다. 이와 관련하여 유명한 동물실험연구가 있죠. 2005년 미국 워싱턴주립대 마이클 스키너^{Michael Skinner} 교수가 〈Science〉에 발표한 연구결과입니다[3]. 화학물질 중에서 포도농사에 많이 사용되는 빈클로졸린^{Vinclozolin}이라는 농약이 있는데 이 농약을 임신한 엄마 쥐에게 노출시켰어요. 이 농약은 남성호르몬의 작용을 억제하는 역할을 하는 일종의 환경호르몬 종류입니다. 아니다 다를까 태어난 수컷쥐들을 살펴 보니 영 정자들이 힘을 못 쓰고 시들시들합니다. 그런데 여기서 실험을 끝내지 않고 이렇게 태어난 쥐들을 자기끼리 다시 교배해서 새끼를 낳고 이들을 다시 교배해서 새끼를 낳고 해서 몇 세대 아래로 쭉 내려가 봅니다. 그런데 이 후속 세대들은 임신 되었을 때 전혀 그 농약에 노출된 적이 없음에도 불구하고 계속 정자들이 힘을 쓰지 못하고 시들시들하다는 사실을 발견한 겁니다.

　이 논문의 결과는 과학계에 큰 반향을 일으키게 됩니다. 왜냐하면 나의 증조할머니가 임신 때 노출된 화학물질로 인하여 나의 건강이 영향을 받을 수 있다는 의미이니까요. 거기에 더하여 이 연구 결과는 현재 사용하는 화학물질의 규제와 관련된 정책 자체에 심각한 허점이 있을 가능성이 있음을 시사합니다. 앞서 예로 든 먹는 것과 관련된 후성유전학적인 변화와는 달리 화학물질의 경우 다양한 경제적, 정치적, 사회적 이해당사자들이 현존합니다. 그렇기 때문에 연구자가 이러한 연구결과를 발표했을 때 이들은 그냥 넘어가지 않습니다. 당장 이러한 화학물질을 제조하는 회사가 스키너 교수가 시행한 연구를 그대로 다시 해보고 결과를 재현할 수 없었다고 반박하는 연구결과를 발표합니다. 여기에 더하여 그 교수의 연구원 한 명이 관련 논문 한 편의 결과를 조작했음이 밝혀짐으로서 그 논문이 철회당하는 수모까지 겪게 됩니다. 그렇지만 그 이후 본인이 발표한 연구결과가 사실임을 입증하는 연구결과를 다시 발표하면서 명예회복을 하게 됩니다.

　그런데 저는 태아시절에 발생하는 이런 후성유전학적인 변화는 일종의 진화론적인 적응현상이라고 봅니다. 태아들은 자궁 내에서 자라는 동안 탯줄을 통하여 전달되는 정보를 이용하여 자신들이 앞으로 태어나서 살게 될 환경에 대하여 지속적으로 정보를 수집합니다. 그것은 먹는 것일 수도 있고 화학물질일 수도 있습니다. 그 정보에 맞게 자신의 유전자 발현을 조절하면서 이 세상에서 좀 더 잘 살아 남을 수 있는 준비를 하죠. 자궁 내에서 해 둔 유전자의 준비상황과 태어나서 맞이한 바깥 세상이 유사하면 유사할수록 더 건강하게 생존할 가능성이 높은 것이고 그 둘 사이의 괴리가 크면 클수록 질병으로 이어질 가능성이 많습니다.

예를 들어, 앞서 이야기하였던 네덜란드의 경우 임산부들이 극도의 굶주림을 겪게 되는 그 시점에 임산부들의 자궁 안에 있는 태아들도 같이 극도의 굶주림을 겪게 됩니다. 태아들은 그 상황을 자신들이 태어나서 겪게 될 환경으로 예상하고 태어나서 먹을 것이 부족하더라도 살아 남기 위하여 영양분을 가능한 한 잘 축적시킬 수 있도록 자신의 유전자를 후성유전학적으로 프로그래밍해둡니다. 그런데 예상과는 달리 그 임산부들이 낳은 아이들은 인류역사상 먹거리가 가장 풍요로운 시대를 살게 됩니다. 그 이유로 인하여 태아시절 준비해두었던 프로그래밍이 오히려 건강을 해치는 쪽으로 작용하여 나중에 여러 가지 질환에 걸릴 위험이 높아진다는 거죠. 만약 이 아이들이 태아의 상태에서 예상했던 것과 동일한 환경에서 자라야 했더라면 아마 그 태아 때 준비해두었던 유전자 프로그래밍은 이 태아의 생존에 도움이 되었을 것입니다.

화학물질의 경우에도 이러한 관점으로 해석할 수 있습니다. 예를 들어 최근 태아시절 화학물질에 노출이 되면 비만세포의 수가 증가하게 된다는 연구결과들이 많습니다. 앞서 여러 번 말씀 드린 바가 있지만 비만조직이 인체에서 하는 중요한 기능 중 하나가 바로 우리 몸에서 쉽게 배출이 되지 않는 지용성 화학물질들을 비교적 안전하게 저장할 수 있는 장소를 제공하는 것입니다. 그렇기 때문에 화학물질의 노출로 인하여 비만세포수가 증가하도록 유전자가 후성유전학적으로 프로그래밍된다는 것은 태아가 자신들이 세상에 태어났을 때 이러한 다양한 화학물질에 노출될 것이라는 것을 예측하고 저장 장소를 미리 준비해 놓는 과정으로 볼 수 있습니다.

진화의학이라고 불리는 영역이 있습니다. 이 진화의학에서는 진화과정 중에 인간이 가지게 된 유전자와 지금 우리를 둘러싸고 있는 환경 사이의 부조화가 질병을 일으킨다고 봅니다. 그러나 진화의학을 태아가 엄마 자궁 내에서 경험하였던 환경의 정보에 따라서 조절해 놓았던 유전자의 발현 상태와 세상에 태어난 후 실제로 경험하는 환경 사이의 부조화라는 관점에서 볼 수도 있다고 생각해요. 몇만 년, 몇십만 년 전부터 변화 없이 존재해왔던 유전자 염기서열에 비하여 유전자의 발현과 관련된 정보는 진화 과정 중에 그리고 그 이후부터 현재까지 인류가 경험하였던 역동적인 환경의 변화를 그대로 반영하죠. 전자의 진화의학보다 후자의 진화의학이 현실에서 더 의미가 크다고 생각합니다.

저는 후성유전학이 본격적으로 대두하면서 드디어 연구자들이 건강과 질병의 문제를 거시적인 관점에서 바라보기 시작할 것이라고 은근히 기대를 했었어요. 그러나 요즘 나오는 연구 결과들을 보면 질병의 문제를 더욱 더 미시적으로 접근하는 아이러니가 발생하고 있는 것 같아요. 특정 유전자의 발현을 후성유전학적으로 조절하여 질병의 치료제를 개발하고자 하는 연구가 요즘 뜨고 있거든요. 국가에서는 정체기로 접어든 현대의학의 새로운 비약을 가능하게 해줄 떠오르는 연구, 즉 "돈이 되는 연구"로 밀어주고 있고요.

언제라도 연구자들이 후성유전학적으로 특정 유전자발현을 정말 "안전하게" 조절하여 현재의 난치병들을 치료할 수 있는 신약을 개발해준다면 참 고맙겠죠. 하지만 현재 후성유전학이 우리한테 더욱 중요한 의미를 가지는 이유는 따로 있습니다. 우리가 먹는 것, 움직이는 것, 생각하는 것, 노출되는 것, 이런 모든 환경들이 우리가 부모로부터 물려받았던 유전자를 변화시킬 수 있다는 것, 그리고 이러한 우리의 삶이 우리의 아이들에게 전달될 수 있다는 겁니다.

유전자는 환경의 종속변수입니다.

참고문헌

1. Dias BG, et al. Parental olfactory experience influences behavior and neural structure in subsequent generations. Nat Neurosci. 2014 Jan;17(1):89-96.
2. Heijmans BT et al. Persistent epigenetic differences associated with

prenatal exposure to famine in humans. Proc Natl Acad Sci U S A. 2008 Nov 4;105(44):17046-9.

3. Anway MD, et al. Epigenetic transgenerational actions of endocrine disruptors and male fertility. Science. 2005 Jun 3;308(5727):1466-9.

나가는 글

•—•◉•—•

2015년 6월 18일, 대구지역에서 처음으로 발생한 메르스 확진 환자가 지역의료원에서 제가 근무하는 의과대학 부속병원으로 옮겨오는 날이었습니다. 메르스 사태 이후로 눈에 띄게 환자가 줄어들었던 병원은 그 날 따라 더 조용해져 병원 그 어디를 돌아봐도 환자수보다 병원에 근무하는 직원들 수가 더 많더군요. 오랜만에 같은 교실의 동료교수와 단 둘이 점심을 먹으면서 이런저런 세상 돌아가는 이야기를 하다가 몇 주 전부터 심해진 청력감소와 이명耳鳴에 대한 이야기로 자연스럽게 흘러가게 되었죠.

제가 이 년 전쯤 갑자기 찾아온 청력이상과 이명으로 치료받은 적이 있었거든요. 그 당시 돌발성난청으로 진단받았고요. 조금 나아져서 퇴원을 하긴 했는데 그 이후에도 몸이 약간 좋아지지 않으면 귀부터 증상이 느껴지는 일이 반복되더군요. 첫 치료에서 완치되지 않았던 지라 그냥 포기하고 적응하면서 살자로 마음을 먹었었는데 올 봄부터는 조금 심상치가 않았어요. 전반적으로 몸이 예전같지 않다고 느껴지면서 이명도 심해지는 것 같고 청력도 점점 더 떨어지는 것을 느낄 수 있었죠. 여러 가지 벌여둔 일들이 있어서 그 일들에 몰두하면서 애써 무시하고 살았지만 하루에도 몇 번씩 불현듯 느껴지는 불안감이 있었어요.

동료교수가 그러지 말고 이비인후과 진료를 다시 받아보라고 권하더군요. 그러면서 그 자리에서 바로 검색을 하더니만 마침 그 전에 난청으로 진료했었던 교수님이 그 날 오후에 진료를 하는 날이라고 알려주더군요. 마침 메르스 때문에 병원이 조용하니 지금 바로 가서도 기다리지 않고 진료받을 수 있겠다 싶은 생각이 들더군요. 그래서 동료교수와 함께 병원외래로 가서 접수를 합니다. 오랜만에 보는 이비인후과 교수님께서는 제가 한참 시간이 지난 후에야 온 것을 알고는 아주 난감해하시면서 지금이라도 당장 다시 치료를 시작하자고 하시더군요. 그러면서 돌발성난청은 재발이 흔하지 않은데 혹시나 모르니 MRI를 한 번 찍어보자고 얘기하십니다.

MRI실 쪽으로 가다 보니 그때 마침 메르스 환자가 병원으로 들어오고 있더군요. 기자들, 카메라들, 병원관계자들, 방역복을 입은 사람들이 응급실 앞 복도에 잔뜩 모여있습니다. 아이들한테 이 장면을 보내줘야 되겠다 싶어서 옆에 있는 환자 대기석 의자 위로 올라가서 현장사진 한 장 찍어서 가족 카톡방에 올립니다. 모교 병원의 방사선과 교수로 있는 의대동기와 시시껄렁한 농담을 주고받으면서 그렇게 같이 MRI실을 찾았습니다. 제가 가진 유일한 보석인 금 목걸이를 풀고 MRI기계에 달려있는 침대에 누웠습니다. 시끄럽다면서 찰흙으로 빚은 듯한 조그만 귀마개로 양쪽 귀를 막아주더군요. 그리고 기계 안으로 서서히 빨려 들어갔습니다.

한참 후 온갖 시끄러운 잡음들을 만들어내던 기계에서 벗어나 가벼운 마음으로 밖으로 나왔습니다. 그런데 컴퓨터 화면에 떠 있는 MRI 사진을 뚫어지게 보고 있던 남자동기가 "뭐가 있네"라고 한 마디를 던집니다. Neuroma라고 학교 때 배운 것 기억나요? 그 다음에 던진 말인 것으로 기억합니다. 뭐? 내 뇌에 뭐가 있다고? Neuroma? 양성이군. 그 순간에 든 생각입니다. 그리고는 아주 묘한 표정으로 동기의 얼굴만 봅니다.

종양은 어디에 존재하느냐에 따라 그 가치가 다릅니다. 뇌라는 곳은 머리뼈로 둘러싸인 공간이 한정된 장소죠. 그렇기 때문에 뇌에 생긴 종양은 아무리 양성이라 할지라도 치명적인 문제를 일으킬 수 있습니다. 정신 없이 MRI실을 나왔습니다. 그 사이 제 표정이 좀 심각하게 변했나 봅니다. "수술하면 쉽게 제거할 수 있으니까 걱정 말라"고 메르스 때문에 마스크를 코 위까지 눌러쓴 남자동기가 최선을 다해서 위로해줍니다. 위로의 말을 듣는 순간, 그냥 바로 대책없는 눈물이 흐르더군요.

10초쯤 후 감정을 추스르고 다시 MRI실로 들어가서 제일 잘 나온 사진 한 장을 휴대폰으로 찍어서 남편한테 보내고 간단한 전화통화를 한 후 이비인후과로 다시 갑니다. 바로 중증희귀난치성 질환으로 의료보험공단에 등록을 하고 신경외과로 전과를 시켜줍니다. 그 사이 방사선과 동기가 제가 MRI실에서 경황없이 나오며 잊어버리고 온 목걸이를 직접 들고 이비인후과로 찾아옵니다. 그리고는 내내 제 옆에 같이 있어주면서 자고로 병원에서는 큰 병에 걸려야 인정받고 대우받는데 이런 병으로는 제대로 대우 못 받는다고, 아마 남편 분이 실망할 거라고 시종일관 웃겨주더군요. 신경외과로 가서 교수님과 상담을 합니다. 지금 마무리 해야 할 일들이 좀 있는데 혹시 6개월쯤 기다렸다가 치료해도 되냐고 질문했다가 그 교수님으로부터 본인이 바로 그 날 수술을 했다는, 기다리다가 종양이 아주 크게 되어버린 불행한 환자의 사례에 대하여 이야기를 듣습니다.

이 모든 것을 다 치르고 나니 오후 6시쯤 되었더군요. 1시쯤 견딜 만한 난청과 이명만 있는 상태로 가벼운 마음으로 병원을 찾았다가 5시간 후에는 졸지에 중증희귀난치성질환자가 되어서 병원문을 나섭니다. 바로 연구실로 가서 컴퓨터를 켭니다. 청신경종양Acoustic neuroma에 대한 최신 논문 몇 개를 검색하여 읽어봅니다. 일단 종양의 성격에 대하여 쭉 파악하고 제가 가진 종양의 크기가 작은 크기에 해당한다는 것, 청력은 되돌리기가 힘들 것이라는 것, 이명도 마찬가지로 좋아지기는 힘들 것이라는 것, 수술, 감마나이프 둘 중에 저와 같은 경우 감마나이프가 적당하다는 것 등등 이미 이비인후과와 신경외과에서 들었던 이야기를 다시 한 번 논문으로 확인하고 몇몇 논문을 더 찾아서 들고 집으로 돌아옵니다. 조금 있으니 남편이 저보다 더 많은 논문을 찾아서 들고 퇴근을 하더군요.

그렇게 2주를 보냅니다. 그 동안 대구, 분당, 서울에 있는 몇 명의 신경외과의사를 찾아가서 만났으며 수십 편의 논문을 찾아서 읽어보고 남편과 토론을 하고 인터넷의 뇌종양 환우회 카페에 가입을 합니다. 메르스 사태의 주범으로 우리나라 환자들의 병원 쇼핑행태를 꼽고 있지만 저 역시 환자가 되고 보니 병원쇼핑을 하는 환자들의 심정을 알겠더군요. 병원쇼핑은 법으로 막지 않는다면 혹은 병원을 한 번 방문할 때마다 개인이 부담해야 할 의료비가 엄청나지 않다면 도저히 막을 수 없는, 환자가 된 인간의 본능 같은 것이더군요. 그리고 제가 진단받은 청신경종양이라는 것은 뇌종양 중에는 아주 예후가 좋은 그런 종류지만 역시 인터넷 사이트는 무시무시하더군요. 아무 문제없이 잘 나은 사람들보다 문제가 있었던 사람들이 환우회 사이트에 글을 올리는 경우가 더 흔한지라 인터넷상으로는 여러 가지 우울한 경험담들이 많았습니다. 논문을 읽을 때는 확률로 읽기 때문에 비교적 마음이 가벼워졌다가 경험담을 읽으면 아무리 낮은 확률일지라도 운 나쁘면 그 경험담이 내 것이 될 수도 있겠다 싶으니까 마음이 아주 무거워졌어요.

그 와중에 남편은 제가 이런 병에 걸린 이유는 바로 제가 수십 년간 밤낮으로 끌어안고 살았던 컴퓨터와 휴대폰의 전자파라고 확신하면서 제가 컴퓨터 앞에 있거나 휴대폰을 쓰고 있으면 기겁을 합니다. 현재 청신경종양의 원인은 잘 몰라요. 그런데 청신경종양과 관련하여 최근 가장 많은 연구가 된 주제가 휴대폰 사용과의 관련성 여부입니다. INTERPHONE 연구라는 것이 있습니다. 1990년대 이후로 휴대폰의 사용이 전 세계적으로 급증하면서 휴대폰의 전자파가 청신경종양을 비롯한 뇌종양을 일으킬 가능성이 있다는 주장이 제기됩니다. 그런데 연구결과가 하도 오락가락하니 결론을 확실히 봐야겠다고 생각하고 전 세계 13개국의 쟁쟁한 연구자들이 참여한 대규모 역학연구가 시행됩니다. 그 자세한 내용은 생략하고 어쨌든 현 시점에서 INTERPHONE 연구의 최종 결론은 "휴대폰이 해롭다는 증거 없다"입니다.

휴대폰, 무선인터넷이 사용하는 전파도 소위 허용한계라는 것이 있고 현재 우리 주위의 전자파는 허용한계보다 엄청나게 더 낮습니다. 그러나 허용한계치라는 것은 큰 의미가 없으며 거기다가 비선형적인 용량반응관계까지 있다고 믿는 저로서는 이런 기존의 연구결과들을 그리 신뢰하지 않습니다. 남들한테 보여줄 만한 특별한 증거는 없지만 제 머리 속에 자리잡은 이 뇌종양의 범인이 휴대폰, 무선인터넷 같은 놈일 수도 있을 것 같아요.

이유야 어쨌든 일단 환자가, 그것도 중증희귀난치성질환자가 되고 보니 일단 이 병을 해결하는 것이 급선무죠. 저와 같은 크기의 청신경종양의 경우 세 가지 방법이 있다고 합니다. 수술, 감마나이프, 그리고 그냥 두고 보기. 예전에는 무조건 머리를 여는 수술을 했다고 하는데 요즘은 감마나이프라는 환자의 부담이 작은 방법을 많이 사용한다고 하더군요. 그런데 저는 감마나이프도 아닌, 가장 뒤에 있는 "두고 보기"에 자꾸 맘이 끌리더군요. 청신경종양의 절반 정도는 자라지 않는다는 논문결과들을 여러 편 보고 난 후입니다. 제가 만나봤던 신경외과교수님들은 조금씩 의견들이 달랐지만, 어차피 청력이 상당히 나빠진 상태이니 기다리는 것도 나쁘지 않은 선택이라고 말씀해 주신 분들도 계시더군요.

2주 동안 머리 깨지게 고민해서 내린 현재 결론은 그냥 두었다가 6개월 후에 다시 MRI를 찍어보기 입니다. 그때 조금이라도 자란 기미가 보이면 감마나이프를 바로 받을 예정이고요. 그런데 아무 일도 하지 않고 그냥 기다리지는 않습니다. 강의나 연구를 포함한 일상생활은 그대로 하되 몇 가지 사항들을 새롭게 추가하고 몇 가지 일들은 더 이상 하지 않습니다. 먼저 새벽 6시에는 집 바로 옆에 있는 뒷산에 올라갑니다. 그리고 저녁 퇴근 후에는 근처의 운동장을 열심히 걷습니다. 아침 저녁으로 채소, 과일을 잘 챙겨 먹으려고 노력합니다. 태극권 수련을 시작했으며 역시 일주일에 두 번 반신욕을 합니다. 휴대폰은 주로 문자와 카톡으로만 이용하기 위하여 오랫동안 사용했던 작은 사이즈의 스마트폰도 화면이 제일 큰 것으로 바꾸었습니다. 제가 하는 일이라는 것이 컴퓨터가 없으면 불가능한 일이라서 직장에 오면 예전과 마찬가지로 컴퓨터를 안고 살지만 퇴근하면 가능한 한 컴퓨터 앞에 앉아 있지 않으려고 노력합니다. 무선인터넷은 필요할 때만 연결해서 사용하며 자기 직전까지 노트북이나 아이패드로 인터넷을 하다가 바로 머리 옆에 두고 자는 일은 이제 다시는 없습니다.

지금 심경은? 어떤 일에 몰두하면 잊어버리지만 가끔은 잘못된 선택이 아닐까 싶은 걱정이 되기도 합니다. 그리고 지속적인 난청과 이명 때문에 여러 사람들이 모여서 떠들며 먹는 자리에 참석하는 것이 힘듭니다. 아무 것도 몰랐을 때는 다소 불편해도 무시하고 즐겁게 어울릴 수가 있었는데 일단 병명을 알고 나니 불편함을 느끼는 즉시 바로 제가 가진 병이 떠오르는지라 예전과 같이 가벼운 마음이 될 수가 없더군요. 지금부터 평생 동안 같이 가지고 가야 할 불안함과 불편함일 겁니다.

메르스가 유행할 즈음에 직장에서 발생한 몇 가지 당혹스러운 일들 때문에 여러 가지로 심경이 복잡했었는데 졸지에 뇌종양환자가 되고 보니 그 모든 일은 간데없고 황망함만 남더군요. 그 와중에도 이미 올해 말까지 계획에 잡혀있던 몇 가지 일들을 어떻게 처리할까로 고민이 깊었어요. 그 중 하나가 한달 쯤 후인 7월 31일에 출판사로 원고를 넘기기로 한 이 책의 마무리였습니다. 처음에는 책 출판을 접어 버리려고 했었어요. 이 책이 나오면 나름 건강서적으로 분류가 될 텐데 저자가 뇌종양에 걸렸다니 이 무슨 웃지 못할 코미디냐 싶은 생각이 들더군요. 하지만 책 출판을 접는다고 생각하니 아쉬운 마음이 너무 컸습니다. 저는 제가 여태까지 쓴 그 어떤 논문들보다 이 책의 내용이 더 중요하다고 믿고 있거든요. 비가 조금씩 뿌리는 산길을 혼자 터벅터벅 내려오던 어느 날, 생각을 바꿔버렸어요. 제가 뇌종양에 걸린 이야기를 포함시켜서 이 책을 출판하는 것으로요. 어차피 100% 논픽션으로 시작했으니 100% 논픽션으로 마무리 하는 것도 나쁘지 않겠더군요.

앞의 글을 꼼꼼하게 읽으신 분은 제가 이런 일을 예상이라도 한 듯이 쓴 단락이 있음을 기억하실 겁니다.

"...건강하게 사는 방법이라면서 글로는 말로는 열심히 떠들고 있지만 제 현실에서는 그렇지 못합니다. 저는 먹는 것, 일하는 것, 쉬는 것, 자는 것, 생활 그 자체가 아주 불량합니다. 충동적이고 일탈을 즐기는 성향이 강하거든요. 그래서 언젠가부터 내가 큰 병에 덜컥 걸려버리면 주위 사람들이 그 동안 내가 했던 말들, 썼던 글들이 모두 믿지 못할 말이라고 생각하면 어쩌나 싶은 걱정이 되기 시작했어요. 만에 하나 혹시나 그런 불행한 일이 생긴다 하더라도 제가 그 동안 썼던 글의 진실과는 아무런 관계가 없는, 저 인간 사는 꼴 보아하니 그럴 줄 알았다고 가볍게 생각해 주시길 바라고..."

위의 글은 작년 가을 쯤에 쓴 글인데요. 이만하면 저도 신통력이 꽤 있는 편이죠?